FOR PROFESSIONAL ANESTHESIOLOGISTS

癌性疼痛

CANCER PAIN

編集
東京大学名誉教授
JR東京総合病院院長
花岡 一雄

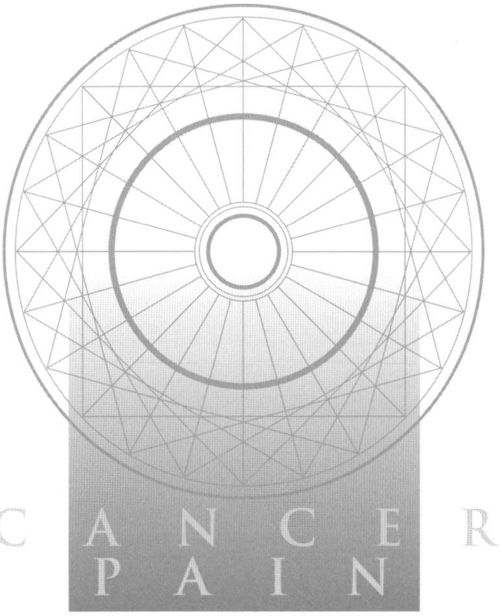

克誠堂出版

執筆者一覧 (執筆順)

表　　圭一
社会医療法人禎心会病院
ペインクリニックセンター

細川　豊史
京都府立医科大学麻酔科
ペインクリニック/
附属病院疼痛緩和医療部

佐伯　　茂
日本大学医学部麻酔科学系
麻酔科学分野/
駿河台日本大学病院麻酔科

田邉　　豊
順天堂大学医学部附属
練馬病院麻酔科・
ペインクリニック

高橋　秀則
帝京平成大学
ヒューマンケア学部
はり灸学科

井手　康雄
東邦大学医療センター佐倉病院
麻酔科

有田　英子
JR 東京総合病院麻酔科・
痛みセンター/日本大学医学部
麻酔科学系麻酔科学分野

松田　陽一
大阪大学大学院医学系研究科
麻酔・集中治療医学講座

林　　章敏
聖路加国際病院緩和ケア科

村川　和重
兵庫医科大学疼痛制御科学・
ペインクリニック部

森山　萬秀
兵庫医科大学疼痛制御科学・
ペインクリニック部

柳本　富士雄
兵庫医科大学疼痛制御科学・
ペインクリニック部

中野　　範
兵庫医科大学疼痛制御科学・
ペインクリニック部

福永　智栄
兵庫医科大学疼痛制御科学・
ペインクリニック部

林田　眞和
埼玉医科大学国際医療センター
麻酔科

池田　和隆
東京都精神医学総合研究所
分子精神医学研究部門

小川　節郎
日本大学医学部麻酔科学系
麻酔科学分野/
駿河台日本大学病院麻酔科

下山　恵美
帝京大学ちば総合医療センター
麻酔科

下山　直人
国立がん研究センター中央病院
手術・緩和医療部

山口　敬介
順天堂大学医学部麻酔科学・
ペインクリニック講座

井関　雅子
順天堂大学医学部麻酔科学・
ペインクリニック講座

河西　　稔
藤田保健衛生大学
坂文種報徳會病院
麻酔・疼痛制御学

川瀬　守智
藤田保健衛生大学
坂文種報徳會病院
麻酔・疼痛制御学

湯澤　則子
藤田保健衛生大学
坂文種報徳會病院
麻酔・疼痛制御学

加藤　実
日本大学医学部
麻酔科学系麻酔科学分野

後閑　大
日本大学医学部
麻酔科学系麻酔科学分野

具志堅　隆
協愛病院
麻酔科・ペインクリニック

川股　知之
信州大学医学部麻酔蘇生学講座

植松　弘進
大阪大学大学院医学系研究科
麻酔・集中治療医学講座

眞下　節
大阪大学大学院医学系研究科
麻酔・集中治療医学講座

奥田　健太郎
大分大学医学部麻酔科学講座

野口　隆之
大分大学医学部麻酔科学講座

田中　聡
信州大学医学部麻酔蘇生学講座

川真田　樹人
信州大学医学部麻酔蘇生学講座

柴田　政彦
大阪大学大学院医学系研究科
疼痛医学講座

山口　重樹
獨協医科大学麻酔科学教室

北島　敏光
獨協医科大学麻酔科学教室

服部　政治
癌研有明病院
麻酔科・ペインクリニック

廣田　一紀
福岡大学医学部麻酔科学

比嘉　和夫
福岡大学医学部麻酔科学

中川　恵一
東京大学医学部附属病院
放射線科/緩和ケア診療部

平　孝臣
東京女子医科大学
脳神経科学講座

吉澤　明孝
医療法人社団愛語会要町病院（副院長）
緩和ケア部ペインクリニック

行田　泰明
医療法人社団愛語会要町病院
緩和ケア部

佐藤　智
八戸市立市民病院緩和医療科

三浦　浅子
福島県立医科大学看護学部
応用看護学部門
がん看護専門看護師

世良田　和幸
昭和大学横浜市北部病院麻酔科

森本　昌宏
近畿大学医学部麻酔科学教室

楳田　高士
関西医療大学
保健医療学部鍼灸学科

関山　裕詩
東京大学大学院医学系研究科
外科学専攻生体管理医学講座
麻酔学教室

はじめに

医学・医療分野における最近の進展ぶりは目覚ましい。しかしながら，痛みの分野における進捗状況については如何であろうか。人類はその誕生からおそらく痛みとともに歩んできていることと思う。にもかかわらず，痛みの機序の解明や痛みの評価およびその治療法には，医療者も患者さんも大変に苦慮しているのが現状である。

この原因のひとつには，感覚としての痛みが科学の対象に成り難いことが挙げられる。例えば，視覚や聴覚などは１つの対象物に対する感覚情報をその場に存在する全員においての情報共有が可能なために，科学的分析ができやすい感覚である。しかしながら，それに対して，痛みは個々の患者さんの特有な独自の感覚であり，他の人との共有ができないために，この分野での研究がなかなか進まなかったのが現状である。加えて，わが国では痛みを我慢することが，ある意味での美徳と考えられてきたこともあり，痛みに対する訴えが少なかったことも事実である。患者さんのみならず医療者側も痛みを感じているのは生きている証拠などと言って，現代に至るまで，その機序解明や治療法には積極的には取り組みにくい環境であったのも事実である。

術後痛に代表される急性痛では，2，3日を我慢すれば痛みの程度がしだいに減少していく。また，何にもまして，体調の回復を身をもって感じるために，当然のことながら，痛みを治癒過程としてとらえることに，さして疑問を抱くことがないことも不思議ではない。

それに対して，癌性疼痛などの慢性痛ではかなりの長期間にわたる痛みであり，しだいに痛みの程度は大きくなるのが普通である。しかも，近年，生活の質（QOL）の向上が話題とされるようになって以来，痛みからの解放はQOLの向上のための最大の関心事のひとつになってきた。

当然のことではあるが，痛みは病気の兆候の中でも最も多く，昔から医学・医療の原点でもある。多くの患者さんは痛みがあるがゆえに病院や診療所を受診する。痛みを感じる部分に異常を来していると誰でも考えるからである。癌が生じると，その癌細胞の増大によって，周辺の神経が刺激されたり，圧迫されたりして痛みを感じるようになる。また，正常な細胞が破壊されたり，炎症などが生じたりすると，身体の中に存在している内因性の発痛物質が分泌されてくるので，同様に，神経を刺激し，痛みの原因となる。

このように，痛みは身体の中で起こっている異変への警鐘でもあるし，病気の発見にもつながる。痛みは誠に不快な感覚ではあるものの，痛みを感じることで，治療の手遅れを防ぐことも可能となる。

逆に痛みを感じることができない，いわゆる無痛覚症の人は常に危険と隣り合わせ状態にある。熱傷や外傷を受けても痛みを感じないために感染が生じるなどして短命となる。

こうしてみると，通常は痛み刺激がなければ痛みは感じないし，痛みの存在さえ忘れることもあるが，身体を危険から守る全身に張り巡らされている重要なセンサーとしての痛覚の価値を考慮する必要性がある。

米国ではすでに，2001 年から 2010 年にわたって政策としての“痛みの 10 年”が遂行されてきた。痛みに対しての研究やその治療における社会的な対応レベルの低迷，年間 8 兆円にも達すると推計されている痛みによる経済的な損失を改善するために，重点的に国家プロジェクトとして取り組んできた。

わが国においても 2007 年 4 月より，がん対策基本法が施行され，その中に“がん患者の療養生活の質の維持向上”として，第 16 条において，がん患者さんに対して，状況に応じた疼痛等の緩和を目的とする医療を早期から適切に行われるようにすることなどを含めて国および地方公共団体に必要な施策を講じるように定められている。癌の初期でも，痛みを感じればただちに痛みの緩和を開始することで，化学療法，手術療法，放射線療法など治療そのものの苦痛からも脱皮でき，積極的に癌治療に参加できることで，癌疾患からの効率的な生還も可能となる。また，癌拠点病院や癌認定病院など癌に対して専門性の高い病院を指定して，積極的に癌に対する医療の向上を目指してきている。

このような背景のもとに，今回，本書“癌性疼痛”を出版する機会を得た。誠に時宜を得た企画である。各項目に対して，それぞれの専門家によって分かりやすく解説された内容は，大変よくまとめられており，緩和ケア専門医から研修医に至るまで，誰でも理解しやすい。本書には，癌性疼痛の発症機序，癌性疼痛に使用される薬物，オピオイドの使い方，WHO 方式癌性疼痛治療法，オピオイドの副作用とその対処，オピオイドが効きにくい痛みとその治療法，鎮痛補助薬，癌性疼痛に対する各種療法，在宅医療における癌性疼痛への対処，痛みを理解するうえで必要な知識など，癌性疼痛を理解するうえでのすべての事項が網羅されている。

本書を通して，癌の痛みを理解していただき，癌性疼痛に苦しまれておられる多くの患者さんをできるかぎり痛みから解放してあげられるように癌の痛みを上手にコントロールしていただければ，編者としても，この上ない喜びである。

2010 年 5 月吉日

花岡　一雄

目　次

IX. 在宅医療における癌性疼痛への対処　行田　泰明／291

X. 痛みを理解するうえで必要な知識　関山　裕詩／305

I

癌性疼痛の発症機序

はじめに

癌性疼痛は，一般的に，腫瘍そのものによる直接的作用や癌治療に伴うものである。MSKCC（Memorial Sloan Kettering Cancer Center）の疼痛部門における癌患者に対する調査では，入院患者の77～80％は腫瘍そのものによる痛みを，15～19％の患者は癌治療に伴う痛みを，3～5％の患者は癌と関係ない痛みを抱えていることを示し[1)2)]，これらの痛みを，いわゆる"癌性疼痛症候群"としてとらえられている（表1，表2）[3)]。しかも，癌のタイプにより鎮痛薬の必要性が異なると報告されている（表3）[1)]。

癌性疼痛の機序についての研究は進んでいない。臨床的には，症状，種々の画像検査，電気診断学的な研究などにより，癌性疼痛を体性侵害受容性疼痛，内臓痛，そして神経障害性疼痛の機序に分けて考えることが多い。個々の患者において，どのような疼痛機序が作動しているかどうかについては確認できるものではないが，その病態から疼痛機序を推測することは，癌性疼痛の評価とその治療方針決定において有益であると思われ

表1　急性癌性疼痛症候群

侵襲的診断・治療と関連した急性痛
- 侵襲的診断に関連した急性痛
  - くも膜下穿刺後頭痛
  - 骨髄生検
  - くも膜下穿刺痛
- 急性術後痛
- 他の侵襲的治療による急性痛
  - 胸膜癒着
  - 腫瘍塞栓
- 鎮痛技術に関連した急性痛
  - 脊髄くも膜下オピオイド性痛覚過敏症候群

癌治療と関連した急性痛
- 化学療法に関連した急性痛
  - 静脈内注入痛
  - 肝動脈注入痛
  - 腹腔内化学療法性腹痛
- 化学療法毒性に関連した急性痛
  - 粘膜炎
  - 疼痛性末梢神経障害
- ホルモン療法に関連した急性痛
  - 前立腺癌における黄体ホルモン遊離因子腫瘍性皮膚発赤痛
  - 乳癌におけるホルモン誘導性皮膚発赤痛
- 放射線療法に関連した急性痛
  - 口咽頭粘膜炎
  - 急性放射線性腸炎・直腸結腸炎
- 感染に関連した急性痛

（Elliott KJ, Portenoy RK. Cancer pain：pathology and syndrome. In：Yaksh TL, editor. Anesthesia：Biologic foundations. Philadelphia：Lippincott-Raven Publishers；1997. p.803-18 より引用）

表 2　慢性癌性疼痛症候群

◉ 腫瘍関連痛症候群	骨痛	多発性または全身性骨痛 椎骨症候群 環軸椎破壊，第 2 頸椎骨折 C7-T1，T12-L1 または仙椎症候群 背部痛と硬膜外圧迫 骨盤，股関節疼痛症候群
	頭痛と顔面痛	頭蓋内腫瘍 軟膜転移 頭蓋底転移
	腫瘍による末梢神経性疼痛	腫瘍関連性根性疼痛 頸部神経叢障害 腕神経叢障害 悪性腰仙部神経叢障害 腫瘍関連性単神経障害 腫瘍浸潤性疼痛性末梢神経障害
	内臓および種々の腫瘍関連症候群による疼痛症候	肝膨張症候群 正中後腹膜症候群
	腫瘍浸潤性侵害受容性疼痛症候群	腫瘍関連性女性化乳房
◉ 癌治療関連慢性疼痛症候群	化学療法後疼痛症候群	慢性疼痛性末梢神経障害 大腿骨頭・上腕骨頭の無血性壊死
	ホルモン療法に関連した慢性疼痛	前立腺癌に対するホルモン療法に伴う女性化乳房
	慢性術後痛症候群	乳房切断後疼痛症候群 根治的頸部郭清術後痛 開胸手術後痛 幻肢痛症候群 断端痛
	慢性放射線療法後疼痛症候群	神経叢障害 慢性放射線性脊髄障害

（Elliott KJ, Portenoy RK. Cancer pain：pathology and syndrome. In：Yaksh TL, editor. Anesthesia：Biologic foundations. Philadelphia：Lippincott-Raven Publishers；1997. p.803-18 より引用）

る。推測される疼痛機序は，実際には，種々の要因により，または複数要因の複合によって成立していて，さらには病期の進行に伴い複雑化する。ここでは，癌性疼痛の機序を体性侵害受容性疼痛，内臓痛，神経障害性疼痛に分けて概説し，さらに，最近，癌性疼痛の機序について明らかにされてきている骨癌性疼痛について，その機序を加える。

体性侵害受容性疼痛

軟部組織，皮膚，筋・腱・骨などへの腫瘍浸潤は進行性の体性侵害受容性疼痛を生み

表３　癌の種類による疼痛患者の割合

癌の種類	疼痛患者の割合（%）
骨癌	85
口腔癌	80
泌尿器癌	75～78
乳癌	52
肺癌	45
消化器癌	40
リンパ腫	20
白血病	5

（Foley KM. Pain syndromes in patients with cancer. In：Bonica JJ, Ventafridda V, editors. Advances in pain research and therapy. Vol 2. New York：Raven Press；1979. p.59-78 より引用）

出す。体性痛は癌性疼痛の中ではもっとも一般的なタイプの痛みである。組織内に存在する腫瘍により，一次求心性神経線維が活性化されて疼痛を生ずる。

その機序として最初に，腫瘍の増大に伴う，組織に対する機械的圧迫や組織の膨張・伸展が挙げられる。この圧迫が神経終末に及ぶと，機械的侵害受容性線維が活性化される。この機械的刺激により求心性ポリモーダルC線維が活性化され，炎症性化学メディエータの存在下で，その反応は増強される。

第2に，組織内に存在する腫瘍による組織の損傷および炎症反応である。⑴組織損傷や炎症により組織，血小板，局所の肥満細胞などから，種々の化学メディエータが放出されて痛覚神経終末が刺激され，また，軸索反射を介して炎症反応の強化が起こる[4]。⑵組織細胞内から細胞外へのK^+流出により，神経線維の脱分極・興奮が起こる。⑶局所循環不全による血小板凝集が加わり，血小板からセロトニン（5-hydroxytryptamine：5-HT）が放出される。5-HTは痛覚神経線維を興奮させる。⑷局所の肥満細胞からヒスタミンが遊離し，血管拡張作用，血管透過性亢進作用，発痛作用を示す。⑸組織損傷に伴い上昇した細胞内Ca^{2+}は細胞内カルモジュリンと結合して細胞膜ホスホリパーゼA_2（phospholipase A_2：PLA_2）を活性化しアラキドン酸が遊離され，シクロオキシゲナーゼ（cyclooxygenase：COX）によりプロスタグランジン（prostaglandin：PG）を，リポキシゲナーゼによりロイコトリエン（leukotriene：LT）を生成する。PGE_2，PGI_2は発痛増強作用，血管拡張作用，血管透過性亢進作用を有し，LTB_4は，白血球遊走促進，発痛増強作用を有する。⑹炎症細胞から，サイトカインが遊離し知覚神経を活性化する。⑺侵害受容器の興奮伝達が，軸索反射により逆行性に伝達し，一次痛覚神経線維終末から神経ペプチドが遊離される。サブスタンスPは，肥満細胞を脱顆粒化させてヒスタミンの遊離，血管拡張，血管透過性亢進，他の炎症細胞（マクロファージ，単球，リンパ球）の活性化が起こる。⑻神経成長因子（nerve growth factor：NGF）が炎症反応により線維芽細胞やシュワン細胞で産生され，tropomyosin receptor kinase A（TrkA受容体）を介して侵害性受容器を興奮させ痛覚過敏状態を作る。⑼炎症性疼痛時の末梢における一酸化窒素（nitric oxide：NO）遊離とその痛覚過敏や炎症性浮腫に寄与する[5]。

第3の機序として挙げられるのは，腫瘍由来の炎症性化学メディエータの遊離である。腫瘍自体から種々のメディエータ〔サブスタンスPや血管作動性腸管ペプチドなどの神経ペプチド，5-HTやヒスタミンなどのモノアミン，エンドセリン（endothelin : ET），サイトカイン類〕が遊離されることも知られ，これらは求心性線維を活性化する。

内臓痛

腫瘍による内臓器（管腔臓器や支持結合組織など含む）の閉塞，浸潤，炎症，虚血または圧迫により多種多様な疼痛状態が生ずる。内臓器系は，①交感神経系求心線維（交感神経性軸索と後根神経節に存在する細胞体）と，②求心性副交感神経系（nodose ganglia内に存在する細胞体と副交感神経とともに走行する軸索）の2系統の求心性線維で支配されている。これらの内臓性求心性線維は，細く，遅い伝導性で，平滑筋や被膜の膨張や伸展による機械的刺激や化学的刺激で活性化される。管腔臓器の閉塞，腎臓，肝臓，腸間膜などの被膜の損傷や炎症により，局在性の乏しい間歇的な痛みが生ずる。結腸のような管腔臓器はその拡張や炎症に対して非常に感受性が高いが，切開や熱刺激に対しては感受性がない。管腔臓器の拡張による疼痛は管腔の拡張容量よりも管腔内圧に依存する。結腸では40～50 mmHgが疼痛を引き起こす閾値内圧とされる。したがって，腫瘍が増大していっても，完全閉塞になるか，または管腔内圧が閾値に到達するまでは内臓痛としては感じないことになる。

また，内臓痛は，特定の局在的な表面痛として表出することもあり（関連痛），体表の疼痛として出現することもある。関連痛の例として，膵臓癌で肩，上腹部，背部痛が見られることがある。関連痛の機序は神経生理学的には，内臓神経線維が脊髄広作動域神経細胞の体性神経との収斂（viscerosomatic convergence）で説明されている[6]。

神経障害性疼痛

癌による神経障害性疼痛は，腫瘍の末梢神経や神経節，神経根への浸潤や圧迫により，または癌による間接的な末梢神経への影響により生ずる[7]。さらに，放射線治療，抗癌剤，手術のような医原性でも発症する。

腫瘍が，末梢神経に浸潤または圧迫すると，末梢性知覚受容器，特に機械受容器や侵害受容器の感作による痛みが生ずる。慢性的に神経が圧迫されたり，腫瘍浸潤により神経障害が生ずると，軸索や脊髄後根神経節で，形態学的，生化学的，電気生理学的に変化が生じ，神経障害性疼痛の発生・維持に大きく寄与する機序が作動する（表4）。(1)末梢神経の障害後，軸索変性と再生，神経腫の形成が生ずる。そうして，侵害受容器を介さずに障害神経や神経腫から異所性発射活動が認められる。時には，障害神経の脊髄後根神経節神経細胞からの異所性発射が起こる。さらに神経障害により神経線維間の絶縁状態が破壊されて神経伝達されるインパルスが近傍の神経線維に伝達されてしまう

表４　神経障害性疼痛の機序

傷害された求心性線維の異所性発射活動
エファプス伝達
知覚神経軸索上の α_2 アドレナリン受容体の発現
遠心性交感神経線維と求心性知覚線維の異常なカプリング
傷害された求心性線維における種々のイオンチャネルの発現・分布の変化
ナトリウムチャネルの発現性の変化・蓄積
脊髄後根神経節内の異所性発射活動
後根神経節内のノルアドレナリン性線維の発芽
活動依存性交叉興奮性
脊髄（後角）細胞の中枢性感作
NMDA 受容体の活性化
後角神経細胞内 Ca^{2+} 濃度の上昇に伴う NMDA–NO–サイクリック GMP カスケードの作動
広作動域神経細胞の反応閾値の低下，発射活動の亢進
脊髄後角第Ⅱ層における Aβ 線維の発芽によるアロディニア
内因性鎮痛機構の破綻（脱抑制）

(エファプス伝達)。そのため，通常 Aβ 線維を介するような非侵害性刺激伝達が侵害性受容性線維（Aδ，C 線維）へと伝達されて，痛み情報として認識されてしまうことになる。(2)障害末梢神経に存在する種々のイオンチャネルの発現・分布が変化し，軸索の興奮性が増大する。なかでも，ナトリウムイオンチャネルの変化の影響は大きい。神経障害性疼痛動物モデルにおいては，後根神経節内神経細胞におけるテトロドトキシン抵抗性ナトリウムイオンチャネルの発現性が変化し，神経障害部位で分布・蓄積が起こる[8)9)]。(3)交感神経の活動により症状が増悪することがある（sympathetic maintained pain：SMP）ことから，交感神経–知覚神経カプリングが想定されている。神経切断により交感神経線維が後根神経節神経細胞や軸索へと発芽し，機能的なシナプスを形成することがある[10)]。また，傷害を受けた知覚神経軸索上の α_2 アドレナリン受容体の発現が増加する。このようにして交感神経活動亢進により知覚神経の発射活動が発生する可能性が考えられている。

神経の傷害により，以上のような末梢性の変化とともに，中枢神経における機能的および構造的な変化が起こる（表 4）。(1)末梢神経からの神経興奮伝達により，脊髄内一次求心性線維からの興奮性アミノ酸であるグルタミン酸が放出され，イオンチャネル型グルタミン酸受容体である非 N-メチル-D-アスパラギン酸（N-methyl-D-aspartate：NMDA）受容体である α-amino-3-hydroxy-5-methyl-4-isoxazole propionic acid（AMPA）受容体が活性化され，後角神経細胞を迅速に脱分極させる。さらには遊離した神経ペプチドがニューロキニン 1（neurokinin-1：NK-1）受容体と結合して脱分極を強めることにより，細胞内 Ca^{2+} 濃度を上昇させる[11)]。これにより，NMDA 受容体をリン酸化するプロテインキナーゼ C（protein kinase C：PKC）が活性化し，Mg^{2+} による遮断が解除され興奮性がさらに高められる。(2) NMDA 受容体の活性化により，細胞内 Ca^{2+} 濃度が上昇し，一酸化窒素合成酵素を介して NO が産生される[12)]。NO は細胞間を自由に移動するが，一次求心性無髄線維上のシナプス前にて，NOによる可溶性グアニル酸シクラーゼの活性化を介してサイクリックグアノシン一リン酸（guanosine monophosphate：GMP）が生成される[12)13)]。このNMDA–NO–サイクリックGMPのカスケードにより，シナプス前からのさらなるグルタミン酸放出促進へと連関していると考えられる。(3)さらに，脊髄後角神経細胞内Ca^{2+}濃度の上昇は，PLA_2を活性化し，アラキドン酸カスケードの作動によりPGが合成される。PGE_2は脊髄内における侵害情報伝達に大きく関与しているが，PG受容体の活性化を介して，さらに脊髄内求心性線維からグルタミン酸などの興奮性神経伝達物質の遊離を促進させると考えられる[14)]。このようにして，脊髄後角神経細胞の興奮性は増し，中枢性感作が成立し，継続する末梢からの侵害性入力に対する神経活動が増強する。(4)末梢神経が障害を受けると，$A\beta$線維の中枢側神経終末が脊髄後角の第Ⅱ層に発芽し，第Ⅱ層への入力C線維が萎縮することが報告されている[15)]。この発芽により，本来侵害性情報のみを受けていた第Ⅱ層内の神経細胞が$A\beta$線維を介した非侵害性刺激の情報を受けることになり，第Ⅱ層内侵害受容性神経細胞が興奮し，中枢の過敏状態を起こすと考えられる。(5)末梢神経が障害を受けると，内因性鎮痛機構が破綻し，いわゆる“脱抑制”が起こる。脊髄後角内における抑制性神経伝達物質γアミノ酪酸（γ-aminobutyric acid：GABA）性介在性神経細胞の減少，死滅が生ずる。その結果，抑制性活動が低下して後角神経細胞の興奮性が増大することになる。

骨癌性疼痛

原発性腫瘍や転移性腫瘍の骨組織への浸潤は，癌性疼痛の主たる原因のひとつである。さらに，癌治療により骨痛が生ずることもある。例えば，ステロイド療法や放射線療法の合併症により上腕骨骨頭の骨壊死が生じて肩関節の運動により誘発される肩痛や，ステロイドの短期または長期治療による大腿骨骨頭の壊死により，膝まで響くような股関節痛として表出することがある。

1 骨癌性疼痛の機序

一般に，骨が痛いと感ずるのは骨膜刺激が原因であり，骨癌性疼痛も骨膜への腫瘍浸潤や骨折による痛みが原因と考えられがちである。しかし，骨膜，皮質骨だけでなく骨髄にも多くの知覚神経や交感神経が投射している。さらに，単位体積あたりの神経線維数は骨膜がもっとも多いが，全体積中に投射する神経線維数は骨髄がもっとも多いことが明らかとなっている[16)]。すなわち，骨の痛みは骨膜・皮質骨だけでなく骨髄内でも感知される。

骨癌は，構造的変化，骨膜への刺激，神経浸潤・圧迫などにより疼痛症状が出現する。骨癌性疼痛は，乳癌，前立腺癌，肺癌などの転移による頻度の高い強い痛みのひとつである。最近，骨癌性疼痛の動物モデルが考案されるようになり，その疼痛機序について次々と新たな知見が得られるようになってきた。多くの因子が骨癌性疼痛の発症と維持にかかわっている。癌の発育・進展に伴い，痛み発生の要因も変化しており，骨癌性疼痛の大きな特徴のひとつとなっている（図1）。さらに，末梢だけではなく，他の病的な慢性疼痛状態と同様に，中枢神経系の感作も生じている。

a. 末梢性機序（図1，図2，図3）

(1) Stage 1

癌細胞が増殖するに従い，癌細胞のシクロオキシゲナーゼ-2（COX-2）の発現性が増加することにより遊離されるPGやET-1のような痛覚過敏因子物質が骨髄内の侵害受容器を活性化する[17)18)]（図1，図2）。PGは痛みのみならず，癌細胞誘導性の破骨細胞による骨吸収作用を促進する（図3）。さらにPGは，癌細胞の成育，生存，血管新生作用を有する。ET-1は，骨に分布しているET受容体サブタイプであるET_A受容体の発現している知覚神経を直接活性化または感作する[18)]。ET-1の産生・遊離は，腫瘍成長因子（tumor growth factor-α：TGFα），表皮成長因子（epidermal growth factor：EGF），インターロイキン（interleukin：IL）-1α，-1β，腫瘍壊死因子α（tumor necrosis factor-α：TNFα）などにより増強される[19)]。さらに，ET-1のレベルは，種々の癌の進行性に相応して増加することも明らかになっている[20)]。内皮に分布しているET_B受容体は循環中の過量のET-1を消去する作用を有し，またグリア細胞におけるET-1消去受容体として作用する[21)]。したがって骨癌モデルにおいて，内皮や無髄性シュワン細胞のET_B受容体を遮断するような薬剤は，末梢でさらなるET-1レベルを増大させ，知覚神経上のET_A受容体を活性化させる，すなわち疼痛増強の結果を生むことになる。加えて，腫瘍塊中に遊走したマクロファージ[22)]はTNFやIL-1のようなサイトカインを産生し，それらは，一次求心性線維を興奮させる（図2）。

(2) Stage 2

癌細胞が成長するにつれて，骨髄内に分布している知覚神経は，腫瘍に圧迫され，破壊されてくることにより，神経障害性疼痛が加わってくる。骨へ分布している知覚神経では，神経損傷によって増大する細胞ストレス反応の指標であるactivating transcription factor 3（ATF3）[23)24)]の発現増加，後根神経節内におけるglial fibrillary acidic protein（GFAP）の発現増加，知覚神経細胞周囲を取り囲んでいるサテライト細胞の肥大化とマクロファージの浸潤，といった神経障害性疼痛で観察される神経化学的変化と同様の変化が認められるようになる[25)]。

(3) Stage 3（図3）

しだいに，癌細胞は，破骨細胞の増殖と肥大化を誘導し，過度の骨吸収活性化が生じて疼痛を生む[26)]。また，癌細胞周囲では，破骨細胞前駆細胞膜表面のreceptor activator of NF-κB（RANK）および骨芽細胞の細胞膜表面に現れたRANK ligand（RANKL）の発現が増加する[27)]。この両者の結合により，破骨細胞の最終分化が促進される[28)]。癌細胞からは，破骨細胞の骨吸収作用を増加させる副甲状腺関連タンパク（parathyroid hormone-related protein：PTHrP）が遊離される[29)]。また，骨基質由来の成長因子

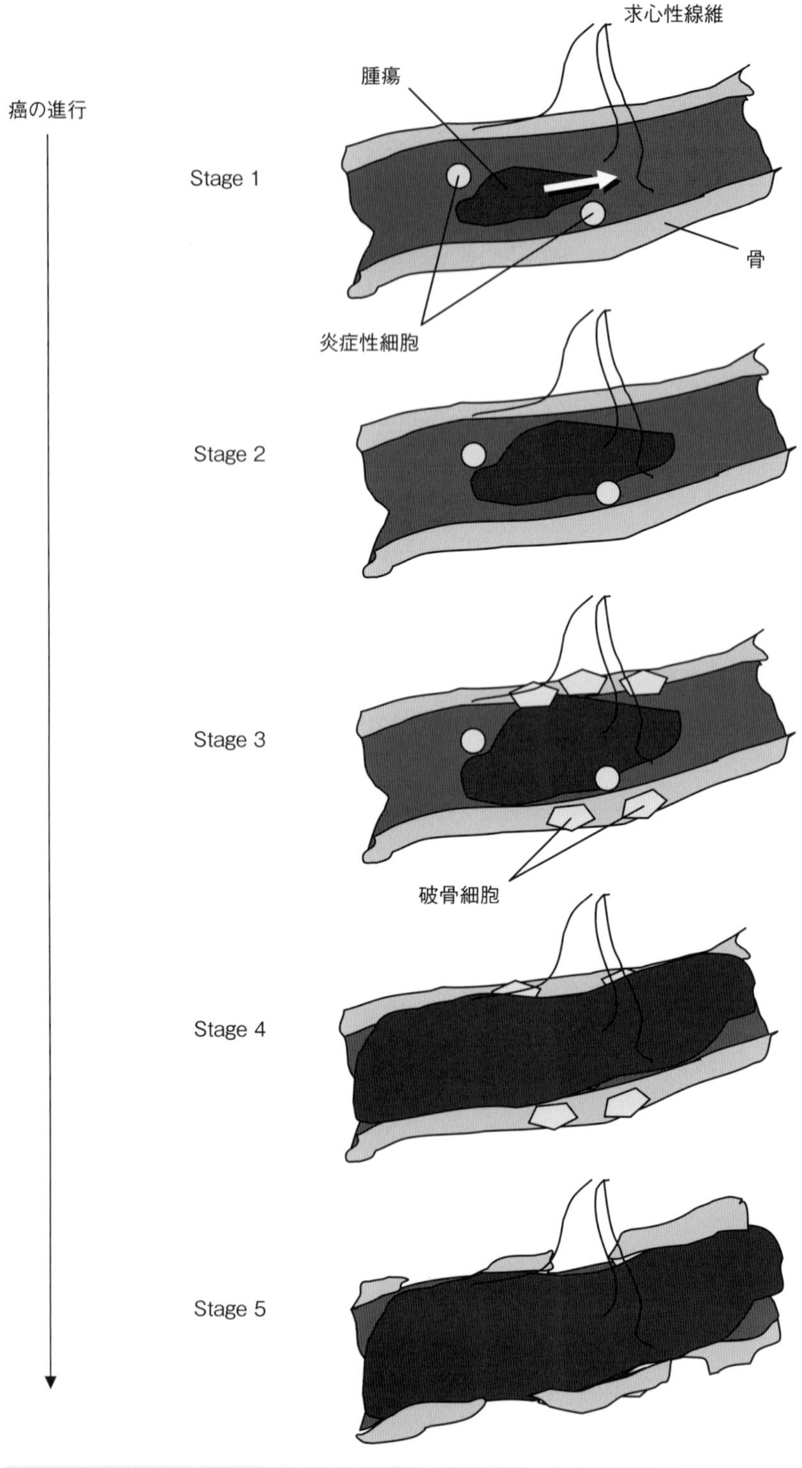

図１　癌の発育・進展に伴う，痛み発生・維持の機序

（表　圭一．骨がん性疼痛モデルとそれにもとづく新たな知見．緩和医療学 2005；7：351-8 より引用）

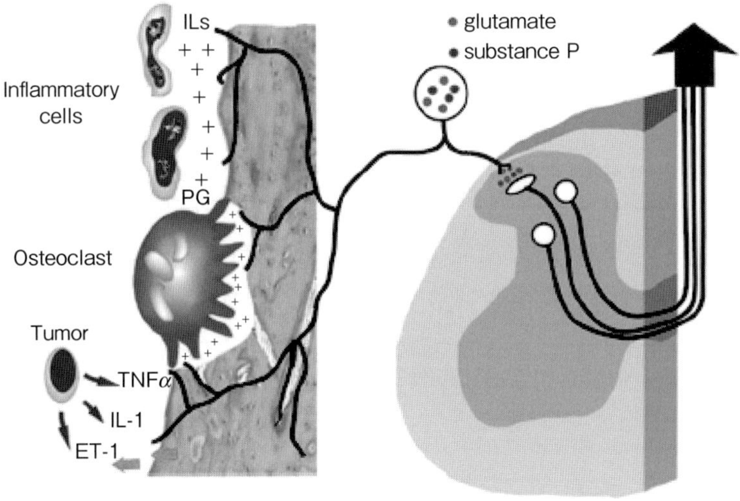

図２　癌細胞からの疼痛物質有利による一次求心性線維の感作
（Lugaer NM, Mach DB, Sevcik MA, et al. Bone cancer pain：from model to mechanism to therapy. J Pain Sympt Manage 2005；29：S32-S46 より引用）

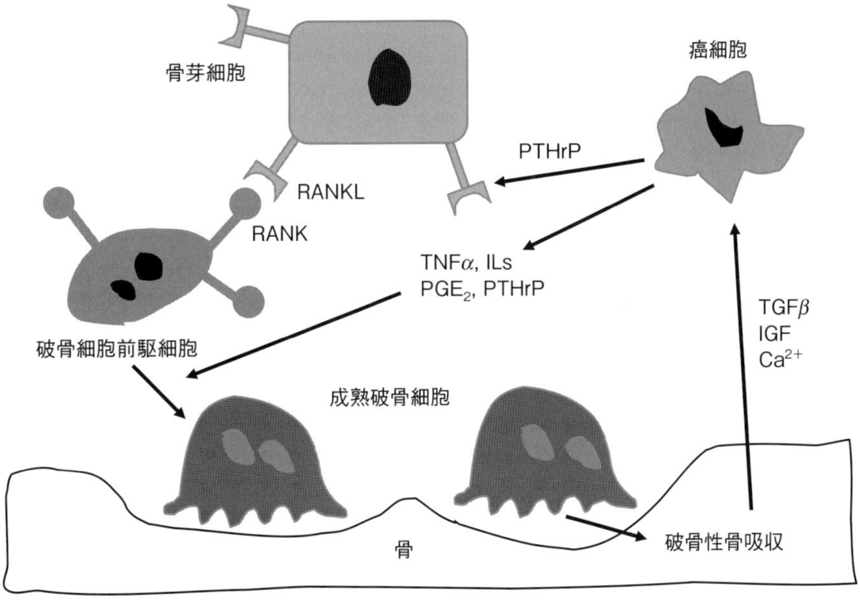

図３　癌性骨破壊の機序
（表　圭一．骨がん性疼痛モデルとそれにもとづく新たな知見．緩和医療学 2005；7：351-8 より引用）

〔TGFβ やインスリン様成長因子（insulin-like growth factor：IGF)〕は，癌細胞の成長を促進すると同時に，PTHrP 発現を強める，といった悪循環を開始させる[30]。加えて，癌細胞から遊離される PGE_2 もまた，癌誘導性の破骨細胞の活性化と骨溶解性亢進に寄与する[17]。こうして，癌細胞により，破骨細胞の分化，多核化，そして単球化細胞への成熟を促進し，破骨細胞–骨間の細胞外酸性化（pH 4.0 ～ 5.0）により骨吸収が行われる。骨に分布している知覚神経にはカプサイシン受容体（transient receptor potential vanilloid subtype 1 : TRPV1）が発現していて，この局所の組織酸性化は，これらの知覚線維を興奮させることになる[31]。

(4) Stage 4

さらに，増殖した癌細胞が骨髄内に完全に満たされると細胞溶解が起こり，さらに腫瘍の成長に血液供給が追いつかなくなると，癌細胞が壊死に陥り，さらなる酸性の環境となる。そうして，TRPV1 受容体や酸感受性イオンチャネル（acid sensing ion channel : ASIC）のさらなる活性化が生ずる[32]。

(5) Stage 5

最終的に骨破壊が生じて，骨の機械的強度が失われて，骨折を起こす。そうして，骨膜に豊富に存在している機械感受性線維を興奮させ，体動誘発性の疼痛を生む。以上のような多くの要因の作動により一次求心性線維は感作される。

b. 中枢性機序

末梢における疼痛機序の発動による疼痛の発現・維持とともに，骨からの一次求心性知覚線維が入力する脊髄分節レベルにおいても，神経化学的な構築の変化が認められる。非侵害性刺激を与えることにより，脊髄後角第 I 層にサブスタンス P のインターナリゼーションや c-Fos の発現が認められ[33]，骨癌性疼痛モデルにおいては，一次求心性神経線維の感作が生じていることが示唆される。さらに，この疼痛状態は中枢性の感作も寄与していることを示す事実が挙げられる。それは，脊髄後角深層における神経細胞喪失を伴わない星状神経膠細胞（アストロサイト）の肥大化と増殖，および痛覚過敏性ペプチドであるダイノルフィンや c-Fos の発現性の亢進である[33]。アストロサイトは，グルタミン酸トランスポーターを発現し細胞外の興奮性アミノ酸レベルを調節，さらには種々のサイトカインや成長因子を遊離する機能を有する。この変化は，炎症性疼痛や神経障害性疼痛による神経化学的所見の特徴とは異なる。すなわち，神経障害性疼痛では，神経細胞死を伴うアストロサイトの肥大化と脊髄後角浅層内サブスタンス P レベルの低下が，炎症性疼痛では，サブスタンス P やカルシトニン遺伝子関連ペプチド（calcitonin gene-related peptide : CGRP）の増加が認められる。このように，骨癌性疼痛モデルの疼痛は，炎症性疼痛，神経障害性疼痛とは病態の異なる中枢性感作を誘導し，疼痛状態維持に寄与していると考えられる。

臨床において骨癌性疼痛治療に対して WHO 方式癌性疼痛治療法に従いモルヒネなどのオピオイドが投与される。オピオイド投与により安静時痛は比較的容易に緩和されるが，体動時痛は緩和されづらくオピオイド抵抗性である。モルヒネは炎症性疼痛に対しては感受性が高いが，神経障害性疼痛に対しては感受性が低い。最近の動物実験・研究では，体動時痛関連行動だけでなく臨床的には安静時痛に対応すると考えられる自発痛関連行動に対するモルヒネの感受性が，骨癌疼痛モデルでは炎症性疼痛モデルに比べ

1/10 程度であること，すなわち，炎症性疼痛に比べ骨癌性疼痛ではモルヒネの効果が低いことが明らかとなった。骨癌性疼痛モデルでは炎症性疼痛モデルに比べ，脊髄くも膜下投与によるモルヒネの感受性が 1/10 程度であり，また，脊髄後根神経節（dorsal root ganglion : DRG）においてμオピオイド受容体発現が転写レベルで低下している[34]。したがって，骨癌疼痛状態では脊髄後角，特に末梢神経側でμオピオイド受容体発現が低下し，モルヒネ感受性が低下していることが示唆されている。

以上のように，骨癌性疼痛モデルでは末梢神経–脊髄神経系で疼痛関連分子の発現がダイナミックに変化しており，これらの変化が痛みの機序に寄与していると考えられる。骨癌性疼痛モデルでは神経障害性疼痛および炎症性疼痛モデルとは異なった疼痛関連分子の発現パターンが観察され，疼痛機序が異なっていることを示唆する。

2 脊椎への転移性癌性疼痛

乳癌，肺癌，前立腺癌，腎癌などの骨転移の中でも脊椎はもっとも頻度の高い部位である。これらの腫瘍細胞は，それぞれ乳腺，肺，前立腺，腎などの組織から，Batson の脊椎静脈叢への広い静脈吻合系を介して脊柱へと転移するものと考えられている[35]。

硬膜，椎間板，椎間関節などの脊椎や硬膜外構造は，細いペプチド含有求心性線維の神経支配を受けている[36][37]。この求心性線維は脊椎や脊柱管の腫瘍浸潤に関与する機械的または化学的刺激を伝達する。さらに，脊柱管内の腫瘍増大に伴い，慢性的な神経根の圧迫が生じ，神経障害性疼痛が生ずる。さらに，慢性的な神経圧迫や遠位部の神経軸索傷害は後根神経節細胞の活動電位の自発発射活動を発生させる[38]。神経の圧迫は，神経節内の圧を上昇させ，さらに自発発射活動を増加させる。このようにして，腫瘍による圧迫，腫瘍による局所的な活性物質の遊離といったいくつかの機序が作動しており，これらが求心性一次神経線維を活性化させていると考えられる。

おわりに

癌性疼痛の発生機序についての詳細については不明な点も多く，その研究は始まったばかりである。これまで，癌性疼痛は，体性侵害受容性疼痛，内臓痛と神経障害性疼痛の病態で捉えられてきたが，最近の癌性疼痛モデルの作成により，腫瘍そのものからの疼痛物質の産生・遊離による疼痛状態の形成，腫瘍と骨代謝の関連性などについて，多くの知見が得られるようになってきている。これらの研究により，癌の種類，進展度，転移部位などにより，その痛み機序が異なっていることが明らかになり，個々の症例における，それぞれの機序に沿った疼痛治療を行っていくことが求められる。これらの理解により，癌性疼痛症候群に対する有効な治療へと導かれることが期待される。

■参考文献

1) Foley KM. Pain syndromes in patients with cancer. In : Bonica JJ, Ventafridda V, editors. Advances in pain research and therapy. Vol 2. New York : Raven Press ; 1979. p.59-78.

2) MoulinDE, Foley KM. A review of a hospital-based pain service. In：Foley KM, Bonica JJ, Ventafridda V, editors. Advances in pain research and therapy. Vol 16. New York：Raven Press；1990. p.413-27.

3) Elliott KJ, Portenoy RK. Cancer pain：Pathology and syndrome. In：Yaksh TL editor. Anesthesia：Biologic foundations. Philadelphia：Lippincott-Raven Publishers；1997. p.803-18.

4) 表　圭一. 疼痛機序についての概説. 並木昭義, 表　圭一編. 疼痛と鎮痛. 東京：南江堂；2000. p.2-18.

5) Omote K, Kawamata T, Kawamata M, et al. Activation of peripheral NMDA-nitric oxide cascade in formalin test. Anesthesiology 2000；93：173-8.

6) Omote K, Kawamata M, Iwasaki H, et al. Effects of morphine on neuronal and behavioural responses to visceral and somatic nociception at the level of spinal cord. Acta Anaesthesiol Scand 1994；38：514-7.

7) Elliott R, Foley KM. Neurologic pain syndromes in patients with cancer. Neurol Clin 1989；7：333-60.

8) Novakovic SD, Tzoumaka E, McGivern JG, et al. Distribution of the tetrodotoxin-resistant sodium channel PN3 in rat sensory neurons in normal and neuropathic conditions. J Neurosci 1998；18：2174-87.

9) Porreca F, Lai J, Bian D, et al. A comparison of the potential role of the tetrodotoxin-insensitive sodium channels, PN3/SNS and NaN/SNS2, in rat models of chronic pain. Proc Natl Acad Sci USA 1999；96：7640-4.

10) Ramer MS, Bisby MA. Rapid sprouting of sympathetic axons in dorsal root ganglia of rats with a chronic constriction injury. Pain 1997；70：237-44.

11) Kawamata M, Omote K. Involvement of increased excitatory amino acids and intracellular Ca^{2+} concentration in spinal dorsal horn in peripheral mononeuropathic pain. Pain 1996；68：85-96.

12) Kawamata T, Omote K. The activation of spinal NMDA receptors stimulates a nitric oxide/cyclic guanosine 3′,5′-monophosphate / glutamate release cascade in nociceptive signaling. Anesthesiology 1999；91：1415-24.

13) Kawamata T, Omote K, Toriyabe M, et al. Involvement of capsaicin-sensitive fibers in spinal NMDA-induced glutamate release. NeuroReport 2001；12：2447-50.

14) Nakayama Y, Omote K, Namiki A. Role of prostaglandin receptor EP_1 in the spinal dorsal horn in carrageenan-induced inflammatory pain. Anesthesiology 2002；97：1254-62.

15) Woolf CJ, Shortland P, Coggeshall RE. Peripheral nerve injury triggers central sprouting of myelinated afferents. Nature 1992；355：75-8.

16) Mach DB, Rogers SD, Sabino MC, et al. Origins of skeletal pain：Sensory and sympathetic innervation of the mouse femur. Neuroscience 2002；113：155-66.

17) Sabino MAC, Ghilardi JR, Jongen JLM, et al. Simultaneous reduction in cancer pain, bone destruction, and tumor growth by selective inhibition of cylooxygenase-1. Cancer Res 2002；62：7343-9.

18) Peters CM, Lindsay TH, Pomonis JD, et al. Endothelin and the tumorigenic component of bone cancer pain. Neuroscience 2004；126：1043-52.

19) Le Brun G, Aubin P, Soliman H, et al. Upregulation of endothelin 1 and its precursor by IL-1beta, TNF-alpha, and TGF-beta in the PC3 human prostate cancer cell line. Cytokine 1999；11：157-62.

20) Alanen K, Deng DX, Chakrabarti S. Augumented expression of endothelin-1, endothelin-3 and the endothelin-B receptor in breast carcinoma. Histopathology 2000；36：161-7.

21) Hasselblat M, Lewczuk P, Loffler BM, et al. Role of the astrocytic ET (B) receptor in the regulation of extracellular endothelin-1 during hypoxia. Glia 2001 ; 34 : 18-26.

22) Zhang F, Lu W, Dong Z. Tumor-infiltrating macrophages are involved in suppressing growth and metastasis of human prostate cancer cells by INF-beta gene therapy in nude mice. Clin Cancer Res 2002 ; 8 : 2942-51.

23) Hai T, Wolfgang CD, Marsee DK, et al. ATF3 and stress responses. Gene Expression 1999 ; 7 : 321-35.

24) Obata K, Yamanaka H, Fukuoka T, et al. Contribution of injured and uninjured dorsal root ganglion neurons to pain behavior and the changes in gene expression following chronic constriction injury of the sciatic nerve in rats. Pain 2003 ; 101 : 65-77.

25) Peters CM, Ghilardi JR, Keyser CP, et al. Tumor-induced injury of primary afferent sensory nerve fibers in bone cancer pain. Exp Neurol 2005 ; 193 : 85-100.

26) Clohisy DR, Ogilvie CM, Carpenter RJ, et al. Localized, tumor-associated osteolysis involves the recruitment and activation of osteoclasts. J Orthop Res 1996 ; 14 : 2-6.

27) Clohisy DR, Ramnaraine ML, Scully S, et al. Osteoprotegrin inhibits tumor-induced osteoclastgenesis and bone tumor growth in osteopetrotic mice. J Orthp Res 2000 ; 18 : 967-76.

28) Guise TA. Molecular mechanisms of osteolytic bone metastases. Cancer 2000 ; 88 : 2892-8.

29) Guise TA, Yin JJ, Taylor SD, et al. Evidence for a causal role of parathyroid hormone-related protein in the pathogenesis of human breast cancer-mediated osteolysis. J Clin Invest 1996 ; 98 : 1544-9.

30) Horiuchi NM, Caulfield JE, Fisher M, et al. Similarity of synthetic peptide from human tumor to parathyroid hormone *in vivo* and *in vitro*. Science 1987 ; 238 : 1566-8.

31) Ghilardi JR, Rohrick H, Lindsay TH, et al. Selective blockade of the capsaicin receptor TRPV1 attenuates bone cancer pain. J Neurosci 2005 ; 25 : 3126-31.

32) Niiyama Y, Kawamata T, Yamamoto J, et al. Bone cancer increases transient receptor potential vanilloid subfamily 1 expression within distinct subpopulations of dorsal root ganglion neurons. Neuroscience 2007 ; 148 : 560-72.

33) Schwei MJ, Honore P, Rogers SD, et al. Neurochemical and cellular reorganization of the spinal cord in a murine model of bone cancer pain. J Neurosci 1999 ; 19 : 10886-97.

34) Yamamoto J, Kawamata T, Niiyama Y, et al. Down-regulation of mu opioid receptor expression within distinct subpopulations of dorsal root ganglion neurons in a murine model of bone cancer pain. Neuroscience 2008 ; 151 : 843-53.

35) Posner JB. Back pain and epidural spinal cord compression. Med Clin North Am 1987 ; 71 : 185-205.

36) Ahmed M, Bjurholm A, Kreicbergs A, et al. Neuropeptide A, tyrosine hydroxylase and vasoactive intestinal polypeptide-immunoreactive nerve fibers in the vertebral bodies, discs, dura mater, and spinal ligaments of the rat lumbar spine. Spine 1993 ; 18 : 268-73.

37) Ahmed M, Bjurholm A, Kreicbergs A, et al. Sensory and autonomic innervation of the facet joint in the rat lumbar spine. Spine 1993 ; 18 : 2121-6.

38) Burchiel KJ. Spontaneous impulse generation in normal and denervated dorsal root ganglia : Sensitivity to alpha-adrenergic stimulation and hypoxia. Exp Neurol 1984 ; 85 : 257-72.

(表　圭一)

II

癌性疼痛に使用される薬物

1 NSAIDs

はじめに

NSAIDs（nonsteroidal anti-inflammatory drugs：非ステロイド性抗炎症薬）は，WHO 癌性疼痛治療指針，3 段階除痛ラダーの第 1 段階の治療薬であり，癌性疼痛の中でも主に単純な炎症による痛みや癌の浸潤により侵害受容性疼痛に有効である。適切な投与で，適用範囲の広い使用価値の高い薬物となる。

癌性疼痛管理における NSAIDs の位置づけ

NSAIDs は，WHO 癌性疼痛治療指針において，3 段階除痛ラダーの第 1 段階における治療薬として記載されている（図 1）[1]。抗炎症，鎮痛，解熱作用を併せ持つ薬物であ

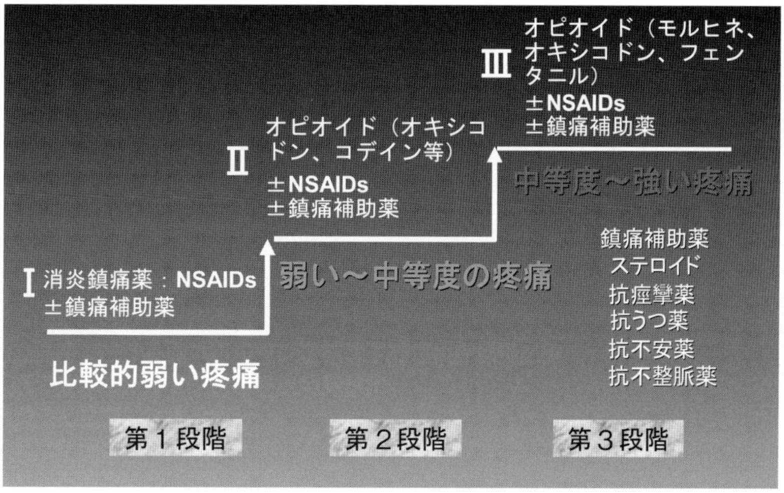

図 1　WHO 3 段階癌性疼痛除痛ラダー

〔World Health Organization. Cancer pain relief. 2nd ed. Geneva：World Health Organization；1996（世界保健機関編. がんの痛みからの解放. 第 2 版. 東京：金原出版；1997）より一部改変引用〕

り，頭痛，歯痛，外傷後や術後痛，リウマチなどに頻用されている。癌性疼痛の中でも主に単純な炎症による痛みやがんの浸潤により侵害受容器を直接刺激して生じる侵害受容性疼痛に有効とされている[2)~4)]。実際には筋・筋膜や腹膜，胸膜などの機械的圧迫・伸展などによる痛みにも効果があり，投与法が適切であれば適用範囲の広い，使用価値の高い薬物である。また第2段階であるモルヒネやオキシコドン，フェンタニルなどのオピオイドと併用することにより鎮痛効果を増強し，“鎮痛の質”を向上させることができる[5)]とされている。しかし癌性疼痛管理の実際の臨床の現場では，その効果が軽視されたり，必要十分量が投与されていなかったり，副作用への配慮，対策がなされていなかったりすることが多い。癌性疼痛管理においては，重症患者，高齢患者に対する長期使用の場合が多いため，その作用機序，適応となる病態，副作用とその発現機序，適正使用法について十分な理解が必要である。

NSAIDsの鎮痛作用機序

NSAIDsの基本的な作用機序は，マクロファージ，好中球，血管内皮細胞から放出され発赤，腫脹，発熱などの炎症と痛みに関与する物質であるプロスタグランジン（prostaglandin：PG）の合成酵素であるシクロオキシゲナーゼ（cyclooxygenase：COX）の活性の阻害にある。これにより，末梢性，中枢性にPGの合成を抑制し，鎮痛，炎症性浮腫を軽減させる。またPGは直接発痛物質として機能しているのではなく，本来の発痛物質であるブラジキニンの知覚神経への感受性を高めることにより痛みの発生と維持に関与している。つまりNSAIDsはPG産生を抑制することにより，炎症による末梢性感作を抑え，疼痛閾値を上昇させることにより鎮痛作用を持つ。PG産生系はアラキドン酸カスケードとして名高い。細胞膜のリン脂質がホスホリパーゼA_2（phospholipase A_2：PLA_2）によりアラキドン酸に変換され，アラキドン酸にCOXが作用し，PGG_2，PGH_2が合成され，エイコノサイドと呼称されるいわゆるPGファミリーである各種のPG類がカスケード的に合成される（図2）。

PGのさまざまな作用

PGには多くの種類がある（図2，表1）。PGE_2やPGI_2は炎症に関与し，疼痛や浮腫をもたらすが，一方では腎血流の維持，胃粘膜保護作用，血管拡張などの重要臓器の機能維持にも働いており，生体の恒常性維持に重要な役割を担っている（図2，表1）。このためNSAIDsがPG合成を阻害することにより，腎障害や消化器障害などの副作用を高率に起こしてくる。

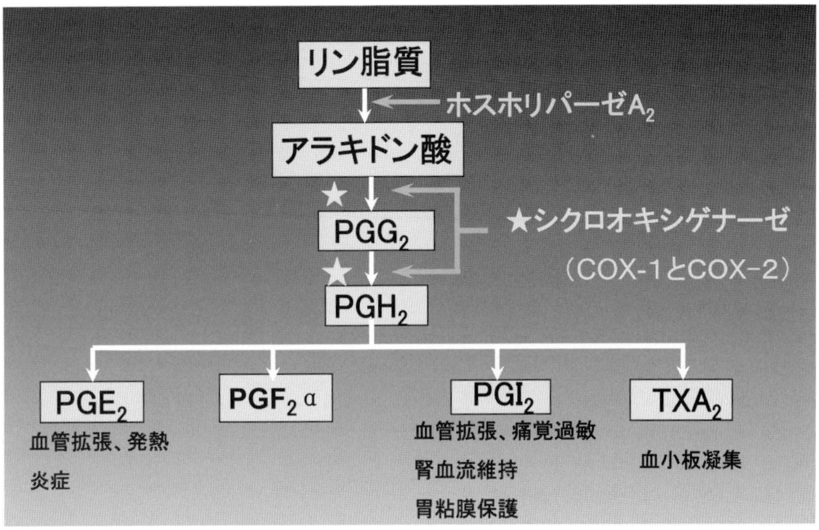

図２　プロスタグランジン産生系（アラキドン酸カスケード）

細胞膜のリン脂質からプロスタグランジン（PG）は合成される。PG は痛みや炎症に関与するだけでなく，腎血流の維持，血管拡張，胃粘膜保護など生体の恒常性維持に重要な役割を担っている。

表１　プロスタグランジン（PG）の２つの作用

胃	炎症部位
胃粘膜保護 血流量維持	疼　痛 腫　脹
腎 血流量維持	発　赤 熱　感 紅　斑

PG 合成酵素 COX-1 と COX-2

1991 年に PG 合成酵素である COX に COX-1 と COX-2 という２種類のアイソザイム（isoenzyme）が存在するという画期的な事実が判明した。COX-1 は生理的刺激により常に発現しており“構成型酵素”と呼ばれ，生体の恒常性維持を保つために必要な PG〔トロンボキサン A_2（thromboxane A_2：TXA_2），PGI_2 など〕の産生を担っている（図２，図３）。一方 COX-2 は炎症刺激により合成されるため“誘導型酵素”と呼称される。つまり外傷や感染などの炎症刺激が起こると，マクロファージやその他の炎症性細胞の核の中に COX-2 の mRNA が発現し，続いて COX-2 が合成され，やがて炎症部位に誘導された COX-2 は PG（PGE_2，PGI_2 など）を大量に産生し，炎症と疼痛に大きくかかわってくる（図２，図３）。

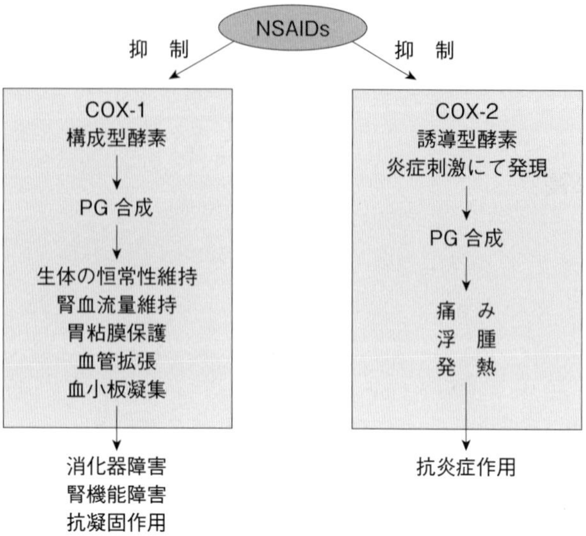

図 3　NSAIDs の COX-1 と COX-2 阻害作用の違いと副作用発現機序

PG 合成酵素である COX には COX-1 と COX-2 という 2 種類のアイソザイムが存在する。COX-1 は生理的刺激により常に発現しており“構成型酵素”と呼ばれ，生体の恒常性維持を保つために必要な PG の産生を担い，COX-2 は炎症刺激により合成されるため“誘導型酵素”と呼称され，炎症と疼痛に大きくかかわっている。

選択的 COX-2 阻害薬

アスピリンやインドメタシンなどよく知られている従来の主な NSAIDs は COX-1, COX-2 いずれも阻害するが，どちらかというと COX-1 を優位に阻害する。このため鎮痛, 抗炎症効果を持つと同時に, 消化器障害を中心に多くの副作用をもたらす（図 3）。このことから，炎症と疼痛のみに関与するとされる誘導型酵素の COX-2 への選択性の高い NSAIDs（選択的 COX-2 阻害薬）が副作用のない NSAIDs となるとして，その開発が 1991 年から急ピッチで始められた。しかし極端な選択的 COX-2 阻害薬の鎮痛効果は弱く，むしろ適度に COX-1，COX-2 を阻害する NSAIDs が，臨床的には優れていることが多くの研究より明らかになった。これは後に COX-1 も急性期の痛みの発現に関与していることが解明されることにより裏づけられる。その後数年にわたる臨床研究の結果，消化器障害が著減し，十分な鎮痛効果を持つことが確認された[7)]。

NSAIDs の主な副作用

1 消化管障害

NSAIDs による副作用でもっとも発症率が高く，危険な副作用が消化管障害である。選択的 COX-2 阻害薬でない NSAIDs の長期使用による胃粘膜病変の発生率は 40％にも達し，そのうち 85％は無症候性であったとされている[8]。これは，突然に吐・下血や消化管穿孔を起こす可能性を強く示唆している。米国での 1999 年の疫学調査では，NSAIDs による消化管出血により年間 107,000 人が入院し，16,500 人が死亡し，疾患別死因の第 5 位と報告されている[9]。わが国では，年間 5,000 ～ 6,000 人が死亡していると推測される[10]。このため，癌性疼痛管理においては，当然選択的 COX-2 阻害薬の使用が推奨される。すでに米国では，処方される NSAIDs 全般の約 70％が選択的 COX-2 阻害薬となっている[10]。また，癌患者には，疼痛を含めたさまざまな症状緩和のためにステロイドが投与されていることが多く，NSAIDs とステロイドの併用は消化管潰瘍の発生率を 2 ～ 3 倍増加させるとされており，このことも踏まえ，現在では，癌性疼痛では，選択的 COX-2 阻害薬が第一選択の NSAIDs となっている[2)～6)]。しかし，最近のノックアウトマウスを用いた実験から，COX-1 を抑制するだけでは胃粘膜障害が生じないことや，逆に COX-2 が胃潰瘍の修復に必要なことなど，恒常性維持における COX-2 の役割が明らかになるなど，まだ未知の部分も多い[11)12)]。

2 腎障害

腎血流は通常の健康状態では内因性の PG の関与なく，維持されている。しかし，循環血液量が減少している状態や動脈硬化などでは，PGI_2 などの血管拡張性の PG が，腎血流維持にきわめて重要な役割を果たしている（図 2，図 3）。この状況下で NSAIDs が投与されると腎血流の低下から，急性腎不全や急性間質性腎炎を引き起こす。癌患者には動脈硬化を持つ高齢者も多く，また栄養状態の低下や腹水，胸水貯留，高カルシウム血症などにより脱水を来し，有効循環血液量が減少している患者も多いため，長期投与においては注意が必要である。腎機能維持においては，COX-2 も関与しているため，選択的 COX-2 阻害薬でも，腎障害の発生には，十分な注意が必要である[10]。

3 心血管系障害

ロフェコキシブなど COX-2 の選択的阻害が特に強い NSAIDs では，心血管系の有害事象の発生率が高いとの報告[13]が一時期医療界を賑わした。しかし，同様の合併症は，旧来の COX-1 阻害薬と現在使用認可されている弱い選択的 COX-2 阻害薬との間に，その発生率に有意差はないとの結論にほぼ達しており，2005 年の FDA の公式見解は

NSAIDs全般に対して，その添付文書に，“NSAIDsは生命にかかわる重篤な心血管系血栓事象，心筋梗塞，脳卒中のリスクを増大させる可能性がある。このリスクは使用期間とともに増大する可能性がある。心血管系疾患またはそのリスク因子を伴う患者では，リスクがさらに高い可能性がある”と記載すること，としている[14)]。

以上から，選択的COX-2阻害薬は癌性疼痛に対して，特に消化器障害に関しては安全に長期使用できるNSAIDsである。腎障害，心血管系障害に関しては，完全に安全とはいえず，注意深い経過観察による使用が必要である。

NSAIDsの種類

NSAIDsは化学構造や剤形で分類される[2)6)]。わが国では化学構造の異なるNSAIDsだけで50種類以上が保険収載されている(表2)。剤形の違いとは薬物送達システム(drug delivery system：DDS）の違いのことであり，経口剤，坐剤，徐放剤などに分類される(表3)。先述したように，COX-1選択性が高いかCOX-2選択性が高いかによる分類も，今日的には重要となっている。

癌性疼痛治療におけるNSAIDs使用の実際

理論的には炎症を主因とする“癌性疼痛”はNSAIDsでコントロールできることが多いはずである。ところが一般臨床上NSAIDs単独で“癌性疼痛”がうまく管理されている症例は少ない。その理由の一つはNSAIDsの投与法が適切でないことによる。本来“癌性疼痛”は外科的除去や放射線治療により，原因となる“癌”本体を取り去らなければ完治できない。しかし治療の対象となる多くの“癌性疼痛”は完治できない，つまり痛みの原因である炎症を放置，つまり持続的に常にPGの合成が起こっている状態である。このため，この持続的PG合成を抑制するためには，その合成酵素COXの活性阻害薬のNSAIDsを，頓用使用ではなく定期・定時に投与し，24時間効果を持たせてPG合成を阻害しなければならない[2)4)6)15)]。モルヒネやオキシコドンなどのオピオイド類は定期・定時投与が原則であることは，最近の緩和医療教育の普及により“癌性疼痛”治療においては一般的常識となっている。しかし，NSAIDsの投与においても上記の理由で，定期・定時投与が原則であるにもかかわらず，現在もまだこのことがあまり理解されておらず，頓用使用を指示している施設が多い。

NSAIDsの使用で，もう一つ重要なことは，NSAIDsのみでコントロールできていた時期のあった症例で，癌の進行とともにやがて痛みが徐々に強くなり，WHO 3段階除痛ラダーの第2・3段階であるモルヒネ，フェンタニル，オキシコドンなどのオピオイドの投与が開始された場合の継続処方である。オピオイドが投与され始めると同時にNSAIDsを中止してしまい，後はオピオイドの漸増や急増，レスキューで対処してしまうということがしばしば見受けられる。これはWHO 3段階除痛ラダーで，第2・3段

表２　NSAIDsの化学構造による分類

分　類	一般名	商品名
＜酸性薬物＞		
カルボン酸系		
1）サリチル酸	各種アスピリン	バファリン
		ミニマックス
	ジフニサル	ドロビッド
2）フェナム酸系	メフェナム酸	ポンタール
	フルフェナム酸	オパイリン，アンチサン
	フロクタフェニン	イダロン
	トルフェナム酸	クロタム
3）プロピオン酸系	イブプロフェン	ブルフェン
	フルルビプロフェン	フロベン
	フルルビプロフェンアキセチル★	ロピオン★，リップフェン★
	ナプロキセン	ナイキサン
	ケトプロフェン	メナミン，カピステン
		エパテック，アネオール
	プラノプロフェン	ニフラン
	フェノプロフェンカルシウム	フェノプロン
	プロチジン酸	ピロクリド
	チアプロフェン酸	スルガム
	オキサプロジン	アルボ，アクチリン
	ロキソプロフェンナトリウム★	ロキソニン★
	アルミノプロフェン	ミナルフェン
	ザルトプロフェン	ペオン，ソレトン
4）アリール酢酸系	ジクロフェナクナトリウム★	ボルタレン★，ナボール SR★
	フェンブフェン	ナパノール
	インドメタシン	インダシン，インテバン SP
	マレイン酸プログルメタシン	ミリダシン
	インドメタシンファルネシル	インフリー
	アセメタシン	ランツジール
	スリンダク	クリノリル
	トルメチンナトリウム	トレクチン
	アンフェナクナトリウム	フェナゾックス
	ナブメトン★	レリフェン★
エノール酸		
5）ピラゾロン系	フェニルブタゾン	ブタゾリジン
	ケトフェニルブタゾン	ケタゾン
	クロフェゾン	パナス
6）オキシカム系	ピロキシカム	フェルデン
	テノキシカム	チルコチル
	アンピロキシカム	フルカム
7）コキシブ系	メロキシカム★	モービック★
	セレコキシブ★	セレコックス★
ピラノ酢酸系	エトドラク★	ハイペン★
＜塩基性薬物＞		
	塩酸チアラミド	ソランタール
	塩酸チノリジン	ノンフラミン
	塩酸ベンジダミン	リトリペン
	エピリゾール	メブロン，アナロック
	エモルファゾン	ペントイル

★印は，選択的 COX-2 阻害薬もしくは比較的 COX-1 阻害の強くない薬物で，癌性疼痛によく用いられる薬物である。

表3 NSAIDsのdrug delivery system (DDS) による分類

DDS	例 (商品例)
腸溶剤	ミニマックス
徐放剤	インテバンSP
	ボルタレン
坐 剤	ボルタレン坐剤
	フェルデン坐剤
注射剤	メナミン (筋注)
プロドラッグ	ロキソニン
	レリフェン
	ミリダシン
	インフリー
ターゲット療法	リップフェン (静注)
	ロピオン (静注)
経皮吸収剤	ナパゲルン軟膏
	インテバン軟膏
皮膚外用剤	アンダーム軟膏

階のオピオイドの使用の際に,NSAIDsの併用について最初は言及,記載されていなかったことに起因している。オピオイドとNSAIDsの併用は癌性疼痛治療においてはきわめて大切なことである[5)~7)]。

実際の癌性疼痛治療でのNSAIDsの選択と使用にあたっては, 作用機序や副作用,薬物相互作用などについて熟知しておくことが大切である。実際の使用にあたっては,われわれの施設での1,000症例以上の臨床経験から得られた以下のような実践的原則が, 役立つと考える[2)3)5)~7)]。

1) 長期投与の安全性確保

癌性疼痛では長期にわたり使用するため,消化器障害の副作用の発現頻度の低いもの,つまりCOX-2選択性の高いもの (エトドラク：ハイペン®, メロキシカム：モービック®,セレコキシブ：セレコックス®)もしくはCOX-1阻害の弱いもの(ジクロフェナク：ボルタレン® サポ, フルルビプロフェンアキセチル：ロピオン® 注) を選択することがポイントである。

2) まず効果判定を行う

静注用の速効性のNSAIDsをまず十分量投与し, 効果を認めたならば, もっとも適当な薬物と投与ルートをその後選択するという方法が実際的である。具体的には, 患者の状態, 体重, 年齢を考慮し, 静脈投与なら, ロピオン® 1/2か1Vと生食50～100 mlを15～20分で投与, 坐剤なら, ボルタレン® サポ25 mgか50 mgを使用し, 15～30分後に効果を判断し, 痛みがなくなればNSAIDsによるコントロール可能と判断する。

4）眠前投与は絶対に必要，分３食後投与は禁止

わが国では一般的に，朝食 7 ～ 8 時，昼食 12 時，夕食 17 ～ 18 時が通常の入院もしくは家庭での食事時間である。これでは夕食から朝食まで 12 時間以上である。つまり 1 日 3 回投与の NSAIDs を毎食後服用（分 3 後）するのでは夜半か朝に薬の切れるときが出てくるのが当然で，これが夜間にナースコールのかかる理由の一つである。これは欧米の一般的食事時間（朝 6 時，昼 1 時～ 2 時，夕食 8 ～ 10 時頃）に合わせた投与法なのである。1 日 3 回（分 3）投与なら，眠前，朝食後，昼 2 ～ 4 時とする。1 日 2 回（分 2）なら眠前とその 12 時間後である。長期（24 時間）作用性では眠前 1 回とし，食後には特に拘泥しない。選択的 COX-2 阻害薬は消化器系への副作用は少ないのは事実であるが，特に胃腸が丈夫という症例以外は消化性潰瘍・胃炎予防薬とともに投与するほうが無難ではある。

4）投与ルートの選択と頻用される NSAIDs

経口可能：経口剤（エトドラク：ハイペン®，メロキシカム：モービック®，セレコキシブ：セレコックス®；いずれも COX-2 選択的阻害薬）

経口不能：坐剤（ジクロフェナク：ボルタレン® サポ 25 mg か 50 mg，2 ～ 3 回/日）

静脈ライン確保があれば：静注用（フルルビプロフェンアキセチル：ロピオン® 注）2 ～ 3 回/日

注：ジクロフェナク，フルルビプロフェンアキセチルは COX-2 選択的阻害薬ではないが，古くからの NSAIDs の中では COX-1 阻害作用は比較的弱く，副作用も少ない。COX-2 の選択的阻害薬には坐剤，静脈内投与可能な薬物がないため，実際の臨床の場では，必要に応じて使用することが多い。

5）天井効果（ceiling effect）がある

モルヒネと違い天井効果があるため，必要量以上に増量しても効果は変わらず，副作用ばかりが問題になるので注意が必要である。

6）適切な投与量

平均的日本人成人に対して，エトドラク（ハイペン®）200 mg 2 錠，1 日 2 回投与は絶対的に量が不十分である。最初から 1 日 3 回（3 錠/日）投与か，眠前 2 錠，朝食後 2 錠の 1 日 2 回（4 錠/日）投与にする。

その他の話題

1 NSAIDs の中枢作用

最近では，中枢神経系に構成型 COX-2 が存在し，末梢の炎症によりこの COX-2 の

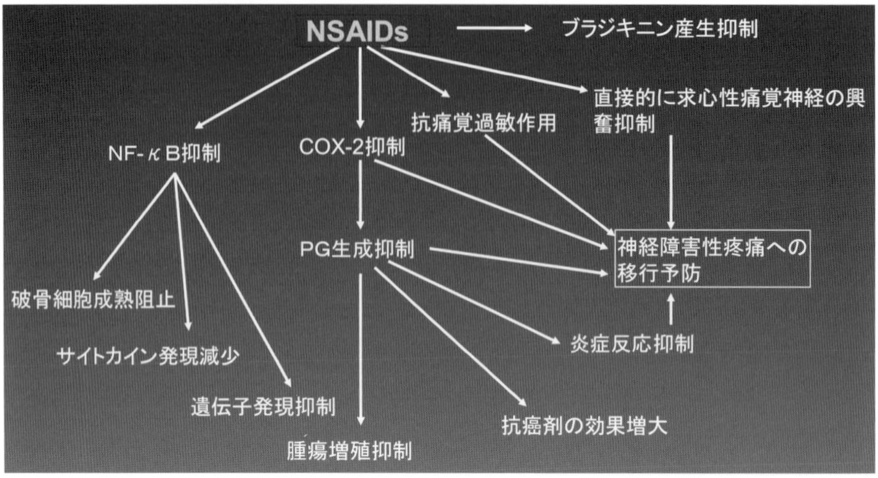

図４　NSAIDsの癌性疼痛と炎症，癌に対するさまざまな作用

（細川豊史．軽度に痛みに対するNSAIDsの種類と進歩．「特集：がん疼痛管理　再考」．Progress in Medicine 2006；26：2403-8より引用）

発現が増加し，これにより産生されたPGE_2が直接脊髄細胞を刺激することで，痛覚過敏の中枢性感作を引き起こすことが知られている。また末梢の炎症や神経損傷により脊髄内のダイノルフィンが増加し，脊髄内の構成型COX-2の活性化とともに構成型COX-1の活性も増加するとの報告があり，NSAIDsの中枢作用はこれらの中枢神経系のCOX-1，COX-2を阻害することで生じると考えられている。さらに，下行性抑制系におけるセロトニンやノルアドレナリン系に対する作用や，マリファナ受容体で知られる中枢神経系のカンナビノイド受容体の活性化などに関与するなど，NSAIDsの中枢神経系における作用は多彩である。このように，PGは単純な炎症性の痛みに関与しているだけでなく，中枢性感作による神経障害性疼痛発生のプロセスの一部に関与している可能性も高く，癌性疼痛における早期からのNSAIDsの適切使用は癌性疼痛の神経障害性疼痛への移行を予防している可能性が高い[16]（図4）。

2 NSAIDsの腫瘍増殖抑制作用

臨床的に，NSAIDs使用患者では，大腸癌や，食道癌，前立腺癌，乳癌など各種癌の発症率や死亡率が低くなることが知られている[17]。これがNSAIDsの腫瘍増殖抑制作用といわれるものである。その機序として，癌細胞で誘導されるCOX-2発現が，直接的，間接的に癌細胞の増殖やアポトーシス抑制，栄養血管新生に大きく関与しているが，NSAIDsはこの過程を阻害できることによると考えられている[18)19]。

おわりに

“癌性疼痛”管理において，NSAIDsを早期から投与することは，痛みをコントロールできるばかりでなく，難治性の神経障害性疼痛への移行を予防する作用も期待できる。

さらに，癌の増殖を抑制する可能性まで示されている。早期からのNSAIDs投与による“癌性疼痛”治療で，痛みに苦しむ患者さんの多くが救われることを祈念する。

■参考文献

1) World Health Organization. Cancer pain relief, 2nd ed. Geneva：World Health Organization；1996（世界保健機関編：がんの痛みからの解放．第2版．東京：金原出版；1997）.
2) 細川豊史．非ステロイド系消炎鎮痛薬（NSAIDs）で対応した症例．特集「癌性疼痛管理」．麻酔科診療プラクティス3巻．東京：文光堂；2001. p.16-21.
3) 橋本朋子，細川豊史．がん疼痛管理におけるエトドラク併用の経験．緩和医療学 2000；2：70-5.
4) 細川豊史．特集「骨転移痛治療の新たな展開」，骨転移痛に対する薬物療法　NSAIDsを中心として．緩和医療学 2005；7（4）：11-7（NSAIDsは第1段階での治療薬となっている）.
5) 鈴木　勉．痛みからの解放―NSAIDsとオピオイド併用の薬理学的意義―．医薬ジャーナル 2003；39：1767-76.
6) 細川豊史．軽度な痛みに対するNSAIDsの種類と進歩．「特集：がん疼痛管理　再考」．Progress in Medicine 2006；26：2403-8.
7) 細川豊史．NSAIDs．「特集：がん性疼痛治療に必要な薬の知識」．ペインクリニック 2002；23：1619-26.
8) 塩川優一，延永　正，斉藤輝信ほか．非ステロイド性抗炎症剤による上部消化管障害に関する疫学調査．リウマチ 1991；31：96-111.
9) Harewood G：Gastrointestinal toxicity of nonsteroidal anti-inflammatory drugs. N Engl J Med 1999；340：1888-99.
10) 佐野　統．NSAIDs―COX-2インヒビターの最近の話題．臨床リウマチ 2003；15：193-206.
11) Mizuno H, Sakamoto C, Matsuda K, et al. Induction of cyclooxygenase 2 in gastric mucosal lesions and its inhibition by the specific antagonist delays healing in mice. Gastroenterology 1997；112：387-97.
12) Wallace JL, McKnight W, Reuter BK, et al. NSAID-induced gatric damage in rats：requirement for inhibition of both cyclooxygenase 1 and 2. Gastroenterology 2000；119：706-14.
13) Mukherjee D, Nissen SE, Topol E, et al. Risk of cardiovascular events associated with selective COX-2 inhibitors. JAMA 2001；286：954-9.
14) FDA News. FDA Announces series of changes to the class of marketed Non-SteroidalAnti-Inflammatory Drugs（NSAIDs）. FDA News 2005；April.
15) 細川豊史．癌性疼痛．ファーマナビゲーター「COX-2阻害薬編」．東京：メディカルレビュー社；2006. p.228-41.
16) 細川豊史．Neuropathic pain：病態と薬理学的アプローチ：ニューロパシックペインとNSAIDsの関わり．日本ペインクリニック学会誌 2002；9：386-90.
17) Thun MJ, Henley SJ, Patrono C. Nonsteroidal anti-inflammatory drugs as anticancer agents：mechanistic, pharmacologic, and clinical issues. J Natl Cancer Inst 2002；94：252-66.
18) Dempke W, Rie C, Grothey A, et al. Cyclooxygenase-2：a novel target for cancer chemotherapy? J Cancer Res Clin Oncol 2001；127：411-7.
19) Trifan OC, Hla T. Cyclooxygenase-2 modulates cellular growth and promotes tumorigenesis. J Cell Mol Med 2003；7：207-22.

（細川　豊史）

2 アセトアミノフェン

はじめに

アセトアミノフェン（パラアミノフェノール誘導体）はシクロオキシゲナーゼ（cyclooxygenase：COX）阻害作用が弱いこと，中枢性に鎮痛作用を発揮することなどから，非ステロイド性抗炎症薬（nonsteroidal anti-inflammatory drugs：NSAIDs）には分類されておらず解熱性鎮痛薬として使用されている。WHO 癌性疼痛治療指針除痛ラダーの第 1 段階では NSAIDs のアセチルサリチル酸（アスピリン）が主たる薬物で，その代替薬物としてアセトアミノフェンが指定されている。しかしながら，わが国ではアセチルサリチル酸は保険上癌性疼痛への適用が認められておらず，アセトアミノフェンがわが国で癌性疼痛に適用が認められている唯一の薬物で，最近その有用性が再認識されつつある。

本項ではアセトアミノフェンの詳細について解説する。

構造式と薬物動態（図）

アセトアミノフェンは上部消化管から吸収され，血中濃度は投与 30 ～ 60 分で最高に達し，半減期は約 2 時間である。代謝は肝依存性で，49 ～ 54％はグルクロン酸抱合体，28 ～ 33％は硫酸抱合体として，2 ～ 3％はアセトアミノフェンのまま尿中に排泄される。また，およそ 15％はチトクローム P450 代謝経路に入り，代謝産物として *N*-アセチル-*p*-ベンゾキノンイミン（N-acetyl-p-benzoquinoneimine：NAPQI）および 3-ヒドロキシアセトアミノフェンを生じる。

作用機序

アセトアミノフェンは COX-1・2 阻害作用が非常に弱く，抗炎症作用は弱いかほとんど持っていない。アセトアミノフェンの作用機序は明確にされていなかったが，2002 年に Chandrasekharan ら[1)]が生理学的濃度のアセトアミノフェンが COX-3 を抑制

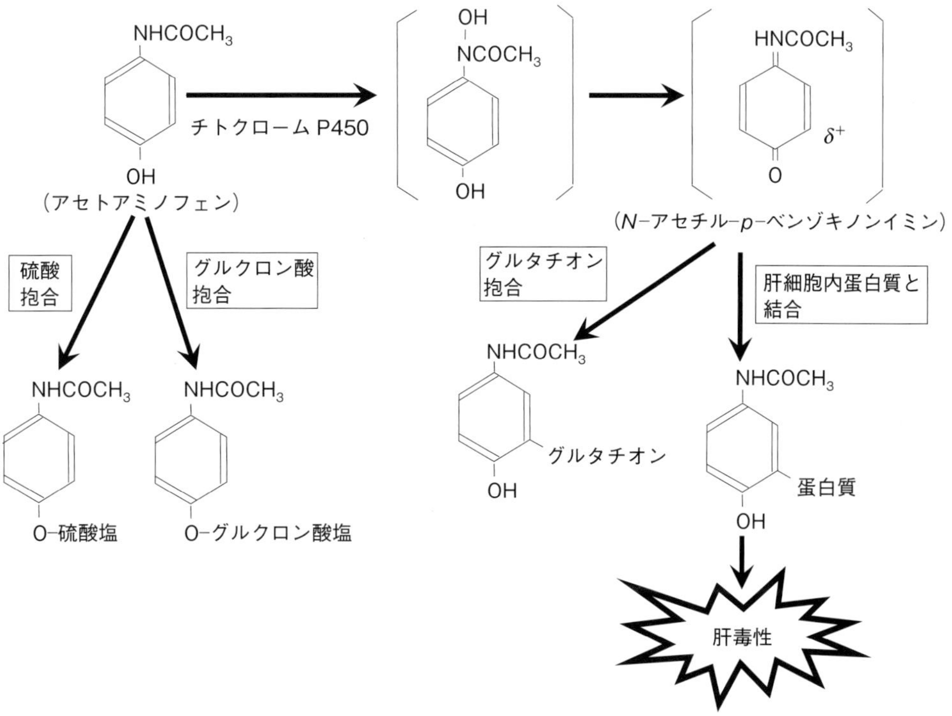

図　アセトアミノフェンの代謝

(佐伯　茂. アセトアミノフェン. ペインクリニック 2001；22：1285-8 より引用)

することを発表しその機序が解明されたかに思われたが，その後，COX-3 は存在しないことが報告された[2)]。アセトアミノフェンは炎症組織のようなペルオキシダーゼ活性の高い部位では COX 阻害作用は弱く，ペルオキシダーゼ活性の低い部位では COX 阻害作用が強く現れることで作用機序を説明している報告もある[3)]。しかしながら，アセトアミノフェンのCOX阻害作用は中枢神経系で非常に強いため,中枢性(特に視床下部)に鎮痛解熱作用，中枢性（視床，大脳皮質）に鎮痛作用を現すと考えられる。

わが国で癌性疼痛に使用が可能な製剤

錠剤（200 mg/錠），末（98％以上），細粒（20％，50％），40％ドライシロップが癌性疼痛への使用として認められている。薬価はわが国で頻用されている NSAIDs の 1/2 ～ 1/3 と安価である。

アセトアミノフェンの使用量

癌性疼痛に対し 1 日量 2 g で他の医療用麻薬を用いることなく，良好な疼痛管理が行えることが報告されている[4)]。また，わが国では癌性疼痛管理におけるアセトアミノフェンの使用量が欧米に比べると少ないことが指摘されている。アセトアミノフェン 2,400～3,200 mg/日の投与により，重篤な副作用もなく，良好な疼痛管理が行え，肝機能障害のため投与を中止せざるをえなかった症例は1症例もなかったことが報告[5)]されている。

副作用

1 胃腸障害

消化性潰瘍には禁忌である。悪心，嘔吐，食欲不振などが出現するが，その程度はアスピリンに比べ軽度である。

2 喘息患者への使用

アスピリン喘息への使用は賛否両論である[6)～8)]。わが国ではアスピリン喘息を有する患者へのアセトアミノフェン投与は禁忌，喘息患者への投与は慎重投与となっている。

3 血小板に対する作用

アセトアミノフェンが可逆性の血小板凝集抑制を起こすことが報告[9)]されているものの，血小板凝集抑制や出血時間を延長させることはないとする報告[10)]も認められる。また，肝障害を有する症例に大量のアセトアミノフェンを投与したところ，血小板減少を来したことが報告[11)]されている。重篤な血液の異常には禁忌とされている。

4 肝毒性

アセトアミノフェンを大量摂取した場合，グルクロン酸抱合，硫酸抱合では代謝しきれず，肝チトクローム P450 で代謝され，大量の NAPQI が産生される。一部はグルタチオン抱合により無毒化されるが，そのすべてが抱合されることは不可能なため，NAPQI は肝細胞の蛋白質と複合体を形成し，肝炎，肝壊死を引き起こす。アセトアミノフェンの投与量が通常量でも，肝疾患のため肝細胞内のグルタチオンが減少している状況があれば同様のことが起こりうる。成人では 1 回投与量 10 ～ 15 g で肝毒性を引き起こし（欧米では 250 mg/kg[1)]，わが国では 150 mg/kg 以上で肝機能障害を起こす[12)]とされている），20 ～ 25 g では致死的とされている。

5 その他

腎障害，過敏症，顆粒球減少，ライ症候群[13)]，ライエル症候群（中毒性表皮壊死症候群）[14)]，スティヴンス・ジョンソン症候群（皮膚粘膜眼症候群）[15)]の発症が報告されている。

アセトアミノフェン中毒の治療

N–アセチルシステイン（アセチルシステイン内用液 17.6％“センジュ”，1 ml 中にアセチルシステイン 176.2 mg を含有する）を投与する。初回にアセチルシステインとして 140 mg/kg，その 4 時間後から 4 時間ごとに 70 mg/kg を 17 回経口投与する。経口投与が困難であれば，胃管より投与する。投与後 1 時間以内に嘔吐した場合は，同量を再度投与する。アセチルシステインはグルタチオンの前駆物質として働き，解毒作用を示すと考えられている[16)17)]。本来であればアセトアミノフェンの血中濃度を測定したうえで投与するべきではあるが，アセトアミノフェン 7.5 g または 150 mg/kg 以上の摂取が疑われる場合には投与する。アセトアミノフェン摂取後なるべく早期に投与を開始する。8 時間以内が望ましいが，24 時間以内であれば効果が認められる。

アセトアミノフェンとオピオイドの合剤

欧米ではアセトアミノフェンとオピオイドの合剤が各種疼痛治療に用いられている。コデインとの合剤，オキシコドンとの合剤，トラマドールとの合剤などが販売されている。わが国での使用が待たれるところである。

おわりに

数多くの NSAIDs が WHO 方式第 1 段階で使用されるなか，その代替薬物であるアセトアミノフェンが見直されつつある。わが国での臨床使用量を見直す段階に来ていると思われる。欧米ではアセトアミノフェンとオピオイドの合剤が開発されていることからも，アセトアミノフェンに対する期待の大きさを示していると考える。わが国でのアセトアミノフェンの適切な使用が期待されるところである。

■参考文献

1) Chandrasekharan NV, Dai H, Roos KL, et al. COX-3, a cyclooxygenase-1 variant inhibited by acetaminophen and other analgesic/antipyretic drugs：Cloning, structure, and expression. Proc Natl Acad Sci USA 2002；99：13926-31.

2) Dinchuk JE, Liu RQ, Trzaskos JM. COX-3：in the wrong frame in mind. Immunol Lett 2003；86：121.
3) Ouellet M, Percival MD. Mechanism of acetaminophen inhibition of cyclooxygenase isoforms. Arch Biochem Biophys 2001；387：273-80.
4) 中込昌子，小川節郎，佐伯　茂ほか．癌疼痛に対する消炎鎮痛薬による治療経験．ペインクリニック 1993；14：849-52.
5) 的場元弘，吉本鉄介，余宮きのみほか．WHO 方式がん疼痛治療ガイドラインの推奨量によるアセトアミノフェン：日本における有効性と安全性の他施設処方調査．ペインクリニック 2007；28：1131-9.
6) Fischer TJ, Guilfoile TD, Kesarwala HH, et al. Adverse pulmonary responses to aspirin and acetaminophen in chronic childhood asthma. Pediatrics 1983；71：313-8.
7) Settipane RA, Schrank PJ, Simon RA. Prevalence of cross-sensitivity with acetaminophen in aspirin-sensitive asthmatic subjects. J Allergy Clin Immunol 1995；96：480-5.
8) Shaheen SO, Sterne JA, Songhurst CE, et al. Frequent paracetamol use and asthma in adults. Thorax 2000；55：266-70.
9) Niemi TT, Backman JT, Syrjala MT, et al. Platelet dysfunction after intravenous ketorolac or propacetamol. Acta Anaesthesiol Scand 2000；44：69-74.
10) Seymour RA, Williams FM, Oxley A, et al. A comparative study of the effects of aspirin and paracetamol（acetaminophen）on platelet aggregation and bleeding time. Eur J Clin Pharmacol 1984；26：567-71.
11) Fischereder M, Jaffe JP. Thrombocytopenia following acute acetaminophen overdose. Am J Hematol 1994；45：258-9.
12) 黒木由美子，石沢淳子，辻川明子ほか．中毒シリーズ 16，アセトアミノフェンによる中毒．月刊薬事 1990；32：2612-14.
13) Orlowski JP, Campbell P, Goldstein S. Reye's syndrome：A case control study of medication use and associated viruses in Australia. Cleve Clin J Med 1990；57：323-9.
14) Halevi A, Ben-Amitai D, Garty BZ. Toxic epidermal necrolysis associated with acetaminophen ingestion. Ann Pharmacother 2000；34：32-4.
15) Roujeau JC, Kelly JP, Naldi L, et al. Medication use and the risk of Stevens-Johnson syndrome or toxic epidermal necrolysis. N Engl J Med 1995；333：1600-7.
16) 大谷美奈子．アセトアミノフェン中毒．日本医師会雑誌 1996；115：677-9.
17) Manyike PT, Kharasch ED, Kalhorn TF, et al. Contribution of CYP2E1 and CYP3A to acetaminophen reactive metabolite formation. Clin Pharmacol Ther 2000；67：275-82.

（佐伯　茂）

3 コルチコステロイド

はじめに

癌患者においてオピオイド抵抗性の痛みは約10～30％に生じる[1]とされており，その治療に鎮痛補助薬の併用が有用となっている[2]。コルチコステロイドは，鎮痛補助薬の代表的な薬物であり，鎮痛作用のみならず患者の生活の質（quality of life：QOL）を向上させる効果も期待できる。一方，副作用の出現などを危惧し，使用を躊躇してしまうことも少なくない。大量投与や長期投与時の副作用には注意すべきではあるが，非常によい効果が得られることも多い薬物であり，病態・病期を考慮し積極的な使用を検討すべきである。

コルチコステロイドの作用機序と薬理作用

ステロイドホルモンはステロイド核を持つホルモンであり，グルココルチコイド，ミネラルコルチコイド，アンドロゲン，エストロゲン，ゲスタゲン，ビタミンDの6種類に分けられている[3]。これらの中で臨床においてステロイド剤として多く用いられているステロイドホルモンは，副腎皮質ホルモン（コルチコステロイド）と同じ作用を持つグルココルチコイドが中心となる。

1 作用機序[4]

コルチコステロイドの作用は，細胞内に拡散で入り，細胞質にある特異的なグルココルチコイド受容体（glucocorticoid receptor：GR）に結合し発現する。細胞質のGRは2分子の熱ショック蛋白が結合しているが，GRにグルココルチコイドが結合すると熱ショック蛋白が離れ，活性化されたグルココルチコイド・受容体複合体が核内へ移送され，DNAの特異的結合部位であるグルココルチコイド反応性遺伝子のGRE（glucocorticoid response element）に結合する。これにより，ある特定遺伝子のメッセンジャーリボ核酸（messenger ribonucleic acid：mRNA）への転写を調節し，遺伝子の発現を促進・抑制することで多くの薬理作用を発現する。抗炎症作用においてプロスタグランジ

表 1　コルチコステロイドの薬理作用

抗炎症作用	
	炎症細胞の遊走抑制，炎症性サイトカインの産生抑制，アラキドン酸代謝にかかわる酵素（ホスホリパーゼ A_2，シクロオキシゲナーゼ，プロスタグランジンなど）抑制，血管透過性抑制
蛋白代謝	
	蛋白をブドウ糖に転換。肝臓で酵素誘導を上昇，クレアチニン上昇，尿酸排泄上昇
糖代謝	
	糖新生作用で肝グリコーゲンを増加，抗インスリン作用で末梢組織のブドウ糖利用を抑制
脂質代謝	
	血清脂質の濃度を上昇，アラキドン酸代謝にかかわる酵素を抑制
電解質代謝	
	細胞外液を増し水利尿を促進，血清 K 低下，血清 Na 上昇，アルカローシス上昇
骨・カルシウム代謝	
	カルシウム吸収抑制，腎臓でのカルシウム再吸収抑制，骨でのコラーゲン産生抑制
抗免疫作用	
	胸腺・リンパ節細胞低下，サイトカイン産生抑制，抗体産生抑制，細胞免疫抑制
内分泌抑制作用	
	ACTH，成長ホルモン，甲状腺刺激ホルモンなど多くの下垂体ホルモンを抑制
血液成分	
	白血球数増加，リンパ球数低下など
神経系作用	
	中枢神経興奮作用，うつ状態増強
その他	
	発熱抑制，食欲増加作用など

ンの合成抑制は重要であるが，ホスホリパーゼ A_2 遺伝子や種々の炎症性サイトカイン遺伝子の転写抑制が大きな役割であるとされている。癌悪液質に腫瘍壊死因子（tumor necrosis factor：TNF）やインターロイキン（interleukin：IL）などのサイトカインが誘起物質として重要視されており[5]，癌細胞から産生するプロスタグランジン E_2 は，破骨細胞を活性化し骨吸収を促進させる[6]。すなわちコルチコステロイドは，これらサイトカインの産生やアラキドン酸代謝物の産生を抑制することで効果を発現する。またコルチコステロイドは，毛細血管の透過性を低下させ，腫瘍周囲の浮腫を改善させる[7]。

2 薬理作用[4)5)]

癌性疼痛に使用されるコルチコステロイドの役割で重要な薬理作用は，抗炎症作用と抗浮腫作用である。Na 貯留を促進するなど水・電解質代謝への作用（ミネラルコルチコイド作用）は弱いほうがよい。コルチコステロイドの薬理作用を表 1 に示す。

表２　コルチコステロイドの種類と特徴

一般名	商品名	グルココルチコイド作用（抗炎症作用）*	ミネラルコルチコイド作用（ナトリウム貯留作用）*	血中半減期（時間）
ヒドロコルチゾン	コートリル	1	1	1.2
プレドニゾロン	プレドニン プレドニゾロン	4	0.8	2.5
メチルプレドニゾロン	メドロール	5	−	2.8
デキサメタゾン	デカドロン	25	−	3.5
ベタメタゾン	リンデロン	25	−	3.5

*：ヒドロコルチゾンを１としたときの力価比

コルチコステロイドの種類[4)]

主な種類と特徴を表２に示した。プレドニゾロン，メチルプレドニゾロン，デキサメタゾン，ベタメタゾンがよく使われているが，①抗炎症作用が強いこと，②作用時間が長いこと，③水・電解質代謝への作用（ミネラルコルチコイド作用）が弱いこと，④アレルギーが少ないこと，⑤精神作用が少ないことなどの理由から，なかでもデキサメタゾン（デカドロン®），ベタメタゾン（リンデロン®）が好まれている[3)]。

コルチコステロイドが適用となる病態[2)8)]

鎮痛補助薬として，また鎮痛目的以外に使用する病態がある。効果に関し一定の見解はないが，主な適応となる病態を表３に示した。鎮痛補助薬としては転移性脳腫瘍，神経障害性疼痛（末梢神経または中枢神経の障害が原因となる痛み），骨転移による疼痛や消化管閉塞などのオピオイドが効きにくい痛みを中心に用いられる。鎮痛目的では，臨床的にオピオイドよりもNSAIDsでよい効果が得られる病態が，使用を検討する目安となる。また鎮痛目的以外では，全身倦怠感や食欲不振の改善などQOLの向上目的に用いられている。

デキサメタゾン100 mgの投与で，癌による脊髄圧迫症状を持つ症例の85％，頭痛を持つ症例の82％で疼痛緩和が得られ，鎮痛薬の投与量を減らすことが可能であった報告[9)]，癌による神経障害性疼痛56症例の57.9％に有効性が認められた報告[10)]もある。また末期癌患者94症例の全身倦怠感，食欲不振に対しベタメタゾン約２～８ mg/日の投与において予後４～８週の投与では50％以上の有効性があり，特に予後６～８週では75～85％前後の高い有効性が認められている[8)]。

表３　適用となる主な病態

鎮痛補助薬として
頭蓋内圧亢進
神経・脊髄圧迫
骨転移
腰仙部神経叢障害
肝被膜の進展
鎮痛目的以外
腸管閉塞
上大静脈症候群
癌性神経炎
癌性胸・腹膜炎
癌性リンパ管炎による呼吸困難
気管・気管支の狭窄
癌による咳・血痰
高カルシウム血症
放射線照射による炎症の緩和
腫瘍熱
その他：嘔気の緩和など（化学療法など）
全身倦怠感の改善
食欲不振の改善

コルチコステロイドの投与法

1 使用される薬物

プレドニゾロン，メチルプレドニゾロン，デキサメタゾンを使用した報告が多い。一方，抗炎症・浮腫効果がより強く作用時間が長く，ミネラルコルチコイド作用の弱いデキサメタゾン，ベタメタゾンが緩和ケアでは好まれている。

2 投与方法

a. 開始時期

鎮痛補助薬として使用するには，適用となる症状や病態が出現した場合に開始する。その際には，オピオイドよりも鎮痛作用において確実性が劣り，用量依存性の副作用が問題となるため，オピオイド投与が禁忌ではないかぎり，必ずオピオイドを至適投与量まで増量して使用することが推奨されている[2)]。すなわち，まずオピオイドによる鎮痛が基本となる。

全身倦怠感や食欲不振などの症状に対し使用する場合には，予後が数カ月（予後１～

表４　一般的な投与量（ベタメタゾンとして）

症状	投与量（mg/日）
全身状態の改善	2～8
食欲改善	0.5～4
頭蓋内圧亢進	4～16
神経圧迫	2～16
胸水・腹水	1～4
上大静脈症候群	4～16
腫瘍熱	1～2
高カルシウム血症	2～4

（淀川キリスト教病院ホスピス編．コルチコステロイド．緩和ケアマニュアル．第５版．大阪：最新医学社；2007．p.227-34 より改変引用）

2 カ月）と考えられる時期において開始を検討する。予後 2 カ月以上の場合には，副作用に十分な注意が必要となり，予後 2 週間未満では効果は期待できなくなるとされている[8)]。

b. 投与経路・方法

原則として経口投与とする。経口摂取が困難である，またすばやい効果を期待する場合には静脈内投与とする。

脳浮腫などで朝に症状が増悪する場合を除いて基本的には朝 1 回投与か朝昼 2 回の投与とする。16 時以降の投与は，副腎機能を抑制するなど不眠の原因となる。

c. 投与量

ベタメタゾンまたはデキサメタゾンで 1 日 1 ～ 2 mg から開始し，必要に応じて徐々に増量していく。一般的な投与量を表 4 に示した。オピオイドの効かない激しい痛みや予後 1 カ月以内の場合で効果を早く得たい場合には，1 日 4 ～ 16 mg を投与し，症状を見ながら漸減していく。維持量は 2 mg/日程度となることが多い。

神経圧迫や骨転移による疼痛など多くの場合，初回 4 mg/日で開始し 1 週間程度継続後，維持量 2 mg とする。腰仙部神経叢障害，肝被膜の進展や腸管閉塞によるによる疼痛では，初回 8 mg/日で開始し漸減する。

急激な痛みを伴う脊髄の圧迫症状に 100 mg を静脈内投与し，96 mg を 1 日数回に分けて投与し，その後，数日間かけて漸減し 16 mg/日で維持する方法もある[11)]。

頭蓋内圧亢進による痛みには，8 ～ 16 mg で開始し，1 週間継続して漸減し維持量とする[1)]。

表5　主な副作用

口腔内カンジダ症
消化性潰瘍（出血・穿孔）
易感染性
耐糖能異常
骨粗鬆症
精神障害
浮腫・高血圧
ミオパチー
満月様顔貌
皮下出血斑

副作用と対策

1 副作用

重篤な副作用はまれであるもののなんらかの副作用が46％で認められたとする報告[8)]もある。全身衰弱が進行していく癌患者では，副作用に対し必要以上に神経質になることはないと思われるが，投与量の多い場合や長期投与の患者では，注意が必要となる。

主な副作用を表5に示す。口腔内カンジダ症（17～30％），消化性潰瘍（30％）は高頻度で認められる[8)12)13)]。消化性潰瘍は，特にNSAIDsを併用している患者では注意が必要であり，突然の吐血，下血や消化管穿孔で発症することがある。体重増加，精神神経症状や皮下出血斑は5～10％で出現する[13)]。

2 対　策

感染症，糖尿病，骨粗鬆症の有無や結核，消化性潰瘍など，患者の全身状態や既往を把握しておくことが大切である。またコルチコステロイドと他の薬物との相互作用にも注意する[14)]。コルチコステロイドの作用をシクロスポリン，エリスロマイシン，抗真菌薬やサリチル酸は増強させ，バルビツール製剤，カルバマゼピン，フェニトイン，リファンピシリン，エフェドリンやビタミンAは減弱させる。

a. 易感染性

感染が認められた場合には，抗生物質の投与など感染に対する治療を行う。口腔内カンジダ症には，口腔ケアを行うとともに抗真菌薬の口腔内塗布や外用薬を用い，難治な場合には全身投与が必要となることもある。

b. 消化性潰瘍

NSAIDs 使用時は，特に注意が必要である。積極的に潰瘍治療薬を投与する。発症時には，コルチコステロイドを減量または中止する。

c. 精神神経症状

コルチコステロイドを減量または中止し，必要に応じて向精神薬を投与する。予後1カ月以内と予測される場合には，コルチコステロイドの継続投与が，譫妄や倦怠感を惹起・増強させる可能性があり，減量または中止していくことを検討する。

d. 高血糖

糖尿病，肝疾患の患者で出現しやすい。コルチコステロイドの減量を検討し，血糖降下薬やインスリンを投与する。

e. 骨粗鬆症

高齢者や長期投与の患者では注意が必要となる。ビスホスホネート製剤などを投与する。

f. その他

頻度は少ないがミオパチーが出現した場合には，コルチコステロイドの減量または中止が必要となる。皮下出血斑，皮膚の菲薄化や満月様顔貌は長期投与で出現し治療法はなく，あらかじめ患者に説明しておくことが必要である。

おわりに

コルチコステロイドは，鎮痛補助薬や患者の QOL 向上目的に有用であり，適用となる病態には，速やかに用いるべきである。一方，特に大量投与，長期間投与や投与する病期においては，副作用の出現などにより患者の苦痛を増やしてしまう可能性もある。病態や病期に応じた適切な投与量を検討する必要があり，またその効果を定期的に再評価することが大切である。

■参考文献

1) 世界保健機関編．武田文和訳．がんの痛みからの解放—WHO 方式がん疼痛治療法．第2版．東京：金原出版；1996.
2) 日本緩和医療学会がん疼痛治療ガイドライン作成委員会編．鎮痛補助薬．Evidence-Based Medicine に則ったがん疼痛治療ガイドライン．東京：真興交易医書出版部；2000. p.80-91.
3) 末永和之，佐野隆信．鎮痛補助薬ステロイド．綜合臨牀 2003；52：2369-73.
4) 水島　裕編．副腎皮質ステロイド．今日の治療薬．第 30 版．東京：南江堂，2008. p.235-61.
5) 松井信夫．終末期がんのステロイド療法．ターミナルケア 1995；5：254-61.

6) Bennett A, McDonald AM, Simpson JS, et al. Breast cancer, prostaglandins, and bone metastasis. Lancet 1975；1：1218-20.

7) Yamada K, Ushio Y, Hayakawa T, et al. Effects of methylpredonisolone on peritumoral brain edema. J Neurosurg 1983；59：612-9.

8) 淀川キリスト教病院ホスピス編. コルチコステロイド. 緩和ケアマニュアル. 第5版. 大阪：最新医学社；2007. p.227-34.

9) Gilbert RW, Kim JH, Posner JB. Epidural spinal cord compression from metastatic tumor：Diagnosis and treatment. Ann Neurol 1978；3：40-51.

10) 飯田良司, 柏崎美保, 伊藤真介ほか. 神経因性疼痛を有するがん疼痛患者に対する鎮痛補助薬の鎮痛効果. ペインクリニック 2001；22：212-8.

11) Portenoy RK. Adjuvant analgesics in cancer pain management. In：Doyle D, Hanks G, MacDonald N, editors. Oxford Textbook of Palliative Medicine. 2nd ed. New York：Oxford Medical Publication；1998. p.361-90.

12) Messer J, Reitman D, Sacks HS, et al. Association of adrenocorticosteroid therapy and peptic-ulcer disease. New Engl J Med 1983；309：21-4.

13) Hanks GW, Trueman T, Twycross RG. Corticosteroids in terminal cancer—a prospective analysis of current practice. Postgrad Med J 1983；59：702-6.

14) 表　圭一. 副腎皮質ステロイド薬. 小川節郎監, 佐伯　茂編. 緩和医療と薬物相互作用. 東京：真興交易医書出版部；2003. p.134-44.

(田邉　豊)

4 オピオイド

A 弱いオピオイド

はじめに

コデインは鎮咳薬として広く使用されているが，癌性疼痛治療で用いられる場合，WHO 方式除痛ラダーにおいて第 2 段階に位置づけられる薬物である。第 3 段階に属する強麻薬系鎮痛薬が多様化しつつある現在，コデインの役割は少なくなったと見るむきもあるが，副作用が強麻薬系鎮痛薬に比べて軽い，麻薬として取り扱われていない，などの利点があるため，臨床的には用いやすい薬物である。

コデイン（リン酸コデイン）

コデイン（methylmorphine）はオピウムアルカロイドであり，鎮痛，鎮咳，止痢剤として使用される。化学構造上モルヒネに類似し，フェノール環 3 位の水酸基がメチル化されてメチルモルヒネとなっている（図 1）。μ オピオイド受容体に結合するが，モルヒネと比べて親和性が低く，約 15％の鎮痛効力しかない。末剤，散剤（1％，10％），錠剤（5 mg，20 mg）がある。

リン酸コデインは上部消化管からよく吸収されるが，経口摂取した場合の生物学的利用率の個人差は大きい。主な代謝産物はグルクロニド化によって生じるコデイン-6-グ

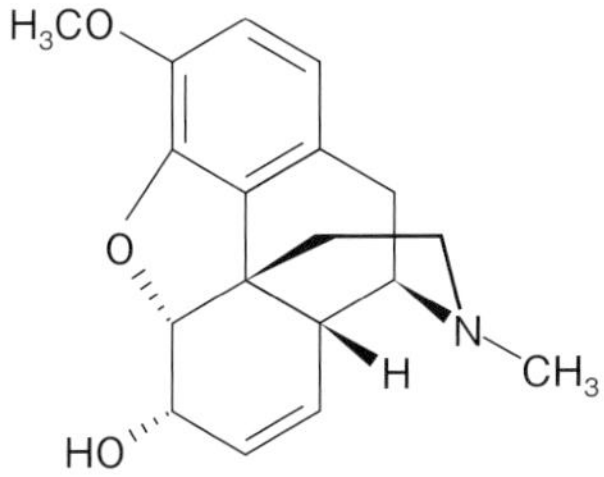

図 1　コデイン

ルクロニド（codeine-6-glucuronide）であり，他にN脱メチル化によって生じるnorcodeine，O脱メチル化によって生じるモルヒネ，morphine-6-glucuronide（M6G），morphine-3-glucuronide（M3G）などがある。モルヒネを生じる代謝経路はチトクロームP-450 CYP2D6を介するが，この酵素は遺伝的多形成があるので，鎮痛効果に個人差がある。鎮痛効果はモルヒネやそのグルクロニド化代謝産物であるM6Gでは認められているが，コデイン-6-グルクロニドについては報告が少なく定かでない。効果持続時間は4～6時間，Tmax 1～2時間，半減期2.5～3.5時間である。経口使用は120 mg/日，分4で開始するのが妥当であるが，全身状態が不良の患者や高齢者では80 mg/日程度から始めるとよい。6時間ごとでなく毎食後，就寝前の処方であれば，就寝前の1回量を倍量にして，朝方の疼痛増強を予防する方法もある。モルヒネなどの強麻薬と同様，鎮痛効果の評価を毎日行い，除痛不十分であれば2～3日ごとに1回量を20 mg程度増量する。1回65 mgを超える投与は，副作用を増強させるといわれる。

コデインは経口投与される場合，通常他の鎮痛薬と組み合わせて用いられる。つまりWHO方式癌性疼痛治療法の第1段階で用いる非オピオイド鎮痛薬を用いたままコデインを追加した処方が望ましい。ジクロフェナクなど一部の非ステロイド系消炎鎮痛薬はコデインのグルクロン酸抱合を非競合的に抑制してM6Gの産生を増加させたり，腎からの排泄を抑制したりして鎮痛効果を増強するとする研究もある。

副作用は強麻薬性鎮痛薬と同様であるが，その発現頻度や程度は少ない。主な副作用は便秘と吐気であり，これらに対しては制吐薬や緩下薬を用いる。特に便秘は耐性が生じて軽減する可能性が少ないので，コデイン開始時から併用することが勧められる。制吐薬としては抗ドパミン薬のメトクロプラミドやドンペリドン，フェノチアジン系薬物のプロクロルペラジン，クロルプロマジン，ブチロフェノン系薬物のハロペリドールなどがよく用いられる。便秘対策としてピコスルファート，センノシド，酸化マグネシウム，クエン酸マグネシウムなどが緩下薬として使われるが，水分や繊維性食物の摂取，運動や腹部マッサージ，入浴など日常生活での工夫も重要である。便秘が甚だしい場合には滴便，炭酸水素ナトリウム・リン酸二水素ナトリウム坐剤の使用，浣腸などが考慮される。他の副作用として，依存症，呼吸抑制，錯乱，麻痺性イレウス，無気肺などの報告があるが，いずれも頻度はモルヒネに比べてはるかに低い。なお呼吸抑制に対しては，モルヒネ同様ナロキソンなどの麻薬拮抗薬が有効である。

リン酸コデイン1日量として300 mg程度が臨床的限界であるので，この用量で鎮痛効果が不十分であれば，第3段階治療薬である強麻薬系鎮痛薬に変更するのがよい。コデインと非オピオイド鎮痛薬の組み合わせからモルヒネに切り替える場合，コデイン240～360 mg/日がモルヒネ60 mg/日，あるいは徐放性フェンタニル貼付剤2.5 mgに相当する。

コデインは鎮痛効果を担うモルヒネ，M6Gの腎からの排泄が遅延すると，効果が増強しやすい。したがって腎不全患者などでは投与量や投与間隔に注意する。またモルヒネ，M6Gの産生に影響を与えるCYP2D6を抑制する薬物は，コデインの鎮痛作用を減弱する可能性がある。鎮痛補助薬として癌性疼痛管理にも用いられる抗うつ薬，抗精神病薬などにはこの作用があるため，併用の際には注意する。

ジヒドロコデイン（リン酸ジヒドロコデイン）

ジヒドロコデインはコデインの半合成アナログ（semi-synthetic analogue）である（図2）。わが国で入手できる剤形は散剤（1％，10％）のみであり，錠剤がない点でコデインに比べ不便である。いくつかの国でジヒドロコデインの徐放錠が発売されている。コデインに比べ，鎮痛効果は1.3倍，鎮咳効果は2倍ある。したがって呼吸器の癌などによる難治性の咳の発作にも使われるが，これはおそらく肝での代謝の違いからジヒドロコデインの生物学的利用率が低くなっているためと思われる。ジヒドロコデインの大部分は抱合されて不活性なdihydrocodeine-6-glucuronideになり，N脱メチル化によりnordihydrocodeineになるものや，O脱メチル化によりdihydromorphineになるものは10％以下である。dihydromorphineへの変換は遺伝的多形成のあるチトクロームP450 CYP2D6を介する。これはさらに抱合されて，dihydromorphine-6-glucuronideや，dihydromorphine-3-glucuronideになるが，後者は不活性代謝産物である。

経口投与では通常1回30 mgを1日4～6回用いる。1回投与量は60 mgまで増量可能である。しかしジヒドロコデインはコデインに比べ治療指数（therapeutic index）が狭いので，60 mgで副作用の生じる可能性は高い。腎障害のある患者では重篤な中毒が報告されているが，モルヒネと同様グルクロン酸代謝物の蓄積によるものと考えられている。

総じてジヒドロコデインはコデインと当価であり，副作用やその対策，モルヒネなど強麻薬製剤への変更に際しての換算はコデインと同様である。

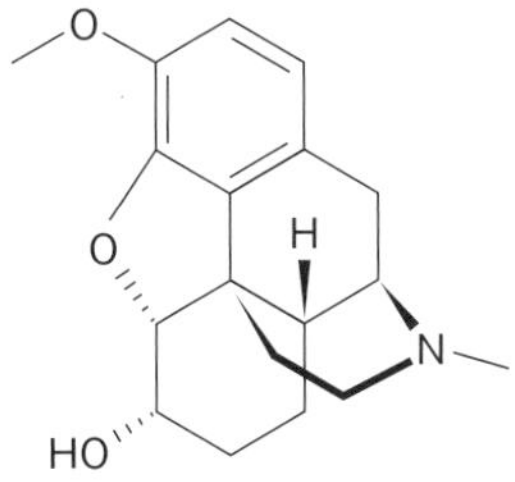

図2　ジヒドロコデイン

（高橋　秀則）

4 オピオイド

B 拮抗性鎮痛薬

はじめに

拮抗性鎮痛薬の古典的な定義は，“麻薬といっしょに投与すると麻薬の作用に拮抗する鎮痛薬”というものであったが，現在ではまったく不適切と言っていい。

現在，拮抗性鎮痛薬に分類されている一連の薬は，μ 受容体に対する高い親和性を持つにもかかわらず有効性が弱いために，一定量以上使用しても麻薬の副作用しか出現しないので依存性が生じにくいという性質を持っていると考えられている[1)]。

拮抗性鎮痛薬とは

識別試験（discriminative study）と呼ばれる一連の実験によって，拮抗性鎮痛薬は μ と κ の両方の受容体に作用していると証明されている[2)]。これらの実験の根拠としては，μ 受容体作動薬と κ 受容体作動薬の効果には，明らかに両者を判別できる違いがあるという点を挙げることができる。実際には，μ 作動薬と κ 作動薬の効果には単なる違いがあるというにとどまらず，むしろ拮抗的に作用すると表現できるような効果が見られることを Pan[3)] は指摘している（表1）。表1の内容を以下に補足しておく。

まず，μ 受容体作動薬による鎮痛効果に対して，κ 作動薬が用量依存的に拮抗効果を示すことと，その μ 受容体作動薬拮抗効果が κ 受容体拮抗薬により消失することなどから，κ 受容体の活性化は μ 受容体作動薬による鎮痛効果に拮抗的に作用すると考えられる。κ 受容体作動薬は，モルヒネへの耐性を抑制し，モルヒネ依存の動物に対するナロキソン投与やモルヒネ中断による退薬症状も減弱させる。μ 作動薬の報酬効果はヒトでのモルヒネ中毒の原因のひとつとなる特性であるが，κ 受容体作動薬は摂取強制効果に乏しく，モルヒネの摂取強制効果を消失させる。この効果は κ 受容体拮抗薬により消失するので κ 受容体を介した作用と考えられている。

中脳辺縁系のドパミン回路がこれらの報酬効果に関与していると考えられているが，モルヒネは中脳辺縁系のドパミンレベルを上昇させ，U50,488（κ 作動薬）は中脳辺縁

表 1　μ受容体機能とκ受容体機能の関係

μ受容体の機能	μ受容体作動薬	κ受容体作動薬
鎮痛	作動	拮抗
耐性形成	作動	拮抗
報酬効果	作動	拮抗
中脳辺縁系ドパミン濃度	増加	減少
学習・記憶過程	障害	改善
長期増強	促進	抑制
主観的効果	多幸感 好まれる	不幸感 嫌悪される
海馬由来のてんかん発作	催痙攣性	抗痙攣性
膀胱自動運動および利尿	抑制	促進

（Pan ZZ. μ-Opposing actions of the κ-opioid receptor. TiPS 1998；19：94-8 より改変引用）

系のドパミンレベルを低下させる。この中脳辺縁系のドパミンレベルへの二重支配がモルヒネの報酬効果に関する神経化学機構の基礎にあるかもしれないと述べられている。

DAMGO（μ作動薬）によりマウスの記憶効率が悪化するのに対し，ダイノルフィン（内因性κ作動薬）は他の効果が見られない濃度で，DAMGO による記憶障害を改善する。またダイノルフィンは記憶消失症の動物モデルでの記憶障害を改善する。これらの効果は norbinaltophimine（κ受容体拮抗薬）の前処置によって拮抗される。海馬におけるシナプス伝達の長期増強（long-term potentiation：LTP）に対しμ受容体作動薬は促進し，κ受容体作動薬は抑制する。ヒトではμ作動薬は多幸的にするが，κ作動薬は不幸感と精神異常効果をもたらす。

すでに述べた識別試験と呼ばれる実験は，麻薬を識別するように訓練された動物もしくはボランティアを使って，拮抗性鎮痛薬とモルヒネが識別できるかどうかで，その臨床的作動性を調べるという方法である[2)]。Dykstra ら[2)]によれば，動物を用いたもっとも簡単な実験は，目的とする薬と生理食塩液を投与して 2 種類のレバーのどちらかを押すように訓練するという方法で行う。この方法により 80 ～ 90％の確率で作動薬の有無を判断できると報告されている。簡単な場合は 30 回程度，より識別が困難な実験の場合は数カ月かかる。そして必要に応じて複数の物質の識別あるいはいくつかの濃度を識別させようとすると，さらに訓練に時間を要する。訓練終了後，今度は同じ物質で数種の濃度での識別反応のレベルを検討し用量反応曲線を作成する。そして試験したい物質を数種の濃度で識別反応を検討する。つまり 80 ～ 90％の確率で訓練に使用した物質と同じ反応をすれば，試験物質は訓練物質と完全に識別刺激特性を置換できたとし，逆に 80 ～ 90％の確率で生理食塩液と同じ反応を起こせば，訓練物質と識別刺激特性が異なるということになる。問題は 40 ～ 50％の確率で試験物質と同じ反応を起こす場合で，例えば，ある薬がκ作動薬の U50,488 を訓練物質に用いた識別試験で完全に置換したり，中等度の置換特性を示したときは，同じ受容体システムに作用していると考えがちであるが，そのように結論づけるにはさらに拮抗薬などによる詳細な検討が必要である。拮抗薬を用いる場合は，例えばモルヒネのような薬についてまず用量反応曲線を調べ，次に拮抗薬で前処置してからもう一度用量反応曲線を検討する。拮抗薬によりモルヒネの用量反応曲線が平行に右方移動すればモルヒネの識別刺激効果にオピオイド受容体が関与していると考えてよい。さらに訓練に使用した薬と完全には置換できなかった薬については，訓練薬と同時に投与することで，訓練薬の効果に拮抗すれば両者は同様のシステムを介して効果を表しているといえる。ここで注意が必要なことは，ある薬がある条件下では作動薬として働き，別の条件下では拮抗薬として働く可能性である。

これらの実験を μ 作動薬（モルヒネ, フェンタニルなど）と κ 作動薬（U50,488 など），拮抗性鎮痛薬について行ったところ，刺激識別試験と拮抗薬による右方移動効果から，μ 作動薬の効果と κ 作動薬の効果は全く別の受容体システムの活性化によることが示された。拮抗性鎮痛薬に関してはペンタゾシン，ブトルファノールの識別刺激効果は主に μ 作動薬的であることが示されたが，これらの薬物の有効性はモルヒネやフェンタニルより低いと考えられた。ブトルファノールの κ 固有効果は一般的に非常に低いことが示されたが，κ 作動薬の刺激識別効果を一部拮抗することから，有効性が非常に低い κ 作動薬であると考えられる。

同様の実験がヒトについても行われた。典型的なものは訓練期にある薬物を二重盲検下に投与し，その薬物の種類を答え，訓練が終わったときに正解率に応じて金銭的報酬を受けるというものである。訓練薬物を投与して正しく識別できれば訓練期は終了である。これらの手順はヒトと動物で重大な違いがあるとはいえ，いくつかの点で共通点がある。識別力を育成するための正確な訓練法が確立していることや，正しい識別力への動機づけであるとか，置換試験を始める前に識別力がはっきりと確立していることなどである。試験期では訓練薬物や試験薬物が訓練薬物と置換されるかを調べる。試験期には反応が正しいかどうかのフィードバックは行われない。

ヒトでの結果では主観的効果同様, 識別刺激効果でも, ペンタゾシンやブトルファノールはヒドロモルホンのような μ 作動薬と区別することができることが示された。ヒドロモルホンと生理食塩液との識別時には，ペンタゾシンなどの薬物はヒドロモルホン様効果をもたらしたが，ペンタゾシンかブトルファノールを用いて 3 種類の識別を訓練された場合は，ヒドロモルホン様の効果は減弱した。ブトルファノールは κ 作動性に見合う主観的効果と強力なペンタゾシン様効果をもたらした。ペンタゾシンはヒドロモルホンとブトルファノールと生理食塩液で訓練された実験で，ヒドロモルホンもブトルファノールもどちらも完全に置換することなく μ と κ の両方の作動性を示した。

これらの結果をまとめると，現在“拮抗性鎮痛薬”と呼ばれている一群の薬物は“混合性作動薬”と呼ぶほうがその薬理効果にふさわしいと考えられる。

動物実験の結果とヒトでの実験の結果について，それぞれの薬物の μ および κ 作動性を図で表してみた（図 1）。

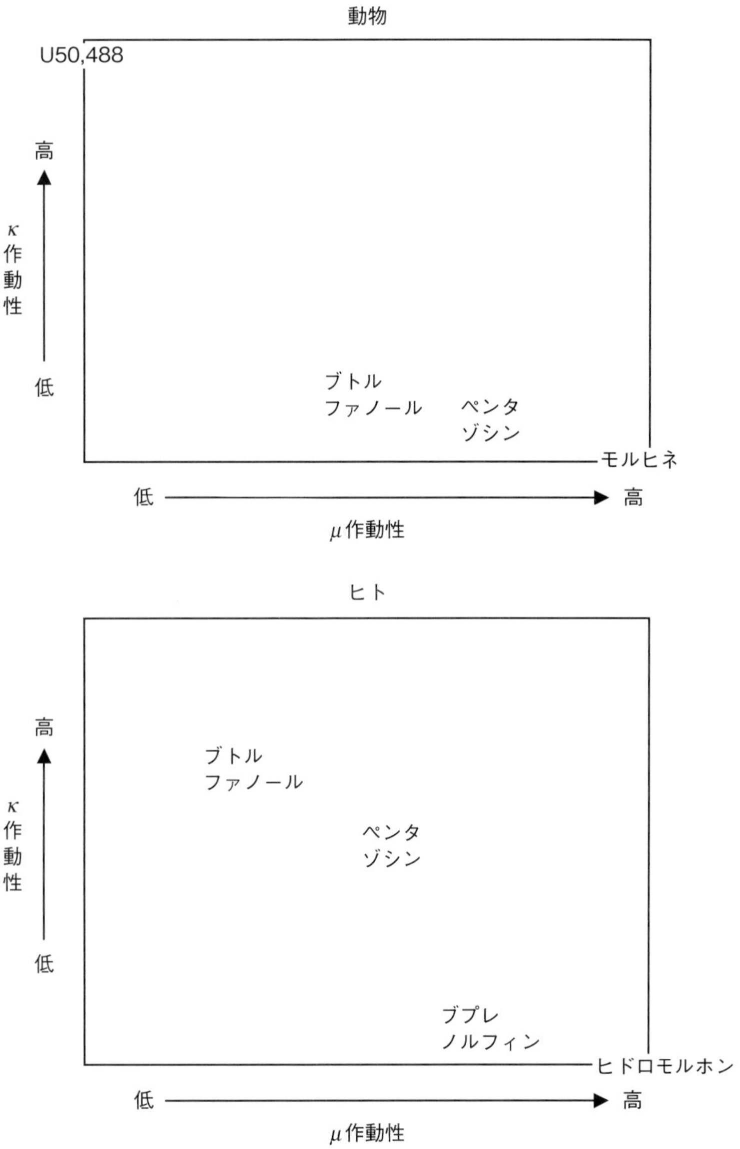

図 1　動物とヒトの実験結果による各薬の μ および κ 作動性

（Dykstra LA, Preston KL, Bigelow GE. Discriminative stimulus and subjective effects of opioids with mu and kappa activity：Data from laboratory animals and human subjects. Psychopharmacology 1997；130：14-27 より改変引用）

ペンタゾシン

ペンタゾシンには，注射剤と錠剤がある。

注射剤：1 アンプル（1 ml）中 15 mg，30 mg 無色～ほとんど無色の澄明な注射液 pH3.5 ～ 5.5

表２　ペンタゾシンの薬物動態表

	0.5 mg/kg 筋注群	1 mg/kg 筋注群	0.5 mg/kg 静注群
最高血中濃度（到達時間）	0.15±0.04 μg/ml（投与後約 10 分）	0.28±0.09 μg/ml（投与後 30 分）	2.07±1.20 μg/ml（投与直後）
半減期	76.8±42.8 分	121.3±31.0 分	43.8±36.0 分
血中濃度下面積値（AUC）	0.23±0.13 μg·hr/ml	0.87±0.47 μg·hr/ml	0.28±0.16 μg·hr/ml

表３　ペンタゾシン錠（25 mg）の薬物動態表

Cmax	Tmax	消失半減期
19 ～ 86 ng/ml	2 時間	98 ～ 192 分

浸透圧比約 1（生理食塩液対比）
錠　剤：1 錠中ペンタゾシン 25 mg，ナロキソン 0.25 mg

1 薬物動態

注射剤の筋注時と静注時の薬物動態は表２に，経口投与時の薬物動態は表３に示した。錠剤に含まれているナロキソンは，腸管から吸収されて肝臓を通過するときにほとんど代謝されて効果を示さないが，潰して注射しても，ナロキソンによって効果が拮抗されてしまう。

2 代謝と排泄

ペンタゾシンは，主に腎臓より未変化体と代謝産物である cis- アルコール体と trans- カルボン酸体とその抱合体の形で排泄される。静脈内投与後 32 時間尿中の未変化体は 8.4 ～ 24.0％とされている。経口投与の場合はよく吸収され，投与後 24 時間までに投与量の 70.4％が尿より排泄される。

高齢者においては総クリアランスが健康成人の約 1/2 に低下し，消失半減期は約 1.6 倍に延長しているので，投与量，投与間隔には注意する。

3 投与量

注射剤

用法用量：通常，成人にはペンタゾシンとして 1 回 15 mg を筋肉内または皮下注射し，その後，必要に応じて，3 ～ 4 時間ごとに反復注射する。ちなみに癌性疼痛への適応は 15 mg のアンプルにしか認められていない。

錠　剤

用法用量：通常，成人には，1回ペンタゾシンとして25～50 mgを経口投与する。必要に応じ追加投与する場合には，3～5時間の間隔をおく。

臨床における強オピオイドとの相互作用

ペンタゾシンはもっとも古い混合性作動薬であり，その作動性については，現在ではμ作動性は用量依存性がはっきりせず，κ作動性効果は弱い用量依存性が見られ，量が増えて初めてはっきり効果が出てくるとPrestonら[4]は報告している。臨床的に問題となりやすいのは，モルヒネとの相互作用である。少量同士であればモルヒネ（2～4 mg）とペンタゾシン（15～30 mg）は相乗的に作用するとLevineら[5]により報告されている。それに対し，ボランティアによる識別試験で45～60 mgのペンタゾシンはメサドン（μ作動薬）30 mg経口投与の影響に対して拮抗的に作用するが，その効果はナロキソンと明らかに違うし，用量依存的でもないとLamasら[6]が報告している。これらの報告をまとめると，ペンタゾシンとモルヒネの量が少ないときは併用することは問題がないが，癌性疼痛の管理ですでに大量のモルヒネを使用しているような患者に対しては，ペンタゾシンの使用は適切ではないということになる。

4 副作用

注射剤

副作用の発現頻度は，約30％で，悪心・嘔吐，傾眠などが5％を超えて多く見られた。

【重大な副作用】

呼吸抑制は0.42％と多い副作用ではないが，注意が必要である。

そのほかに頻度は不明であるが，

- ショック，アナフィラキシー様症状
- 依存性（連用後の中止は徐々に減量する必要がある）
- 中毒性表皮壊死症
- 無顆粒球症
- 神経原性筋障害
- 痙攣

がある。その他の副作用は表4にまとめた。

錠　剤

副作用は，20％弱にみられ，5％を超える多い副作用は悪心であった。

【重大な副作用】

- ショック，アナフィラキシー様症状
- 呼吸抑制
- 依存性
- 無顆粒球症

がある。その他の副作用は表5にまとめた。

表4　ペンタゾシン注射剤の副作用

	1～5%未満	1%未満	頻度不明
精神神経系	めまい，ふらつき，発汗	幻覚，しびれ感，多幸感，不安，興奮，頭痛，頭重，複視	錯乱，鎮静意識障害，振戦，浮遊感
循環器	血圧上昇	皮膚潮紅，熱感	血圧低下
消化器	口渇	便秘	肝機能異常
過敏症			顔面浮腫，発赤，発疹，多形紅斑
血液			白血球減少，貧血
泌尿器			排尿障害，尿閉
その他		胸内苦悶，疲労感，不快感，悪寒	発熱，脱力感，倦怠感

表5　ペンタゾシン錠剤の副作用

	1～5%未満	1%未満	頻度不明
精神神経系	めまい，ふらつき，発汗，傾眠	幻覚，不安，興奮，頭痛，頭重，もうろう状態，酩酊感，冷汗，浮遊感，不眠，振戦，意識障害	
循環器		顔面潮紅，熱感，血圧上昇，動悸，血圧低下，顔面蒼白	
消化器	嘔吐	口渇，食欲不振，腹部膨満感，胃部不快感，腹痛，便秘，肝機能異常	
過敏症		発疹	多形紅斑
血液		白血球減少，貧血，赤血球減少	
泌尿器		排尿障害，尿閉	
その他		不快感，悪寒，倦怠感，発熱，脱力感	疲労感

ブプレノルフィン

ブプレノルフィンは，注射剤と坐剤が利用できる。

注射剤：1アンプル（1 ml，1.5 ml）中ブプレノルフィンとして 0.2 mg，0.3 mg

pH3.5～5.0

浸透圧比約1

坐　剤：1個中ブプレノルフィンとして 0.2 mg，0.4 mg

1 薬物動態

注射剤の薬物動態については，0.3 mg 静脈内投与での血中濃度の初期半減期は約2

表6　投与経路と相対的バイオアベイラビリティ

投与経路	0～4時間までの相対的全身的利用率（%）
動脈内投与	100
静脈内投与	98±13
直腸内投与	54±14
門脈内投与	49±9
舌下投与	13±2
十二指腸内投与	9.7±4

（Brewster D, Humphrey MJ, Mcleavy MA. The systemic bioavilability of buprenorphine by various routes of administration. J Pharm Pharmacol 1981；33：500-6 より一部改変引用）

分で，その後ゆっくり減少した。同量の筋肉内投与では投与後5分以内に最高血中濃度となり，どちらにおいても血中半減期は，2～3時間である。直腸内投与したブプレノルフィン 0.2 mg，0.4 mg について血漿中濃度を測定した結果，Tmax は約2時間であり，血漿中濃度には用量反応性がみられた。

ブプレノルフィンのバイオアベイラビリティ（生体内利用率）については，投与経路によって大きく異なっていることが報告されている[7]。わが国では，静脈内投与，筋肉内投与，直腸内投与のみが臨床的に可能であるが，外国においては舌下錠も利用されているので，各投与経路におけるバイオアベイラビリティを知ることには意味があると思われる（表6）[7]。

2 代謝と排泄

ヒトにおいてブプレノルフィンは主に肝臓で代謝され，N-脱アルキル化あるいはグルクロン酸抱合を受け，グルクロン酸抱合体となる。

主に肝臓から胆汁とともに排泄され，糞中への排泄率は約70％で，残りは尿中へ排泄される。

3 投与量

注射剤

用法用量：通常成人には，ブプレノルフィンとして1回0.2～0.3 mg（体重あたり4～6 μg/kg）を筋肉内に注射する。なお，初回量は0.2 mg とすることが望ましい。その後必要に応じて約6～8時間ごとに反復注射する。

坐　剤

用法用量：通常，成人にはブプレノルフィンとして1回0.2 mg または0.4 mg を直腸内に投与する。その後，必要に応じて約8～12時間ごとに反復投与する。なお，低用量より投与を開始することが望ましい。

臨床における強オピオイドとの相互作用

ブプレノルフィンのμ受容体への効果は，親和性が非常に強いにもかかわらずその有効性は強くないという特性があるため，μ受容体作動性の呼吸抑制を生じたときに通常量のナロキソンで拮抗することが不可能であり，呼吸促進薬（塩酸ドキサプラムなど）を使用することとされている。しかし，比較的大量のナロキソンにより拮抗できるとTrescotら[1]も報告している。モルヒネが大量に投与されている状態でブプレノルフィンが投与されると，モルヒネの効果が拮抗される。強オピオイドによって疼痛管理されている患者に不用意にブプレノルフィンを投与すると，強オピオイドが受容体と結合できなくなり，疼痛の増悪や離脱症状が出現する危険があるので注意を要する。

また，ブプレノルフィンはκ受容体に対して拮抗薬として作用することが報告されている[8]。しかし，すでに述べたように臨床的使用量のオピオイド系鎮痛薬はμ作動性に鎮痛効果を生じさせるので[2]，臨床的に問題となることはないと考えられる。

4 副作用

注射剤

約10％に副作用が認められている。

それらのうち重大なものを以下に挙げる。

- 呼吸抑制，呼吸困難
- 舌根沈下
- ショック
- 譫妄，妄想
- 依存性
- 急性肺水腫

である。その他の副作用を表7にまとめた。

坐　剤

約8％弱に副作用が認められている。

重大な副作用は，以下のとおりである。

- 呼吸抑制，呼吸困難
- 舌根沈下
- ショック
- 譫妄，妄想
- 依存性
- 急性肺水腫

その他の副作用については表8にまとめた。

表７ ブプレノルフィン注射剤の副作用

	0.1 ～ 5%未満	0.1%未満	頻度不明
精神神経系	めまい，発汗，頭痛・頭重感，眠気，軽度の多幸感	幻覚，意識障害，鎮静，興奮，顔面蒼白，抑うつ	見当識障害，不安感，痙攣，しびれ，悪夢，健忘
循環器	血圧低下，顔面潮紅	動悸，胸内苦悶，熱感，不整脈，徐脈，血圧上昇	
消化器	嘔気，嘔吐，口渇	腹痛	食欲不振，便秘，下痢，腸管運動障害
過敏症	発疹	瘙痒感	
肝臓		AST（GOT），ALT（GPT），Al-P の上昇	総ビリルビン上昇
眼			縮瞳，羞明感，視力異常
その他	不快感，尿閉	発熱，倦怠感，尿失禁，悪寒，耳鳴	脱力感

表８ ブプレノルフィン坐剤の副作用

	0.1 ～ 5%未満	0.1%未満	頻度不明
精神神経系	めまい・ふらつき，発汗，頭痛・頭重感，眠気，幻覚，見当識障害，不安感	意識障害，痙攣，しびれ，鎮静，興奮，軽度の多幸感，悪夢，健忘	抑うつ，顔面蒼白
循環器	血圧低下	動悸，熱感，徐脈，血圧上昇，皮膚潮紅	不整脈，胸内苦悶
消化器	嘔気，嘔吐，口渇食欲不振，便秘，腹痛	下痢，腸管運動障害，肛門部痛	
過敏症	瘙痒感，発疹		
肝臓		総ビリルビン，AST（GOT），ALT（GPT），Al-P の上昇	
眼		羞明感，視力異常	縮瞳
その他	倦怠感，不快感，尿閉	脱力感，発熱，尿失禁，悪寒，耳鳴	

ブトルファノール

ブトルファノール注射剤は静脈内と筋肉内投与が可能である。

注射剤：無色澄明の水性注射液で 1 アンプル（1 ml）中ブトルファノールとして 1 mg，2 mg

pH は 4.0 ～ 5.0
浸透圧比は約 1（生理食塩液対比）

1 薬物動態

2 mg を筋肉内投与したところ，血中濃度は 7.5 分でピークに達し，その後二相性の減少を示した。また 0.06 mg/kg を静脈内投与したときは投与直後から 2 分間急速に減少し，その後ゆっくり減少した。どちらの投与経路でも半減期は 4 ～ 5 時間だった。

2 代謝と排泄

ヒトにおいてブトルファノールは主に肝臓で代謝され，主代謝物は遊離型のヒドロキシブトルファノールであった。主に腎臓から排泄され，尿への排泄率は 96 時間後に 60 ～ 70％で，残りは糞中に排泄される。

3 投与量

注射剤
用法用量：通常成人には，酒石酸ブトルファノール，1 回 0.02 ～ 0.04 mg/kg を筋肉内に注射する。その後必要に応じて約 5 ～ 8 時間ごとに反復注射する。
臨床における強オピオイドとの相互作用
ブトルファノールは μ 受容体に対しては弱い作動性もしくは作動性–拮抗性を示し，κ 受容体に関してはペンタゾシンより強い作動性を示す[2)4)]。ブトルファノールは，強オピオイドとの併用に関してペンタゾシンより拮抗性が強い可能性が高いと考えられる。

4 副作用

副作用は約 13％に認められた。主な副作用は，嘔気 3.2％，呼吸抑制 2.5％，発汗 2.2％，嘔吐 1.7％，めまい 1.1％などであった。
【重大な副作用】
- 呼吸抑制
- 依存性

その他の副作用は表 9 にまとめた。

エプタゾシン

エプタゾシンは注射剤が利用できる。

表９　ブトルファノール注射剤の副作用

	0.1 ～ 5%未満	0.1%未満	頻度不明
精神神経系	悪夢，めまい，頭痛，興奮，幻覚，傾眠，多幸症，脱力感	妄想，浮遊感，多弁，哄笑，覚醒，頭重，不安	
循環器	血圧低下，血圧上昇，不整脈		
消化器	嘔気，嘔吐	胸やけ	
過敏症			発疹，蕁麻疹
その他	血管痛，乏尿，倦怠感，悪寒，発汗	発赤，耳鳴，不快感	

注射剤：1 アンプル（1 ml）中エプタゾシンとして 15 mg
pH3.0 ～ 5.0
浸透圧比：0.9 ～ 1.1

1 薬物動態

筋肉内投与および皮下投与では血中濃度は 20 ～ 30 分でピークとなった。

2 代謝と排泄

エプタゾシンの主代謝物はグルクロン酸抱合体であり，さらに N 脱メチル体，9 位水酸化体とそれらの抱合体が認められた。主に腎臓から排泄され，投与後 24 時間で 82.5％が尿中に排泄された。

3 投与量

用法用量：エプタゾシンとして，通常成人 1 回 15 mg（本剤 1 アンプル）を皮下または筋肉内注射する。

臨床における強オピオイドとの相互作用

エプタゾシンは，μ 受容体に対して拮抗薬であるとされている。しかし，μ 受容体との結合を検討した Nabeshima ら[9]の報告によると拮抗性鎮痛薬＝μ 拮抗薬＋κ 作動薬という公式を前提とした考察による結果と思われ，結果を詳細に検討すると単純に μ 拮抗薬とする根拠は乏しい。耐性形成が見られないとする鍋島ら[10]の報告に関しては，κ 作動薬の U50,488 もそれ自体は耐性形成を生じるので[11]，κ 作動薬だから耐性形成されないとは考えにくい。エプタゾシンの μ 活性と κ 活性については識別試験のようなより定量的な比較試験が必要である。

表 10　エプタゾシン注射剤の副作用

	0.1～5%未満	0.1%未満
精神神経系	発汗，冷汗，めまい，もうろう感，ふらつき，頭痛	頭重感，不安感・違和感，興奮，不眠，耳鳴，手足のしびれ，多弁
循環器	熱感，動悸	頻脈，顔面潮紅，血圧上昇，冷感
消化器	嘔気，嘔吐，口渇	胃部不快感，吃逆
注射部位	注射部位の疼痛	発赤・腫脹，硬結
その他	気分不良	発熱，頸部リンパ節腫脹

4 副作用

約6%に副作用が認められた。主な副作用は悪心・嘔気2.3%，発汗・多汗1.8%などであった。

【重大な副作用】

- ショック
- 呼吸抑制，胸部圧迫感
- 依存性

その他の副作用は表10にまとめた。

■参考文献

1) Trescot AM, Datta S, Lee M. Opioid pharmacology. Pain Physician 2008；11（2 Suppl）：S133-54.
2) Dykstra LA, Preston KL, Bigelow GE. Discriminative stimulus and subjective effects of opioids with mu and kappa activity：Data from laboratory animals and human subjects. Psychopharmacology 1997；130：14-27.
3) Pan ZZ. μ-Opposing actions of the κ-opioid receptor. TiPS 1998；19：94-8.
4) Preston KL, Bigelow GE. Drug discrimination assessment of agonist-antagonist opioids in humans：A three-choice saline-hydromorphone-butorphanol procedure. J Pharmacol Exp Ther 1994；271：48-60.
5) Levine JD, Gordon NC. Synergism between the analgesic actions of morphine and pentazocine. Pain 1988；33：369-72.
6) Lamas X, Farre M, Cami J. Acute effects of pentazocine, naloxone and morphine in opioid-dependent volunteers. J Pharmacol Exp Ther 1994；268：1485-92.
7) Brewster D, Humphrey MJ, Mcleavy MA. The systemic bioavilability of buprenorphine by various routes of administration. J Pharm Pharmacol 1981；33：500-6.
8) Leander JD. Buprenorphine has potent kappa opioid receptor antagonist activity. Neurophamacology 1987；26：1445-7.
9) Nabeshima T, Matsuno K, Kamei H, et al. The interaction of eptazocine, a novel analgesic, with opioid receptors. Res Commun Chem Pathol Pharmacol 1985；48：173-81.
10) 鍋島俊隆，山田重行，亀山　勉．Eptazocine（l-1,4-dimethyl-10-hydroxy-2,3,4,5,6,7-hexa-

hydro-1,6-methano-1H-4-benzazonine）の薬理作用．日薬理誌 1986；87：619-27.
11) Vonvoigtlander PF, Lahti RA, Ludens JH. U-50,488：A selective and structurally novel non-mu（kappa）opioid agonist. J Pharmacol Exp Ther 1983；224：7-12.

（井手　康雄）

4 オピオイド

C 強オピオイド

i) モルヒネ製剤

はじめに

世界保健機構（World Health Organization : WHO）癌性疼痛治療指針[1)]の 3 段階除痛ラダーの第 3 段階で使用される強オピオイドのうち，モルヒネは，さまざまな強オピオイドが使用可能な欧米諸国においても，第一選択薬である[2)3)]。

本項では，モルヒネの作用と特徴を述べた後，モルヒネ製剤について述べる。

モルヒネの作用と特徴

1 モルヒネの作用と作用部位

モルヒネはオピオイド受容体のμ受容体に親和性が高いが，κおよびδ受容体にも親和性がある。これらの受容体の作動薬として働くことで，鎮痛作用を発揮する。その主たる作用機序は，脊髄後角における一次ニューロンから二次ニューロンへの伝達を，①直接抑制する，②下行性痛覚抑制系を増強することで抑制することである（図 1）[4)]。

モルヒネは鎮痛作用のほかに，呼吸困難（感）にも有効である[5)]。その他の作用として，鎮静，鎮咳，催吐，便秘，縮瞳，瘙痒誘発，呼吸抑制などがあり，その多くは副作用として対策を必要とする。

2 鎮痛作用を得るためのモルヒネ血中濃度

鈴木ら[6)]は鎮痛作用を基準とした場合の，それぞれの副作用が出現するモルヒネ血中濃度を動物実験において示した（図 2）。これによれば，モルヒネの血中濃度が低ければ，便秘や嘔気・嘔吐のみが出現し，鎮痛は得られない。一方，モルヒネの血中濃度が高すぎると，鎮痛は得られるが眠気や呼吸抑制が出現して，時に生命に危険が及ぶ。したがっ

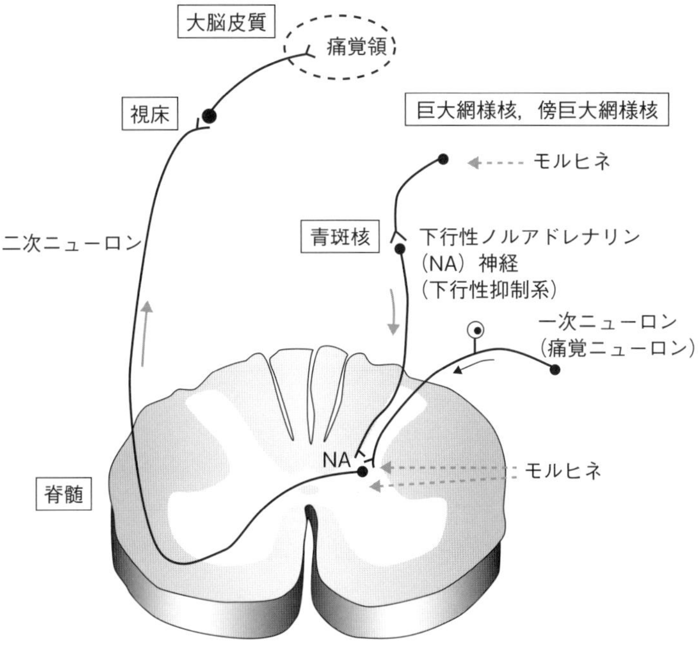

図１　モルヒネの作用機序

①モルヒネは一次ニューロンからのサブスタンスＰ（SP）の放出を抑制し，また二次ニューロン細胞体の興奮を抑制することにより，一次ニューロンから二次ニューロンへの痛覚伝達を直接抑制する。②モルヒネが延髄の巨大網様核に作用し，間接的に青斑核の下行性ノルアドレナリン（NA）神経を興奮させ，脊髄後角でNAが放出される。NAはSPの一次ニューロンからの放出を抑制する。また，NAが二次ニューロン細胞体の興奮を抑制する。一方，モルヒネが中脳水道周辺灰白質に作用すると，間接的に縫線核のセロトニン神経が興奮し，脊髄後角において痛覚入力を抑制する。その他，脳における痛覚伝導路への抑制作用もある。図では下行性セロトニン神経系は省略されている。

〔小野秀樹．1. モルヒネ（塩酸モルヒネ，硫酸モルヒネ）．日本緩和医療薬学会編．臨床緩和医療薬学．東京：真興交易医書出版部；2008. p.112-6 より引用〕

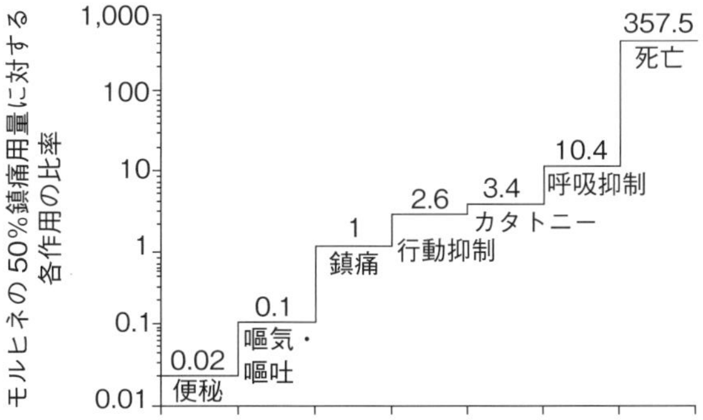

図２　モルヒネの主な薬理作用の50％有効量の比較

（鈴木　勉．医療用麻薬の薬理学的特徴．Drug Delivery System 2005；20：505-12 より引用）

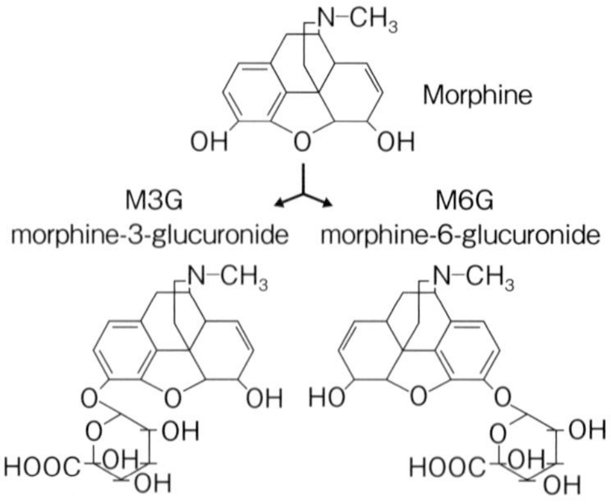

図3　モルヒネの活性代謝産物である，モルヒネ-6-グルクロニド（M6G）と，モルヒネ-3-グルクロニド（M3G）

（有田英子．Q&A オピオイドローテンション．今月の治療 2004；12：55-60 より引用）

て，ある患者の痛みにもっとも適切なモルヒネ投与量を見つける必要がある。

モルヒネには有効限界がなく，患者の感受性や痛みの程度により鎮痛効果が得られるまで増量することができる。モルヒネの鎮痛有効最低濃度には個体差があり[7]，各患者における必要量は1,000倍の差があるといわれているが，1日必要量が200～300 mg以上となる患者は少ない[8]。

3 モルヒネの代謝産物

モルヒネは活性代謝産物としてモルヒネ-6-グルクロニド（morphine-6-glucuronide：M6G）とモルヒネ-3-グルクロニド（morphine-3-glucuronide：M3G）がある（図3）[9]。ある投与量におけるモルヒネおよびモルヒネ代謝産物の血中濃度は患者により大きく異なる。モルヒネとM6Gに鎮痛作用があり，M3Gは鎮痛作用を持たず，むしろ痛覚過敏を起こすこともある。また，モルヒネ, M6G, M3Gのそれぞれが副作用を発現する[10]し，副作用においても個々人の感受性の相違がある[11]。

モルヒネ製剤の種類

モルヒネ製剤が強オピオイドの中でもっともよく使用される理由の一つとして，モルヒネ製剤には多くの剤形があり，また内服薬にも多種類あり，癌患者のいかなる病態にも対応できることがある。表1[12]に，日本で市販されているモルヒネ製剤の商品名，発売年月，薬価，1日投与回数，販売元を示す。塩酸モルヒネ製剤と硫酸モルヒネ製剤があるが，薬物動態や効果は同等である。WHO癌性疼痛治療法の5原則にもあるように，オピオイド投与の基本は経口投与である。可能なかぎりは経口剤を使用する。また，前

表 1　日本で発売されているモルヒネ製剤

商品名	発売年月	薬価****	1 日投与回数	会社名
塩酸モルヒネ錠剤 10 mg	1960 年	128.30	6 回	大日本住友
塩酸モルヒネ末	不明*	2,226.00 [/g]	6 回	第一三共 武田薬品 塩野義
オプソ® 内服液 5 mg オプソ® 内服液 10 mg	2003 年 6 月	122.40 227.40	6 回	大日本住友
MS コンチン® 錠 10 mg MS コンチン® 錠 30 mg MS コンチン® 錠 60 mg	1989 年 1 月 1990 年 7 月 1994 年 7 月	257.90 725.10 1,328.10	2 回	塩野義
モルペス® 細粒 2% 0.5 g 10 mg モルペス® 細粒 6% 0.5 g 30 mg	2001 年 9 月	412.90 1,129.00	2 回	藤本
MS ツワイスロン® カプセル 10 mg MS ツワイスロン® カプセル 30 mg MS ツワイスロン® カプセル 60 mg	2001 年 12 月	209.20 567.90 1,056.60	2 回	帝國 日本化薬
カディアン® カプセル 20 mg カディアン® カプセル 30 mg カディアン® カプセル 60 mg カディアン® スティック 30 mg カディアン® スティック 60 mg カディアン® スティック 120 mg	1999 年 11 月	536.10 764.00 1,440.80 771.40 1,450.60 2,454.70	1 回	大日本住友
ピーガード® 錠 20 mg ピーガード® 錠 30 mg ピーガード® 錠 60 mg ピーガード® 錠 120 mg	2005 年 3 月	528.80 767.90 1,386.70 2,593.00	1 回	田辺三菱
パシーフ® カプセル 30 mg パシーフ® カプセル 60 mg パシーフ® カプセル 120 mg	2006 年 4 月	801.10 1,483.10 2,774.90	1 回	武田薬品
アンペック® 坐剤 10 mg アンペック® 坐剤 20 mg アンペック® 坐剤 30 mg	1991 年 12 月 1991 年 12 月 1999 年 6 月	322.90 610.50 874.20	2～3 回	大日本住友
塩酸モルヒネ注射液 10 mg 塩酸モルヒネ注射液 50 mg 塩酸モルヒネ注射液 200 mg	不明** 1995 年 6 月*** 2001 年 8 月	306.00 1,380.00 5,076.00	間欠 あるいは 持続	第一三共 田辺三菱 塩野義 大日本住友 武田薬品

*：薬価収載日；1950 年 9 月
販売開始；塩野義は 1948 年 11 月，武田薬品は 1968 年 3 月
**：薬価収載日；1950 年 9 月（塩野義は 1951 年 8 月）
販売開始；塩野義は 1995 年 6 月，武田薬品は 1948 年 3 月，田辺三菱は 1951 年 8 月，大日本住友は 1995 年 5 月
***：田辺三菱は 1996 年 3 月
****：2010 年 4 月現在

表2 モルヒネ製剤と特徴

一般名/商品名と規格（mg）	吸収開始時間［時］	最大効果発現時間［時］	作用持続時間［時］
塩酸モルヒネ（速放性）			
錠：塩酸モルヒネ錠（10）	—	0.5～1.0	3.0～5.0
末：塩酸モルヒネ末	—	0.5～1.0	3.0～5.0
内服液：オプソ®（5, 10）	—	0.5～1.0	3.0～5.0
硫酸モルヒネ（徐放性）			
MS コンチン®錠（10, 30, 60）	1.2	3.0	12.0～14.0
モルペス®細粒（10, 30）	1.2	3.0	12.0～14.0
MS ツワイスロン®カプセル（10, 30, 60）	—	3.0	12.0～14.0
カディアン®カプセル（20, 30, 60）	0.7	6.0～7.0	24.0
カディアン®スティック（30, 60, 120）	0.7	6.0～7.0	24.0
塩酸モルヒネ（徐放性）			
パシーフ®カプセル（30, 60, 120）	0.5	0.7	24.0
塩酸モルヒネ（非経口）			
坐剤：アンペック®（10, 20, 30）	0.3	1.5	6.0～10.0

（富安志郎，澄川耕二．がん性疼痛と薬物療法．現代医療 2004；36：92-100 より一部改変引用）

述のように適切な血中濃度の範囲を保つ必要があるので，定期的に時間を決めて投与し，血中濃度を安定させる必要がある。表2[13]に各モルヒネ製剤の吸収開始時間，最大効果発現時間，作用持続時間を示す。

1 内服薬

速放性製剤と徐放性製剤がある。

a. 速放性製剤

剤形として，末，水溶液（オプソ®），錠剤がある。消化管吸収に差はない。服用後10分で効果が現れ始め，最大効果が得られるのは30分後と早いが，効果持続時間は3～5時間と短く，安定した血中濃度を維持するためには1日5～6回服用する必要がある（図4）[14]。末および内服液では10 mg以下の服用が可能であり，モルヒネ導入時や10 mg単位以下の調節が必要な場合に便利である。

強オピオイドを初めて導入する場合，モルヒネ速放性製剤5～10 mgを1日5～6回，計30～60 mgを投与する。4時間おきに1日6回投与してもよいし，夜間の睡眠を確保するため就眠前のみ倍量を服用させることもある。この際には1日5回投与となる。この投与量で，痛みがしばしば4時間以内に再び出現し，レスキューの回数が3～4回以上になるようであれば1日投与量を増量する。1日量を1.5倍くらいにしてよい。一方，WHO 3段階除痛ラダーの第2段階で使用されるリン酸コデインからの変更の場

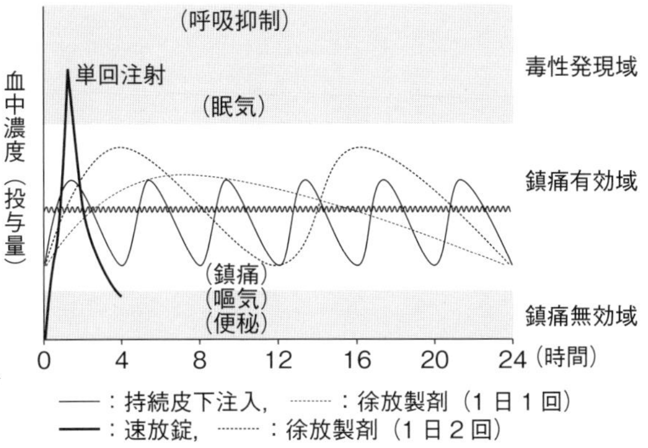

図４　モルヒネ血漿中濃度（投与量）と薬理作用の発現
〔厚生労働省・日本医師会監修．がん緩和ケアに関するマニュアル（平成 17 年版）より改変引用〕

合は，コデインの 1 日投与量の 1/6 量をモルヒネの 1 日投与量とする。

他方，速放性製剤はその効果発現の早さを利用して，突出痛に対するレスキューとして汎用される。1 回使用量は 1 日量の約 1/6 である。1 日何回服用してもよいが，至適 1 日量が投与されていれば，レスキューの回数は 1 日 1 ～ 2 回である。

b. 徐放性製剤

表 3[15] に現在日本で市販されている徐放性製剤各々の特徴を示す。1 日 2 回投与と 1 回投与の製剤があるが，実際はそれぞれ 3 回投与，2 回投与で使用することもある。徐放性製剤は，速放性製剤による 1 日維持投与量決定後，それぞれの製剤による投与回数に分割して（1 日 1 ～ 3 回），維持量として投与される。また，最初から徐放性製剤でモルヒネの導入を行う場合は，1 日 20 ～ 30 mg で開始し，レスキューの必要回数を見ながら増量していく。2006 年 4 月に発売されたパシーフ® カプセルは，カプセル中に速放性粒と徐放性粒の両方が入っており，他の徐放性製剤と違って，図 5[16] に示すように血中濃度の立ち上がりが早く，しかも長時間安定した血中濃度を保つ。また，モルペス細粒は非常に粒子が細かく，細径胃管を通して投与することが可能である。いずれの徐放錠を選択するかは患者の状態や好み，施設の事情などによる。

2 坐　剤

内服が困難となった患者における投与ルートの 1 つの選択肢である。1 日 3 回投与する。モルヒネ内服薬との効力比では同等と考えてよいが，坐剤のほうが 2 倍の生体内利用率を示すという報告もあるので，内服から切り替える際には，1 日量として 30 ～ 50％減量した用量から開始する。1 日投与量には限界があり，大量投与中の患者には適さない。また，肛門部の被刺激性が亢進している場合，下痢・下血のある場合，肛門切除後，坐剤拒否症例では使用できない。

表３　各種経口徐放性製剤の特徴

商品名	MS コンチン® 錠	モルペス® 細粒	MS ツワイスロン® カプセル	カディアン® カプセル	カディアン® スティック	ピーガード® 錠	パシーフ® カプセル
規　格	10 mg, 30 mg, 60 mg	2%：10 mg/0.5 g 包 6%：30 mg/0.5 g 包	10 mg, 30 mg, 60 mg	20 mg, 30 mg, 60 mg	30 mg, 60 mg, 120 mg	20 mg, 30 mg, 60 mg, 120 mg	30 mg, 60 mg, 120 mg
用　法	1日2回	1日2回	1日2回	1日1回		1日1回	1日1回
剤　形	徐放錠	徐放性細粒	徐放性顆粒を充填した硬カプセル	徐放性球状粒剤を充填したカプセル	徐放性球状粒剤	徐放錠	速放性粒と徐放性粒を充填したカプセル
大きさ	錠剤： 直径 7.1 mm × 厚さ 4.4 mm	細粒：直径 0.4 mm	顆粒： 直径 0.6 ～ 1.0 mm	顆粒：直径 1.0 ～ 1.7 mm		20 mg：直径 6.3 ×厚さ 3.8 mm 30 mg：直径 7.3 ×厚さ 4.3 mm 60 mg：直径 7.4 ×厚さ 4.4 mm 120 mg：直径 9.2 ×厚さ 5.5 mm	顆粒： 直径約 0.6 mm
薬物徐放機構	pH 依存性なし	pH 依存性なし	pH 依存性なし	pH 依存性あり		pH 依存性なし	徐放性粒は pH 依存性
利　点	・1日2回の内服で調節できる ・食事の影響を受けにくい	・1日2回の内服で調節できる ・食事の影響を受けにくい ・食べ物やジュースなどに混ぜて服用できる ・経管投与が可能	・1日2回の内服で調節できる ・食事の影響を受けにくい ・食べ物やジュースなどに混ぜて服用できる（日本では未承認） ・経管投与が可能（日本では未承認）	・1日1回の内服で調節できる ・食事や水分に吸収が影響されない		・1日1回の内服で調節できる	・1日1回の内服で調節できる ・効果発現が速やかでしかも安定した血中濃度を維持 ・食事の影響を受けにくい
注意点	・水分によりモルヒネを放出するため，十分量の水が必要 ・噛まずに服用する	・水分によりモルヒネを放出するため，十分量の水が必要 ・食べ物や水に混ぜた場合，10 ～ 20 分以内に投与しないと徐放性が損なわれる ・高温（60℃以上）では徐放性が保たれない	・水分によりモルヒネを放出するため，十分量の水が必要 ・食べ物や水に混ぜた場合，130 分以内に投与しないと徐放性が損なわれる ・噛まずに服用する	・噛まずに服用する ・経管チューブや胃瘻からの投与は詰まる可能性が完全に否定できない		・食事の影響を受けやすい ・水分によりモルヒネを放出するため，十分量の水が必要 ・噛まずに服用する	・噛まずに服用する ・速放性粒は水分によりモルヒネを放出するため，適度な水分量が必要
消化管内移動形式	シングルユニット	マルチプルユニット	マルチプルユニット	マルチプルユニット		シングルユニット	マルチプルユニット
断面図	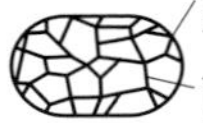 硫酸モルヒネ 高級アルコール膜	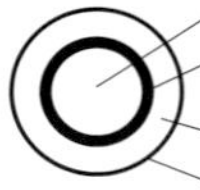 芯粒子 硫酸モルヒネ 徐放膜 甘味層	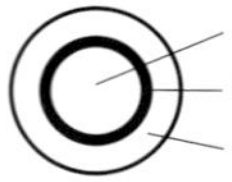 芯粒子 硫酸モルヒネ 徐放膜	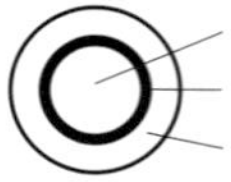 芯粒子 硫酸モルヒネ 徐放膜		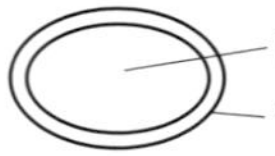 硫酸モルヒネ 徐放膜	速放性粒　徐放性粒 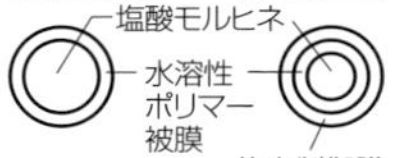 塩酸モルヒネ 水溶性ポリマー被膜 放出制御膜

（村松　宰，篠道　弘．癌性疼痛鎮痛薬～オピオイドを含む～．医薬ジャーナル 2005；41：196-201 より一部改変引用）

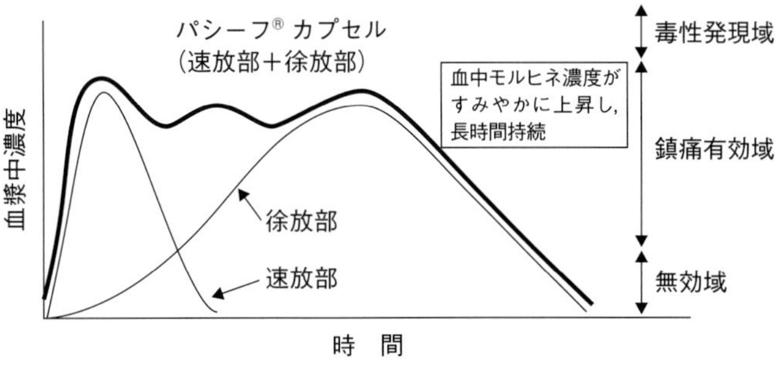

図5 パシーフカプセル® の血漿中モルヒネ濃度推移イメージ
〔山本華甫里, 長瀬真幸, 有田英子ほか. オピオイドおよび関連製剤の解説. 10. 塩酸モルヒネ徐放錠カプセル（パシーフカプセル®）. ペインクリニック 2008；29：S579-S84 より一部改変引用〕

3 注射剤

注射剤を使用して, 持続皮下投与法, 持続静脈内注入法, 持続硬膜外腔注入法, 持続くも膜下腔注入法が可能である。内服が困難となった症例, モルヒネ内服必要量が大量になった症例, モルヒネ内服による副作用対策のため投与量を減量したい症例などに適応がある。1 アンプル (5 ml) に 200 mg のモルヒネを含有する高濃度 (4%) モルヒネは, 持続皮下注入において高用量を投与可能であり, また持続静脈内投与時の多数のアンプルカットや注入ポンプの頻回の充填や交換を回避できるので有用である[17]。

おわりに

Riley ら[18]によると, 2 つの施設における 186 名の癌患者のうち 25%が, モルヒネによる除痛が成功しなかったか, 副作用の問題で, 他の強オピオイドに変更された後, 良好な鎮痛を得た。除痛が成功しない理由として, モルヒネに対する反応性が低い場合 (non-responders)[18]と, モルヒネが効きにくい疼痛（神経障害性疼痛）である場合があるので, 鎮痛補助薬の使用も考慮する必要がある。

モルヒネに関しては, いまだに医療者の中でも, 中毒になる, 命が縮まる, などの誤解がある。しかし, 疼痛を有する患者にモルヒネを投与するかぎり, 鎮痛耐性が形成されたり, 精神依存（中毒）になることはない[6]。したがって治療手段のつきた末期患者に投与するのではなく, 治療中でも強い痛みがあれば投与を始めるのが最近の考え方である。モルヒネは強オピオイドの中で, いまだに第一選択薬である。痛みの除去が患者の ADL を大きく向上させることを認識し, モルヒネの使用法に習熟する必要がある。

最近, モルヒネを含むオピオイドの作用, 副作用に関する遺伝子解析が進んでいる[19]。将来的には, ある患者にもっとも適切な強オピオイドや, でやすい副作用を予測できるようになるかもしれない。そうすれば, モルヒネももっと使用しやすい身近な存在になると思われる。

■参考文献

1) World Health Organization. Cancer pain relief. Geneva（Switzerland）：WHO；1986.
2) World Health Organization. Cancer pain relief：report of a WHO Expert Committee. Geneva（Switzerland）：WHO；1996.
3) Hanks GW, de Conno F, Cherny N, et al for the Expert Working Group of the Research Network of the European Association for Palliative Care. Morphine and alternative opioids in cancer pain：the EAPC recommendations. Br J Cancer 2001；84：587-93.
4) 小野秀樹. 1. モルヒネ（塩酸モルヒネ，硫酸モルヒネ）. 日本緩和医療薬学会編. 臨床緩和医療薬学. 東京：真興交易医書出版部；2008. p.112-6.
5) Jennings AL, Davies AN, Higgins JP, et al. Opioids for the palliation of breathlessness in terminal illness. Cochrane Database Sys Rev 2001.
6) 鈴木　勉. 医療用麻薬の薬理学的特徴. Drug Delivery System 2005；20：505-12.
7) 政田幹夫，木村嘉明. エビデンスに基づいたモルヒネ適正使用を目指して―血中濃度測定によるエビデンス・メイキング―. 最新医学 2000；55：135-42.
8) Schug SA, Zech D, Grond S, et al. A long term survey of morphine in cancer pain patients. J Pain Symptom Manage 1992；7：259-66.
9) 有田英子. Q&A オピオイドローテーション. 今月の治療 2004；12：55-60.
10) Mercadante S. Opioid rotation for cancer pain. Cancer 1999；86：1856-66.
11) Ashby MA, Martin P, Jackson KA. Opioid substitution to reduce adverse effects in cancer pain management. Med J Aust 1999；170：68-71.
12) 有田英子，目野亜希，長瀬真幸ほか. オピオイドによるがん性疼痛管理―モルヒネ製剤. 臨床消化器内科 2007；22：179-89.
13) 富安志郎，澄川耕二. がん性疼痛と薬物療法. 現代医療 2004；36：92-100.
14) 厚生労働省・日本医師会監修. がん緩和ケアに関するマニュアル（平成 17 年版）.
15) 村松　宰，篠道　弘. 癌性疼痛鎮痛薬―オピオイドを含む―. 医薬ジャーナル 2005；41：196-201.
16) 山本華甫里，長瀬真幸，有田英子ほか. オピオイドおよび関連製剤の解説. 10. 塩酸モルヒネ徐放錠カプセル（パシーフカプセル®）. ペインクリニック 2008；29：S579-S84.
17) 有田英子，花岡一雄. 高濃度（4%）モルヒネ. ペインクリニック 2002；23：841-4.
18) Riley J, Ross JR, Rutter D, et al. No pain relief from morphine? Individual variation in sensitivity to morphine and the need to switch to an alternative opioid in cancer patients. Support Care Cancer 2006；14：56-64.
19) 笠井慎也，池田和隆，下山直人. がん性疼痛患者におけるオピオイドの作用，副作用に関する遺伝子解析. ペインクリニック 2006；27：965-73.

（有田　英子）

4 オピオイド

C 強オピオイド

ii）オキシコドン

はじめに

オキシコドンは，モルヒネと類似の作用を持つオピオイド鎮痛薬で，アヘンからモルヒネを製造する過程で生じる天然アルカロイドのテバインから誘導された半合成オピオイドである。経口剤として，徐放性製剤のオキシコンチン®錠と速放性製剤のオキノーム®散0.5％がある。注射剤は海外では発売されているが，日本ではヒドロコタルニンとの合剤（パビナール®注）のみ使用可能であり，経口オキシコドン製剤の発売以降，パビナール®注がオキシコドン注射剤の代替製剤として注目されるようになった。

薬理学的特徴

オキシコドンは，モルヒネと同様に主にμオピオイド受容体を介して鎮痛作用を示すと考えられているが，κ受容体を介した作用も鎮痛に関与している可能性がある。オキシコドンのμ受容体への作用を示唆するいくつかの報告[1)～3)]があるが，ラットにおける研究でオキシコドンが主にκ受容体を介して鎮痛作用を発現することが示されている[4)5)]。オピオイド受容体に対する作用については，実験動物による違い，代謝物の影響，オピオイド受容体自体が病態によって変化していること[6)]などが関連するため，癌性疼痛患者における詳細が完全に明らかにはなっていないが，オキシコドンはモルヒネとは少し異なった薬理学的プロファイルを持つと認識されている。

経口投与されたオキシコドンは小腸で吸収され，一部が肝臓で代謝を受けた後血中を循環し，約20％は未変化体のまま，その他は代謝物および抱合体として腎排泄される。経口投与した場合の生体内利用率（bioavailability）は60～87％[7)8)]とモルヒネ（15～64％）に比べて約2倍程度高く，未変化体（肝代謝を受けずに血中を循環するオキシコドン）の多くが直接鎮痛効果を発現するという特徴がある。肝代謝は代謝酵素チトクローム P450（cytochrome P450 enzymes：CYP）によって行われ，CYP3A4/5によるN-脱メチル化反応によってノルオキシコドンへ，CYP2D6によるO-脱メチル化反応によってオキシモルフォンへそれぞれ代謝される[9]。ノルオキシコドンは薬理活性をほとんど持たないため，鎮痛効果や副作用などに影響しない[10]。それに対し，オキシモルフォンはモルヒネの約 10 倍の鎮痛活性をもつが，血中には数％以下しか存在せず，またCYP2D6 を阻害するキニジンとオキシコドンを併用した研究において，血中オキシモルフォン濃度が低下したが鎮痛効果やその他の臨床作用に変化は見られなかった[11]ことから，オキシモルフォンについても臨床効果にはほとんど影響を及ぼさないと考えられている。ノルオキシコドン，オキシモルフォンはさらに CYP2D6 または CYP3A4 によってノルオキシモルフォンに代謝される。ノルオキシモルフォンは μ 受容体への活性を持つが血液脳関門をほとんど通過しないため，オキシコドンの経口投与・静注では鎮痛効果に影響しない[12]。以上より，オキシコドンの鎮痛効果はオキシコドン未変化体の血中濃度に関連すると考えられている。

肝障害の存在はオキシコドンの代謝に影響を与え，軽度から中等度の肝障害患者にオキシコドン 20 mg の経口投与を行うと，血中濃度曲線下面積（area under the curve : AUC）および最高血中濃度（maximum concentration : Cmax）はそれぞれ健康成人に比べて約 2 倍，1.5 倍と有意に上昇する。しかし，臨床において注意深くタイトレーションを行えばおおむね安全に使用可能である。

腎障害の存在もオキシコドンの代謝に影響を与え，クレアチニンクリアランス 60 ml/min 未満の腎障害患者にオキシコドン 20 mg の経口投与を行うと，AUC および Cmax はそれぞれ健康成人に比べて約 2 倍，1.5 倍と有意に上昇するとされる。しかし，クレアチニンクリアランス値とオキシコドンおよび代謝物の薬物動態に相関が見られないとする報告もあり[13]，臨床においてもオキシコドンは腎機能障害患者において非常に安全に使用可能である。この点は，腎障害時に代謝物が蓄積することにより鎮静や譫妄などの副作用が問題となりやすいモルヒネと大きく異なっており，オキシコドンの経口剤は腎障害患者に対するオピオイドとして第一選択と考えられるようになってきている。腎障害患者でモルヒネの副作用が問題となったとき，オキシコドンへオピオイドローテーションすることで多くは副作用が改善する。

鎮痛効果について

オキシコドンは WHO 方式癌性疼痛治療法における鎮痛ラダー第 3 段階の鎮痛薬として，中等度から高度の癌性疼痛に対して適応される。しかし，10 mg/日のオキシコドン投与（5 mg 徐放錠の 12 時間ごと投与，または 2.5 mg 速放散剤の 6 時間ごと投与）はリン酸コデイン 150 mg/日に相当するするため，第 2 段階の鎮痛薬として軽度から中等度の痛みにも適応できると位置づけられるようになり，日本人における有用性も報告されている[14]。

表 1 にオキシコドンと他のオピオイドの鎮痛力価について示す。経口投与と静注・皮下注でモルヒネとの力価の対比が異なるが，これは bioavailability の違いによる。オピオイドローテーションを行う場合，詳細は他章に譲るが，**表 1** から換算して投与量を決

表1　オキシコドンと他のオピオイドの鎮痛力価換算表

経口 (1日投与量)	静注・皮下注入 (1日投与量)	経皮 (3日間貼付)
オキシコドン 20 mg	オキシコドン* 13～15 mg	
モルヒネ 30 mg	モルヒネ 15 mg	
	フェンタニル 0.3 mg	フェンタニル（デュロテップ® MT パッチ）2.1 mg

*：オキシコドン注射剤は海外でのみ使用可能（オキシコドン複方注射剤については本文参照）

定する。ただし，換算比については個人差があることを念頭に置く必要がある。

癌性疼痛に対するオキシコドンの効果については，Reid ら[15]によるメタ分析により，オキシコドン徐放錠はモルヒネおよびハイドロモルフォン徐放錠と鎮痛効果，耐用性において同等の有効性があると結論づけられている。また，オキシコドンの神経障害性疼痛に対する有効性が報告されている。オピオイドは古くは神経障害性疼痛に効果がないと考えられてきたが，近年オキシコドンを含めたオピオイドが神経障害性疼痛に鎮痛効果を示すことが多くの報告で示されるようになった[16)～18]。オキシコドンが神経障害性疼痛に対し他のオピオイドより有効であるとする意見もあるが，現時点で確たる証拠はなく，鎮痛薬の治療力価を示す治療必要例数（number needed to treat：NNT）は，神経障害性疼痛全般に対しオキシコドン 2.6〔95％ confidence interval（CI）1.9～4.1〕，モルヒネ 2.5（CI 1.9～3.4），オピオイド全般 2.5（CI 2.0～3.2）でモルヒネと同等と考えられる[19]。

副作用

基本的にはモルヒネと同様の副作用（便秘，嘔気・嘔吐，眠気・鎮静，譫妄，呼吸抑制，など）が起こりうるため，副作用対策もモルヒネ投与時と同等に行う必要がある。嘔気・嘔吐と幻覚の発現についてはモルヒネに比べやや少ないとされる[20]。減量・中止する場合もモルヒネと同様に耐薬症候群が出現する可能性があるため，急激な減量や中止は避け，徐々に減量するようにする。

各剤形の特徴と投与法

1 徐放性経口剤（オキシコンチン® 錠）

5 mg，10 mg，20 mg，40 mg 錠が国内で使用可能である。オキシコドン徐放錠は，モルヒネ徐放錠と異なった二重構造の独自の基剤によって薬物放出速度が維持されてお

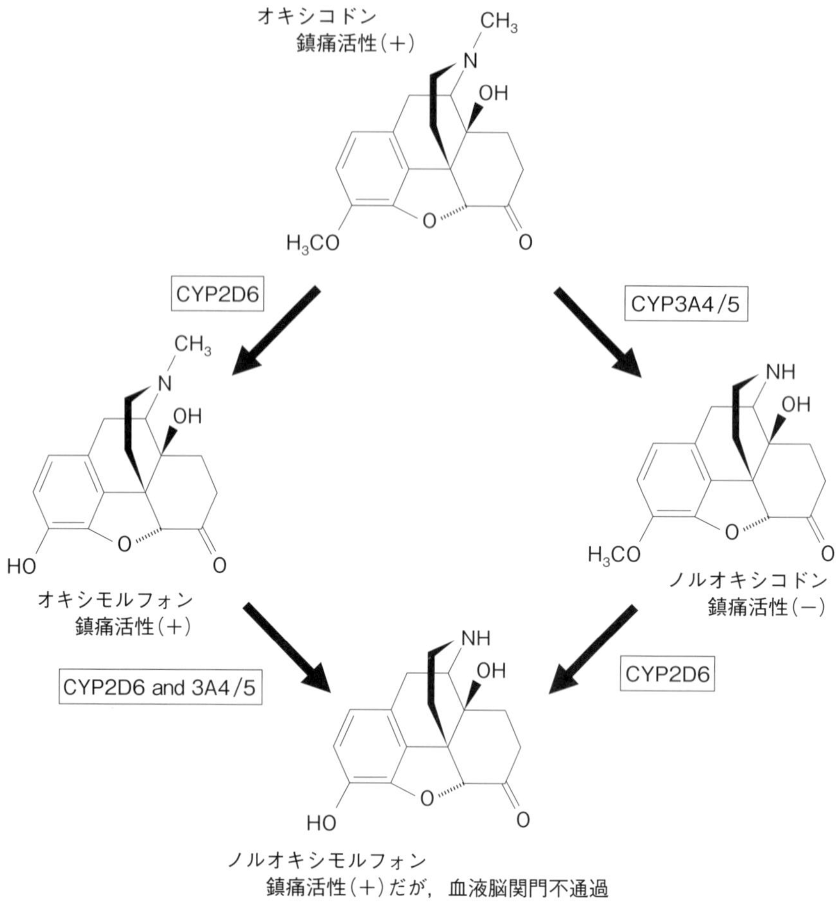

図１　オキシコドンと代謝物

（Lemberg KK, Siiskonen AO, Kontinen VK, et al. Pharmacological characterization of noroxymorphone as a new opioid for spinal analgesia. Anesth Analg 2008；106：463-70 より改変引用）

り，速放・徐放の二相性に薬物が溶出される。錠剤の骨格が比較的強いため，便中にゴーストピルと呼ばれる抜け殻が出てくることがあるが，オキシコドン自体はほとんど溶出されているため臨床上問題はない。効果発現時間は 1 ～ 2 時間，最高血中濃度到達時間（time of maximum concentration：Tmax）は 3 ～ 5 時間，半減期（half-life：t1/2）は 6 ～ 10 時間であり[21]，作用時間は 12 時間である。開始量は 10 mg 錠の 12 時間ごと投与（20 mg/日）であるが，軽度から中等度の痛みに対して 5 mg 錠の 12 時間ごと投与（10 mg/日）から開始することができる。痛みが残存する場合は，他のオピオイドと同様に副作用の程度を見ながら 1 日投与量が 3 ～ 5 割増しとなるように 1 ～数日ごとに増量していく。

2 速放性経口剤（オキノーム® 散 0.5%）

2.5 mg/包，5 mg/包の製剤が国内で使用可能である。効果発現時間は 15 ～ 30 分，Tmax は 1 ～ 2 時間，t1/2 は 3 ～ 6 時間であり[21]，作用時間は 4 ～ 6 時間である。速放性製剤であるため，多くはレスキュー投与（残存した痛みや突出痛に対する追加投与）に用いられているが，1 日 4 回 6 時間おきに定期投与することも可能である。レスキュー投与として用いる場合は，定期投与のオキシコドン 1 日量の 1/8 ～ 1/4 を投与する。投与後 1 時間で効果判定できるため，1 時間後に痛みがまだ残存し眠気が問題なければ，さらに追加投与して効果を判定する。投与量が多くなり内服しにくくなった場合は，水に溶解して内服させることができる。

3 注射剤および複方注射剤（パビナール® 注）

オキシコドン注射剤は現在国内では使用できないが，持続静注・持続皮下注入で用いられ，モルヒネ注射剤との鎮痛力価換算比は 1：1，オキシコドン経口剤との換算比については 1.5：1（経口剤 30 mg/日→注射剤 20 mg/日）とされている[22]。複方注射剤は，約 100 年前に開発され，主に急性痛に対し用いられた薬物で，1 アンプル中にオキシコドン 8 mg，ヒドロコタルニン 2 mg を含有する合剤である。ヒドロコタルニンは鎮痛効果を増強させる目的で添加されたとされるが，効果は不明である。癌性疼痛治療に対するパビナール® 注に関する研究は文献としてほとんど報告されていないが，オキシコドン経口剤との鎮痛力価換算比は約 0.71（経口剤 10 mg →複方注射剤 7 mg）[23]，モルヒネ注射剤との換算比は 1：1.6（モルヒネ 10 mg/日→オキシコドン複方注射剤 16 mg）[24]とする報告がある。

■参考文献

1) Yoburn BC, Shah S, Chan K, et al. Supersensitivity to opioid analgesics following chronic opioid antagonist treatment：relationship to receptor selectivity. Pharmacol Biochem Behav 1995；51：535-9.
2) Kalso E, Vainio A, Mattila MJ, et al. Morphine and oxycodone in the management of cancer pain：plasma levels determined by chemical and radioreceptor assays. Pharmacol Toxicol 1990；67：322-8.
3) Narita M, Nakamura A, Ozaki M, et al. Comparative pharmacological profiles of morphine and oxycodone under a neuropathic pain-like state in mice：evidence for less sensitivity to morphine. Neuropsychopharmacology 2008；33：1097-112.
4) Ross FB, Smith MT. The intrinsic antinociceptive effects of oxycodone appear to be kappa-opioid receptor mediated. Pain 1997；73：151-7.
5) Nielsen CK, Ross FB, Lotfipour S, et al. Oxycodone and morphine have distinctly different pharmacological profiles：radioligand binding and behavioural studies in two rat models of neuropathic pain. Pain 2007；132：289-300.
6) Khotib J, Narita M, Suzuki M, et al. Functional interaction among opioid receptor types：

up-regulation of mu- and delta-opioid receptor functions after repeated stimulation of kappa-opioid receptors. Neuropharmacology 2004；46：531-40.
7) Leow KP, Smith MT, Williams B, et al. Single-dose and steady-state pharmacokinetics and pharmacodynamics of oxycodone in patients with cancer. Clin Pharmacol Ther 1992；52：487-95.
8) Poyhia R, Seppala T, Olkkola KT, et al. The pharmacokinetics and metabolism of oxycodone after intramuscular and oral administration to healthy subjects. Br J Clin Pharmacol 1992；33：617-21.
9) Lalovic B, Phillips B, Risler LL, et al. Quantitative contribution of CYP2D6 and CYP3A to oxycodone metabolism in human liver and intestinal microsomes. Drug Metab Dispos 2004；32：447-54.
10) Lalovic B, Kharasch E, Hoffer L, et al. Pharmacokinetics and pharmacodynamics of oral oxycodone in healthy human subjects：role of circulating active metabolites. Clin Pharmacol Ther 2006；79：461-79.
11) Heiskanen T, Olkkola KT, Kalso E. Effects of blocking CYP2D6 on the pharmacokinetics and pharmacodynamics of oxycodone. Clin Pharmacol Ther 1998；64：603-11.
12) Lemberg KK, Siiskonen AO, Kontinen VK, et al. Pharmacological characterization of noroxymorphone as a new opioid for spinal analgesia. Anesth Analg 2008；106：463-70.
13) Narabayashi M, Saijo Y, Takenoshita S, et al. Opioid rotation from oral morphine to oral oxycodone in cancer patients with intolerable adverse effects：an open-label trial. Jpn J Clin Oncol 2008；38：296-304.
14) Koizumi W, Toma H, Watanabe K, et al. Efficacy and tolerability of cancer pain management with controlled-release oxycodone tablets in opioid-naive cancer pain patients, starting with 5 mg tablets. Jpn J Clin Oncol 2004；34：608-14.
15) Reid CM, Martin RM, Sterne JA, et al. Oxycodone for cancer-related pain：meta-analysis of randomized controlled trials. Arch Intern Med 2006；166：837-43.
16) Eisenberg E, McNical E, Carr DB. Opioids for neuropathic pain. Cochrane Database Syst Rev 2006；3.
17) Dworkin RH, O'Conner AB, Backonja M, et al. Pharmacologic management of neuropathic pain：evidence-based recommendations. Pain 2007；132：237-51.
18) Ong EC. Controlled-release oxycodone in the treatment of neuropathic pain of nonmalignant and malignant causes. Oncology 2008；74 Suppl 1：72-5.
19) Finnerup NB, Otto M, McQuay HJ, et al. Algorithm for neuropathic pain treatment：an evidence based proposal. Pain 2005；118：289-305.
20) Heiskanen T, Kalso E. Controlled-release oxycodone and morphine in cancer related pain. Pain 1997；73：37-45.
21) 恒藤　暁, 岡本禎晃. オキシコドン. 恒藤　暁編. 緩和ケアエッセンシャルドラッグ. 東京：医学書院；2008. p.92-5.
22) Twycross R, Wilcock A, editor. Palliative care formulary. 3rd ed. Nottingham：Palliativedrugs；2007. p.316-8.
23) 国分秀也, 中村和代, 府川美沙子ほか. がん性疼痛患者における複方オキシコドン注射薬とオキシコドン徐放錠の変換比に関する検討. 癌と化学療法 2007；34：2255-8.
24) 瀧川千鶴子, 佐々木聡美, 小村好弘ほか. がん性疼痛に対する塩酸オキシコドン注射製剤と塩酸モルヒネ注射製剤の鎮痛に対する比較. ペインクリニック 2006；27：196-202.

（松田　陽一）

4 オピオイド

C 強オピオイド

iii) フェンタニル

フェンタニルの歴史

フェンタニルが初めて合成されたのは1960年である。フェンタニルが他のオピオイドと大きく異なる点は，モルヒネがアヘンから精製，製造されるのに対し，フェンタニルはフェニルピペリジン関連の合成オピオイドであることである[1)]。

フェンタニルが米国で使用開始されたときはドロペリドールとの合剤で全身麻酔薬として使用された。このときは，1 mlの製剤の中に50 μgのフェンタニルと2.5 mgのドロペリドールが含まれていた。そのため当時の作用時間は時に24時間にも及ぶことがあった[2)]。

その後，1969年にモルヒネをはじめとしたオピオイドを単独で大量に使用することで安全な鎮痛作用を示すことが報告されるようになり[3)]，フェンタニルも単剤の鎮痛薬として使用されるようになった[4)]。

フェンタニルのpharmacodynamics（薬力学）

pharmacodynamicsとは，薬物の生化学的，物理的効果と効果のメカニズムを示すもので，薬物が身体にどのように作用するかである[5)]。

フェンタニルはμオピオイド受容体への選択性が高く[6)]，鎮痛作用，鎮静作用，呼吸抑制，徐脈，縮瞳，chemoreceptor trigger zone（CTZ）への刺激，平滑筋の収縮などをもたらす。また，モルヒネよりもμオピオイド受容体への選択性が高いため，長期にわたってモルヒネを使用していてフェンタニルに変更すると鎮痛は良好に図れたとしても退薬症候を生じることがある[7)]。

表 1　フェンタニルの pharmacokinetics

Bioavailability（% range）	92	
Plasma half-life（hours）	17	
Analgesic duration of action（hours）	1〜2	
Plasma protein-binding capacity（%）	80〜90	
Metabolism	Hepatic oxidative *N*-dealkylation by CYP3A4	
Lipid solubility（log P）	8.4	
T 1/2 α（minutes）	1.7	
Redistribution times（minutes）	13	
T 1/2 β（minutes）	219	
ED_{50} mg/kg（rats）	0.011	
LD_{50} mg/kg（rats）	3.0	
Therapeutic index（ED_{50}/LD_{50}）	2,727	
	IV	E
Dose（mg）	0.1	0.1
Onset（minutes）	1〜2	4〜6
Time to peak effect（minutes）	3	10〜20
Duration（hours）	1	2〜3

IV : intravenous injection, E : epidural

フェンタニルの pharmacokinetics（薬物動態学）

pharmacokinetics とは，薬物に対して身体がどのように反応するかを示すものである。フェンタニルの各種データを表 1 に示す[1)]。表に示すとおり，フェンタニルの生体内利用率（bioavailability）は 92％と大変高く，脂溶性に優れている。フェンタニルはほぼ肝臓で代謝され，主としてチトクローム P450 の CYP3A4 によりノルフェンタニルに代謝され，生理活性は認められていない。

フェンタニルの特徴（他のオピオイドとの比較）

1 脂溶性が高い

表 1 にも示したように，脂溶性が高いことが挙げられる[8)]。そのことにより，経皮吸収剤の開発が可能となり，モルヒネよりも中枢神経系に到達しやすいという特徴を持つ[9)]。また，投与経路と体の脂肪状況により半減時間が 3 〜 12 時間と幅を持つのもそのためである[10)]。

2 分子量が小さい

モルヒネに比較し分子量が小さいことも経皮投与を可能とした[11)]。

3 高い鎮痛作用

マウスによる動物実験においてモルヒネに比較して約200倍に相当する効力を示し，フェンタニルクエン酸の治療係数（LD_{50}/ED_{50}）は775であり，モルヒネの31.3に比べ大きい[12)]。臨床上では静脈投与においてモルヒネの約80倍の効力を示す。

4 副作用が少ない

臨床経験上，モルヒネと比較すると便秘になりにくいことが指摘されている[13)]。また，後ろ向き研究ではあるが，モルヒネとオキシコドンに比較し，フェンタニルが便秘になりにくいことが指摘されている[14)]。しかし，通常下剤は必要だとされている[15)]。中枢神経に到達しやすいため，消化管など末梢のオピオイド受容体への影響が少ないためと考えられている[9)]。そのため，腸閉塞状態でも使用可能であるとしている[16)]。また，モルヒネに比較し，眠気も少ないとされる[17)]。

5 活性代謝物がない

フェンタニルには活性代謝物がない。そのため腎不全でも代謝物の蓄積を心配することはなく比較的安全に使用することができる[16)]。

6 半減期が短い

静注で使用した場合0.5～1時間の作用時間である。肝代謝や腎排泄によるものよりも脂溶性による体内分布による。

フェンタニルの臨床

1 フェンタニルの剤形・投与経路

a. 注射製剤

現在0.1 mg/2 ml/A，0.25 mg/5 ml/A，5 mg/10 ml/Aなどの3種類の規格のもの

が使用可能である。適用がある投与経路としては静脈内投与，硬膜外投与，くも膜下投与などである。持続皮下注の適用はないが，多くの投与実績がある[16)18)19)]。しかしながら 100 μg/2 ml という剤形上の問題で皮下投与量には限界がある。

注射製剤を舌下投与しても速やかに吸収され，レスキューとして使用することも可能である[9)]が，適用外使用となる。

硬膜外投与の場合，投与量は 0.01 ～ 5 mg/日，最高濃度は 20 mg/ml が適切とされている[20)]。

b. 経皮吸収剤

脂溶性が高いことと，分子量が小さいことで経皮吸収が可能となった。現在，12.5，25，50，75，100 μg/hr の製剤が広く使用されている。貼付剤から皮膚へは共重合体の膜を通して一定の速さで浸透していくように作製されている。また，100 μg/hr のフェンタニル貼付剤は 2 ～ 4 mg/hr のモルヒネ静脈投与とほぼ同等の鎮痛効果を示す。

初回貼付後 1 ～ 2 時間で血中にフェンタニルは検出され，貼付後 12 ～ 24 時間後に血中濃度は安定する。そして 17 ～ 48 時間で最高血中濃度に達する。また，剝離後 17 時間で血中濃度は半減する[21)]。初回投与時は血中濃度が安定するまでレスキューでの対応が必要となる。

通常 72 時間ごとの投与でよいが，25％程度の患者[22)]では 48 時間ごとの投与が必要となる[23)]。

一方，72 時間貼付後も 28 ～ 84％のフェンタニルが貼付剤内に残存したとの報告もあり，剝離後の貼付剤の取り扱いには十分な注意が必要である[17)]。

また，体温が上昇すると吸収が促進されるため，投与している患者が発熱した際は注意が必要である。貼付部位による吸収速度の差はほとんどないとされている[11)]。貼付部位の湿疹などの皮膚への影響は 5％以下とされている[22)]。

フェンタニル貼付剤の適応としては，

(1) 他のオピオイドの経口投与が困難となったとき

(2) 他のオピオイドによる好ましくない副作用が問題となったとき

(3) 疼痛管理が安定して行われているとき

などが適切である。

c. 口腔粘膜吸収剤

近年，口腔粘膜から吸収される菓子状製剤（スティック状のあめ玉のようになっている）が，突出痛の治療薬として国際的に広く使用されようになってきている。なお，日本においては執筆時においてまだ認可されていない。

効果発現までの時間は 5 ～ 10 分と大変早く，かつ疼痛の緩和も得られ[24)]，患者の突出痛に大変有用であることが示されている。

副作用としては傾眠，嘔気，めまいなどが報告されている。

臨床上興味深いことに，口腔粘膜吸収剤のレスキューとしての使用量は，持続的に使用しているオピオイドの使用量とあまり相関しない[10)]。これまでのレスキュー投与量の

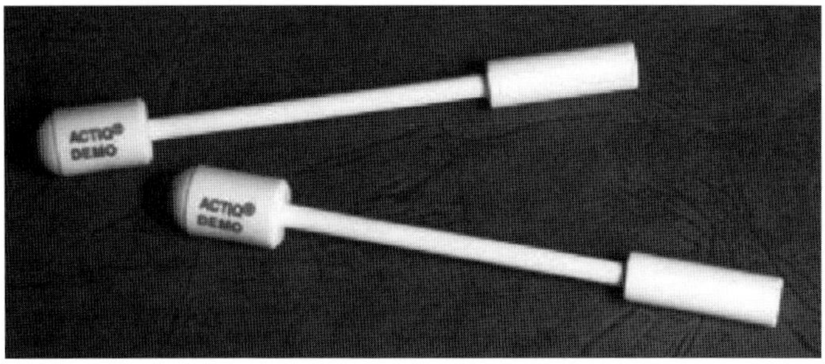

図１　海外で使用されている口腔粘膜吸収剤

考え方に疑問を投げかけることになる。200 μg から投与し，効果を見て増量する。血中濃度は使用量に比例して上昇する。

いくつかの研究において，口腔粘膜吸収剤はレスキューとして有用であり，かつモルヒネの速放製剤と比較してもより早く作用し，高い効果を示すことが証明されている[25)]。

なお，口腔乾燥症や口腔粘膜の障害のある患者に使用することは不適切とされる。

d. 発泡錠

水と接することで二酸化炭素ガスが発泡し薬物が吸収されるように作製されている。

発泡錠の生体内利用率は 65％だが，その 48％は頬粘膜からのものである[26)]。従来の菓子状製剤のものは総アベイラビリティが 50％，頬粘膜からのものが 25％であり，従来のものより優れている。

e. 他の剤形

口腔内に貼付する溶解性のディスク状のものや舌下投与用のものが実用化され，経鼻スプレーや吸入剤などが開発中である。

2 フェンタニル投与の実際

a. 投与開始

投与開始時の投与量は，先行投与のオピオイドがある場合はそのオピオイドとの等鎮痛用量となる量を計算し，患者の個々の状況に応じて投与量を決定する。先行投与のオピオイドがない場合は，最少用量で開始するが，患者の疼痛の程度に応じて適宜調節する。

救急治療室での報告ではあるが，癌性疼痛に対してフェンタニル注射剤を 5 分ごとに投与してタイトレーションを行い，良好な鎮痛を得たとの報告がある[27)]。

b. レスキュー

1）持続静注，持続皮下注の場合

1時間投与量を投与する。疼痛が改善しない場合は15～30分ごとに追加投与する。

2）経皮吸収剤の場合

日本においては執筆時においてフェンタニルのレスキュー用製剤が入手できない。そのため患者の状況に応じた選択が求められる。

(1) 経口投与の場合

フェンタニル製剤の副作用の少なさを活かすためにはオキシコドンをレスキューとして使用するのが望ましい。フェンタニル経皮吸収剤をオキシコドンの経口1日投与量に換算しその1/6を1回のレスキュー投与とする。

(2) 患者に呼吸困難を伴う場合

モルヒネ製剤によるレスキュー投与を行う。その際，経皮吸収剤をモルヒネ経口1日投与量に換算し，その1/6を1回のレスキュー投与とする。

(3) 静脈注射用のルートが確保されているとき

経口投与でなく，経静脈投与のほうが速やかにかつフェンタニルそのものを投与することができる。

経皮吸収剤のフェンタニルの1時間あたりの放出量を求め，その量を静注もしくは点滴静注する。なお，効果発現までの時間を考えると静注での投与が望ましい。なお，その換算表を表2に記す。

なお，効果を見て，2時間放出量までの増量は可能であると考える。

2時間放出量を1時間かけて点滴静注し，レスキューとしての投与間隔を1時間とした投与で，12回の投与中8回有効であったとの報告がある[28]。しかし，多くの突出痛は30分以内で治まるという突出痛の性格からすると，1時間かけての投与では効果を判定するのは難しいと考える。

c. 投与量調節

経皮吸収剤の場合，レスキューの使用程度に応じて3日ごとに増量する。持続静注や持続皮下注の場合は，レスキューの使用頻度と疼痛の程度を見ながら数時間ごとに増量する。

表2　フェンタニル経皮吸収剤の1時間あたり放出量

フェンタニル経皮吸収剤	フェンタニル時間放出量
2.1 mg/3日	12.5 μg/hr
4.2 mg/3日	25 μg/hr
8.4 mg/3日	50 μg/hr
12.6 mg/3日	75 μg/hr
16.8 mg/3日	100 μg/hr

3 オピオイドローテーション（フェンタニルからの変更，フェンタニルへの変更に焦点を当てて）

a. オピオイドの用量比

持続皮下注ではモルヒネ 10 mg はフェンタニル 150 μg と同等であるとの報告がある[19]。

初期換算は経口モルヒネ：フェンタニル＝100：1 とするが，多くの患者はより多くのフェンタニルを必要とし，最終的な維持換算比は 70：1 となることが多い[29]。

b. 他のオピオイドからフェンタニル貼付剤へ

12 時間製剤からの変更時は先行薬物の最終投与と同時に貼付する。24 時間製剤からの変更時は，最終投与 12 時間後に貼付する[22]。

表 3 にその手順を示す[29]。

c. フェンタニル貼付剤から他のオピオイドへ

フェンタニル貼付剤を剥離後，内服の他のオピオイドを投与する場合は，剥離後 8 時間後に服用を開始する[22]。

フェンタニル貼付剤からモルヒネに変換した際，モルヒネからの換算に比較し，少ない量で良好な鎮痛を得ることができたとの報告もあり，注意が必要である[30]。理由として発汗や悪液質による脂肪織の減少が経皮吸収に影響すると考えられている[31]。

d. 投与経路の変更

1）フェンタニル注射剤からフェンタニル貼付剤へ

フェンタニル注射剤からフェンタニル貼付剤に変更する際，1：1 の比率では鎮痛効

表 3 フェンタニル貼付剤に関する投与変更手順

他のオピオイドからフェンタニル貼付剤へ	
Step 1	現在使用しているオピオイドの 1 日総投与量を計算する
Step 2	その量を経口モルヒネ 1 日量に換算する
Step 3	その量から変換するフェンタニル貼付剤の量を決定し貼付する
Step 4	現在のオピオイドを 8 ～ 12 時間継続する
Step 5	適切なレスキュー量を計算し指示する
Step 6	フェンタニル貼付剤を 72 時間ごとに貼り替える
フェンタニル貼付剤から他のオピオイドへ	
Step 1	新しいオピオイドの等鎮痛用量を計算する
Step 2	新しいオピオイドの投与スケジュールとレスキュー量を決定する
Step 3	フェンタニル貼付剤を剥離し，12 時間後に新しいオピオイドを開始する
Step 4	定期投与の間の時間は適切にレスキューを使用する

果が不十分な症例が存在するが安全性に問題がなかったとする報告[32]と，1：1.5の比率で変換し，鎮痛効果が不十分な症例が見られたものの，呼吸抑制など過量効果も認められたとする報告[33]がある。これらの点から1：1で変換した後，効果と副作用を見ながら用量調節を行うことが推奨される。

また，臨床的には，1：1の比率で変換するが，貼付6時間後まではそれまでと同量の注射製剤を投与し，6時間後から12時間後までは50%に減量，12時間後に注射製剤の投与を中止することで安全かつ有効に変更できたとする報告がある[34]。

2）フェンタニル貼付剤からフェンタニル注射剤へ

フェンタニル貼付剤から注射製剤へ変更する際，1：1の比率で安全かつ有効に変更できたと報告されている[35]。

貼付剤による血中半減期は約17時間とされており，剝離後6時間で投与予定量の25%の速度で投与を開始し，12時間後に50%，18時間後に75%，24時間後に100%の投与量で投与することが望ましい。なお，レスキュー量は投与予定量の1/24とする。

フェンタニル貼付剤を使用する際のケアの留意点

当然であるが，フェンタニル貼付剤が剝離すると効果は期待できない。一度貼付しても，同じ部位に貼付できているか否かの確認が絶えず必要である。高齢者や譫妄患者の場合は特に注意する。

フェンタニルの耐性について

フェンタニルの耐性形成についてはまだ議論のあるところであるが，マウスでの実験において反復投与による鎮痛効果の減弱がある程度認められている。その機序としては，反復投与によるμオピオイド受容体の細胞内陥入による細胞膜上での減少（internalization）および機能低下（desensitization）が関連するとされている[36][37]。

■参考文献

1）Willens JS, Myslinski NR. Pharmacodynamics, pharmacokinetics, and clinical uses of fentanyl, sufentanil, and alfentanil. Heart & Lung 1993；22：239-51.
2）Jaffe JH, Martin WR. Opioid analgesics and antagonists. In：Gilman AG, editor. Goodman and Gillman's the pharmacological basis of therapeutics. New York：Pergamon Press；1990. p.485-521.
3）Lowenstein E, Hallowell P, Levine FH, et al. Cardiovascular response to large doses of intravenous morphine in man. N Engl J Med 1969；281：1389-93.
4）Bovill JG, Sebel PS, Stanley TH. Opioid analgesia in anesthesia with specific reference to their use in cardiovascular anesthesia. Anesthesiology 1984；61：731-55.

5) Holford NHG, Sheiner LB. Pharmacokinetic and dynamic modeling *in vivo*. Biomed Eng 1981；5：273-322.
6) Yeadon M, Kitchen I. Comparative binding of mu and delta selective ligands in whole brain and pons / medulla homogenates from rat：affinity profiles of fentanyl derivatives. Neuropharmacology 1988；27：345-8.
7) Marquardt KA, Tharratt RS, Musallam NA. Fentanyl remaining in a transdermal system following three days of continuous use. Ann Pharmacother 1995；29：969-71.
8) Hess R, Stiebler G, Herz A. Pharmacokinetics of fentanyl in man and the rabbit. Eur J Clin Pharmacol 1972；4：137-41.
9) Nauck F, Hardy JR. Opioids. In：Walsh D, editor. Palliative medicine. Philadelphia：Saunders Elsevier；2009：p.754-9.
10) Hanks G, Cherny NI. Opioid analgesic therapy. In：Hanks G, et al, editors. Oxford textbook of palliative medicine. 4th ed. Oxford：Oxford University Press；2009. p.331-54.
11) Southam MA. Transdermal fentanyl therapy：system design, pharmacokinetics and efficacy. Anticancer drugs 1995；6 Suppl 3：29-34.
12) Gardocki JF. Toxicology. Parmacology 1964；6：48.
13) Megens AA, Artois K, Vermeire J. Comparison of the analgesic and intestinal effects of fentanyl and morphine in rats. J Pain Symptom Manage 1998；15：253-7.
14) Staats PS, Markowitz J, Schein J. Incidence of constipation associated with long-acting opioid therapy：A comparative study. Southern Med J 2004；97：129-34.
15) Clark AJ, Ahmedzai SH, Allan LG, et al. Efficacy and safety of transdermal fentanyl and sustained-release oral morphine in patients with cancer and chronic non-cancer pain. Curr Med Res Opinion 2004；20：1419-28.
16) Mercadante S, Caligara M, Sapio M, et al. Subcutaneous fentanyl infusion in a patient with bowel obstruction and renal failure. J Pain Symptom Manage 1997；13：241-4.
17) Ahmedzai S, Brooks D. Transdermal fentanyl versus sustained-release oral morphine in cancer pain；preference efficacy and quality of life. The TTS-fentanyl comparative trial group. J Pain Symptom Manage 1997；13：254-61.
18) Watanabe S, Pereira J, Hanson J, et al. Fentanyl by continuous subcutaneous infusion for the management of cancer pain：A retrospective study. J Pain Symptom Manage 1998；16：323-6.
19) Hunt R, Fazekas B, Thorne D, et al. A comparison of subcutaneous morphine and fentanyl in hospice cancer patients. J Pain Symptom Manage 1999；18：111-9.
20) Stearns L, Boortz-Marx R, Pen DS. Intrathecal drug delivery for the management of cancer pain. J Support Oncol 2005；3：399-408.
21) Portenoy RK, Southam MA, Gupta SK. Trasdermal fentanyl for cancer pain. Repeated dose pharmacokinetics. Anesthesiology 1993；78：36-43.
22) The management of pain. In：Watson M, et al, editors. Oxford handbook of palliative care. Oxford：Oxford University Press；2009. p.215-98.
23) Jeal W, Benfield P. Transdermal fentanyl. A review of its pharmacological properties and therapeutic efficacy in pain control. Drugs 1997；53：109-38.
24) EganTD, Sharma A, Ashbum MA. Multiple dose pharmacokinetics of oral transmucosal fentanyl citrate in healthy volunteers. Anesthesiology 2000；92：665-73.
25) Zeppetella G, Ribeiro M. Opioids for the management of breakthrough (episodic) pain in cancer patients. Cochrane Database Syst Rev 2006；CD004311.
26) Darwish M, Kirby M, Robertson PJ. Absolute and relative bioavailability of fentanyl buccal and oral transmucosal fentanyl citrate. J Clin Pharamacol 2007；47：343-50.

27) Guilherme L, Martins M, Uchoa R. Intravenous fentanyl for cancer pain：A “fast titration” protocol for the emergency room. J Pain Symptom Manage 2003；26：876-81.
28) 久田達也，家田秀明，遠山幸男．がん性疼痛におけるフェンタニルのタイトレーション法の検討―注射剤から貼付剤への変換―．日病薬誌 2005；41：1427-31.
29) Vadalouca A, Moka E, Argyra E, et al. Opioid rotation in patients with cancer：A review of the current literature. J Opioid Manage 2008；4：213-50.
30) Clemens KE, Klaschik E. Clinical experience with transdermal and orally administered opioids in palliative care patients ―a retrospective study. Jpn J Clin Oncol 2007；37：302-9.
31) Shsh S. Resolution of sweating after switching from transdermal fentanyl to oral morphine sulfate. Palliat Med 2006；20：222.
32) Zech DF, Grond SU, Lynch J, et al Transdermal fentanyl and initial dose-finding with patient-controlled analgesia in cancer pain. A pilot study with 20 terminally ill cancer patients. Pain 1992；50：293-301.
33) Grond S, Zech D, Lehmann KA, et al. Transdermal fentanyl in the long-term treatment of cancer pain：a prospective study of 50 patients with advanced cancer of the gastrointestinal tract or the head and neck region. Pain 1997；69：191-8.
34) Kornick CA, Santiago-Palma J, Khojainova N, et al. A safe and effective method for converting cancer patients from intravenous to transdermal fentanyl. Cancer 2001；92：3056-61.
35) Kornick CA, Santiago-Palma J, Schulman G, et al. A safe and effective method for converting patients from transdermal to intravenous fentanyl for the treatment of acute cancer-related pain. Cancer 2003；97：3121-4.
36) Narita M, Nakamura A, Ozaki M, et al. Comparative pharmacological profiles of morphine and oxycodone under a neuropathic pain-like state in mice：evidence for less sensitivity to morphine. Neuropsychopharmacology 2007；33：1097-112.
37) Imai S, Narita M, Hashimoto S, et al. Differences in tolerance to anti-hyperalgesic effects between chronic treatment with morphine and fentanyl under a state of pain. Jpn J Neuropsychopharmacol 2006；26：183-92.

（林　章敏）

5 ノイロトロピン®

はじめに

癌患者の痛みは，機序からは侵害受容性疼痛，神経障害性疼痛，心理社会的な痛みに大別される。神経障害性疼痛は，腫瘍の浸潤や圧迫，手術，化学療法，放射線などによる末梢および中枢神経系の機能異常に起因する痛みである。難治性であることも多く，オピオイド鎮痛薬の効果が十分でない場合は，種々の鎮痛補助薬が用いられている。本項では，そうした薬物の中では特異な薬理作用を持ち，帯状疱疹後神経痛や腰痛症などの慢性痛疾患に対する保険適用が認められている，ノイロトロピン®の癌性疼痛治療における役割について述べる。

ノイロトロピン®の概要

ノイロトロピン®は，ワクシニアウイルスを接種した家兎の炎症組織から抽出分離された，非蛋白性の活性成分が有する鎮痛，鎮静や抗アレルギーなどの作用を応用し，1949 年に注射剤，1987 年には経口剤が製剤化された。効能および効果については，注射剤は腰痛症，頸肩腕症候群，症候性神経痛など，経口剤は帯状疱疹後神経痛，腰痛症，頸肩腕症候群，肩関節周囲炎，変形性関節症である。

ノイロトロピン®の鎮痛作用機序

慢性疼痛モデルである反復寒冷（specific alternation rhythm of temperature : SART）ストレスモデルやアジュバント関節炎モデルに発生した痛覚過敏に対するノイロトロピン®の抑制効果が報告されている[1)2)]。この効果は下行性疼痛抑制系に関与する神経伝達物質の阻害薬や下行性疼痛抑制系の起始核である大縫線核や青斑核の化学的な除神経によって抑制されるが，オピオイド μ 受容体拮抗薬では抑制されない[3)4)]。また，ノイロトロピン®は5-ヒドロキシトリプタミン（5-hydroxytryptamine : 5-HT）神経の起始核である大縫線核を賦活化することが電気生理学的に確認されている[5)]。このように，ノ

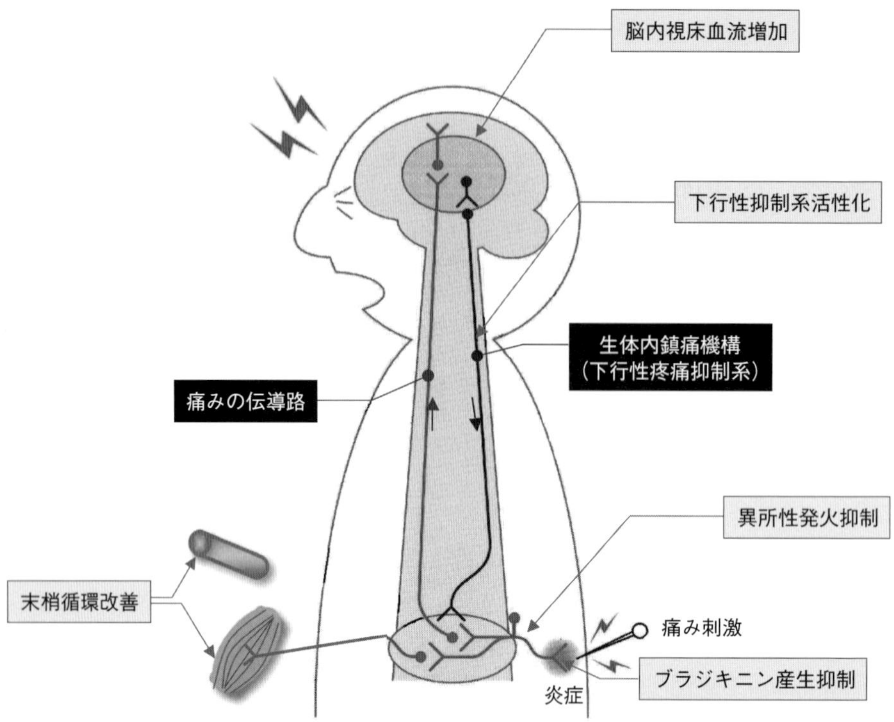

図1　ノイロトロピン®の鎮痛作用機序

イロトロピン®の鎮痛作用には，下行性疼痛抑制系の賦活化が関与していると考えられている（図1）。

神経障害性疼痛モデルの絞扼性神経損傷（chronic constriction injury : CCI）モデルに生じる機械刺激性および温熱性痛覚過敏に対し，ノイロトロピン®の腹腔内投与は鎮痛作用を示す[6]。また，脊髄神経結紮損傷（spinal nerve ligation : SNL）モデルでは，発現した触誘発性アロディニアや機械刺激性および温熱性痛覚過敏がノイロトロピン®の腹腔内投与により抑制され，その鎮痛作用は脊髄でのノルアドレナリン（noradrenaline : NA）受容体の化学的除神経により阻害されるが，5-HT 受容体の除神経では影響を受けない。投与経路の比較では脳室内投与で鎮痛作用が見られるものの，脊髄くも膜下腔および局所投与では鎮痛作用を示さず，脊髄より上位の作用による脊髄 NA ニューロンを介した機序の関与が推測されている[7]。慢性痛患者においてノイロトロピン®の投与により局所脳血流の増加が観察されていることからも[8]，中枢性の鎮痛機序が推測される。

ノイロトロピン®は，カリクレイン・キニン系の重要な構成要素である第XII因子に作用して，強力な発痛物質であるブラジキニン産生を用量依存性に抑制し[9]，抗アレルギー作用や鎮痛作用を発現すると考えられている。

ノイロトロピン®は，通常の侵害受容性疼痛には無効であり，類似する下行性疼痛抑制機構に働く三環系抗うつ薬とも異なり，健常状態では鎮痛作用をほとんど示さない。このことから，他の鎮痛薬とは異なったメカニズムが関与していると推測される。

ノイロトロピン®の各種疼痛疾患に対する臨床応用

1 筋骨格系の痛みに対する効果

腰痛症，頸肩腕症候群，変形性膝関節症および肩関節周囲炎については，多施設二重盲検比較試験が実施され，有用性，全般改善度についてプラセボに対する優位性と非ステロイド性抗炎症薬（nonsteroidal anti-inflammatory drugs：NSAIDs）に対する非劣性が示されている。NSAIDsとは異なった作用が期待でき，効果発現は緩徐であるものの，安全性に優れていることから[10]，長期間の投与にも適していると考えられている[11]。

2 神経障害性疼痛に対する効果

現時点ではエビデンスレベルの高い報告はほとんど見られていない。帯状疱疹後神経痛に対しては，多施設二重盲検比較試験が行われ，4週間後の痛みの緩解度，全般改善度，安全性を加味した有用度についてプラセボ群より有意に優れていた[12]。しかし中等度以上の改善率は39.6%と決して高くなく，帯状疱疹後神経痛への効果は限定的と考えられる。また，帯状疱疹後神経痛の病態の多様性から，ノイロトロピン®に反応性を有する症例と反応性を有しない症例が明確に分かれると推測される。

複合性局所疼痛症候群（complex regional pain syndrome：CRPS）51症例の検討では，軽症例に早期から大量に投与した場合に，有効性が高いと考えられている[13]。現在，アメリカ合衆国において大規模な臨床研究が実施されており，その結果の公表が待たれる。

癌性疼痛に対するノイロトロピン®の使用

ノイロトロピン®の保険適用に関しては，前述のように癌性疼痛は含まれておらず，使用経験の報告は少ない。悪性腫瘍の痛みの29症例に対して，注射剤7.2単位（2A）を用いた検討では，背部および腰部の鈍痛を訴えていた症例を中心に，52%に鎮痛効果を認めている[14]。また，消化器癌による腹部および背部に痛みの12症例に注射剤10.8～36単位（3～10A）を用いた報告では，75%になんらかの鎮痛効果を認めている[15]。さらに，消化器癌を中心とした進行癌の10症例に，注射剤10.8～18単位（3～5A）を投与したところ，全症例に一定の鎮痛効果を認めている[16]。しかし，これらの報告はすべて1984年以前のものであり，鎮痛効果の判定は5段階評価で，食事や睡眠などの日常生活能（activities of daily living：ADL）を含めて，総合的に判定されており，すべての51症例の中で著効を示したのは23.5%，有効が27.5%にとどまっており，鋭い痛みや内臓痛には不十分な効果しか示さず，強い痛みにも確実な効果は期待しにくいと考えられている。

オピオイドとの併用による相乗作用については，実験的には低用量のモルヒネとの併用により，弱い相乗効果が認められているが，モルヒネを増量すると協力効果は減少している[17]。ペンタゾシンとの併用については，実験的にも[18)19]，臨床的にも軽度の鎮痛協力関係が認められている[20]。しかし，これらの検討からも，ノイロトロピン®の鎮痛作用は，オピオイドとは根本的に異なる機序を介すると考えられることから，対象となる痛みを選択する必要があると考えられる。

これまで有効性が認められた慢性痛の報告でも，有効率は30～40％と高くないことから，帯状疱疹後神経痛に対するノイロトロピン®の反応性について，ノイロトロピン®注射剤の静脈内投与による痛みの変化を検討したところ，40％以上の疼痛の軽減を認めた症例は57％で，残りの43％の症例では痛みの軽減は40％以下であり，痛みが40％以上減少した症例に対し，ノイロトロピン®錠を3カ月間投与したところ，82％に鎮痛効果が持続している[21]。同様な方法を用いて，強オピオイドを必要とする激しい癌性疼痛に対するノイロトロピン®の反応性を調べたところ，単独投与では明らかな鎮痛効果を示す症例は認められず，投与量や反復投与による影響も推測されるが，症例や病態により反応性が著しく異なることも示唆されることから，効果が期待できる症例の選択が重要と考えられ，さらなる詳細な検討を要する。

ノイロトロピン®の安全性について

相互作用としては，麻薬性鎮痛薬，拮抗性鎮痛薬，三環系抗うつ薬，NSAIDs，マイナートランキライザなどとの併用により，併用薬の作用を増強する可能性がある。

NSAIDsとは異なり，プロスタグランジンの生合成を阻害しないことから，消化管粘膜を傷害しない[22]。その他の副作用についても頻度は低く，軽微なものがほとんどであり安全性は高いと考えられている。

おわりに

癌性疼痛の薬物療法において，神経障害性疼痛に対するオピオイドやNSAIDsなどの侵害受容性疼痛に著明な鎮痛作用を示す薬物の効果は限定的である。ノイロトロピン®は，これらの鎮痛薬とは全く異なる鎮痛機序を持ち，安全性も高く，癌性疼痛における神経障害性疼痛に対しても効果を示す可能性が推測される。一方で，すべての慢性痛に対して，ノイロトロピン®が有効性を示すわけではなく，反応性を有する症例を選んで用いることも重要であることから，癌性疼痛においても適用となる病態や投与量などに関する詳細な検討が必要と考えられる。

■参考文献

1) Ohara H, Kawamura M, Namimatsu A, et al. Mechanism of hyperalgesia in SART stressed (repeated cold stress) mice：antinociceptive effect of neurotropin. Jpn J Pharmacol

1991；57：243-50.
2) Miura T, Ozaki R, Yoshida H, et al. Mechanisms of analgesic action of neurotoropin on chronic pain in adjuvant-induced arthritic rats：roles of descending noradrenergic and serotonergic systems. J Pharmacol Sci 2005；97：429-36.
3) Kawamura M, Ohara H, Go K, et al. Neurotropin induces antinociceptive effect by enhancing descending pain inhibitory systems involving 5-HT3 and noradrenergic alpha2 receptors in spinal dorsal horn. Life Sci 1998；62：2181-90.
4) Okai H, Furue H, Yoshimura M. Electorophysiological evidence for the involvement of facilitation of descending pain inhibitory system in the antinociceptive action of neurotropin. Pain Res 2008；23：11-8.
5) Miura T, Kawamura M, Yoshida H, et al. Influences of chemical denervation of descending monoaminergic inhibitory pathways on analgesic effect of Neurotropin® in SART-stressed rats. Jpn J Pharmacol 2001；85 Suppl：221.
6) Toda K, Muneshige H, Ikuta Y. Antinociceptive effects of neurotropin in a rat model of painful peripheral mononeuropathy. Life Sci 1998；62：913-21.
7) Suzuki T, Li YH, Mashimo T. The antiallodynic and antihyperalgesic effects of neurotropin in mice with spinal nerve ligation. Anesth Analg 2005；101：793-9.
8) 具志堅隆．慢性疼痛患者のSPECT．ペインクリニック 2005；26：32-40.
9) Imai Y, Saito K, Maeda S, et al. Inhibition of the release of bradykinin-like substances into the perfusate of rat hind paw by neurotropin. Jpn J Pharmacol 1984；36：104-6.
10) 小野啓郎，井上明生，浜田秀樹ほか．腰痛性疾患に対するノイロトロピン®錠（NT）の臨床効果．薬理と治療 1982；10：225-44.
11) 富原光雄，梁瀬義章，松倉　登ほか．慢性経過をたどる腰痛疾患に対するノイロトロピン®錠の臨床評価．基礎と臨床 1990；24：341-8.
12) 山村秀夫，檀健二郎，若杉文吉ほか．ノイロトロピン錠の帯状疱疹後神経痛に対する効果．医学のあゆみ 1988；147：651-64.
13) 宗重　博，戸田克広．反射性交感神経性ジストロフィーの薬物療法．骨・関節・靱帯 1996；9：1199-203.
14) 宮原　護，松永万鶴子，田中経一ほか．悪性腫瘍の痛みに対するノイロトロピンの効果．外科診療 1978；20：1032-7.
15) 平山亮夫，霜山龍志，鎌田吉和ほか．内科領域疾患におけるNeurotropin®の疼痛に対する臨床的検討．基礎と臨床 1981；15：5989-94.
16) 中沢一郎．進行癌患者の疼痛に対するノイロトロピンの大量点滴静注療法の効果―癌化学療法剤との併用症例について．慢性疼痛研究会誌 1984；3：79-85.
17) 喜多富太郎，秦多恵子，米田良三．マウスにおけるノイロトロピンの鎮痛効果とSARTストレスマウスにおける薬物の鎮痛作用．日薬理誌 1976；72：573-84.
18) 米田良三，呉晃一郎，三上博輝ほか．牛痘ウイルス接種ウサギの炎症皮膚抽出物（Neurotropin®）とPentazocineの併用作用に関する薬理学的研究．応用薬理 1978；16：1073-86.
19) 小川秀道，小玉庸郎，保坂　真ほか．Neurotropinの効果に関する実験的研究．外科診療 1980；22：1327-32.
20) 百瀬　隆．ノイロトロピンによる手術後疼痛管理．新薬と臨床 1984；28：487-93.
21) 柳本富士雄，村川和重．ノイロトロピン®の新しい投与法―帯状疱疹後神経痛に対するドラッグチャレンジテスト―．Pharma Medica 2007；25：129-35.
22) 岡崎良平，呉晃一郎，吉井春夫ほか．ワクシニアウイルス接種家兎炎症皮膚抽出液（ノイロトロピン）及び非ステロイド性抗炎症薬のラット胃粘膜ならびに *in vitro* におけるプロスタグランジン産生に及ぼす影響．新薬と臨床 1999；48：616-24.

（村川　和重，森山　萬秀，柳本　富士雄，中野　範，福永　智栄）

6 μオピオイド受容体遺伝子とオピオイド感受性—癌性疼痛オピオイド治療の将来へ向けて

はじめに

オピオイドによる疼痛治療においては，オピオイドの必要量の個人差は甚だしい。オピオイド必要量の差異には，個々人の痛みの強さの差異もさることながら，個々人のオピオイド鎮痛効果への感受性の差異も大きく関与する。オピオイド感受性の個人差には，年齢，性別，人種，肝腎機能，心理面など，各種の要素が影響する[1)2)]。これら以外に，最近遺伝的素因，なかでもμオピオイド受容体の遺伝子型がオピオイド鎮痛効果に大きな影響を与えることが判明しつつある。本項では，μオピオイド受容体遺伝子型とオピオイド鎮痛効果への感受性の関係について概説する。

μオピオイド受容体遺伝子とオピオイド感受性

1 動物実験の結果

μオピオイド受容体ノックアウト（knocked out：KO）マウスを使用した研究から，以下のことが判明している[1)]。ホモ接合体とヘテロ接合体のμオピオイド受容体KOマウスは，それぞれ，野生型マウスの0％，および50％のレベルのμオピオイド受容体発現を示すが，ホモ接合体KOマウスではモルヒネの鎮痛効果が全く認められず，ヘテロ接合体KOマウスでは野生型に比しモルヒネの鎮痛効果の減弱が認められる。さらに先祖系統（C57BL/6およびBALB/c）の約半分のレベルのμオピオイド受容体しか発現しないCXBKマウスでも，先祖系統に比し，モルヒネの鎮痛効果の減弱が認められる。これらの結果は，μオピオイド受容体の発現レベルがオピオイドの鎮痛効果に決定的に影響することを示している。さらにマウスのμオピオイド受容体遺伝子のいくつかの多型は，モルヒネの鎮痛効果に影響することも判明している。

2 ヒトμオピオイド受容体遺伝子の分子生物学的研究の結果

現在，ヒトのμオピオイド受容体遺伝子（opioid receptor, mu 1 : OPRM1）には，100カ所以上の一塩基多型（single nucleotide polymorphism : SNP）が同定されている[1]。このうち，A118G（OPRM1の第118位の塩基がアデニン［A］からグアニン［G］に置換されたSNP）に関してもっともよく検討されている。A118G SNPは，ヒトμオピオイド受容体蛋白質の，N-糖鎖付加部位と想定される第40位のアミノ酸の，アスパラギン（Asn）からアスパラギン酸（Asp）への置換を生じる（Asn40Asp）。この置換は，オピオイドのμオピオイド受容体への親和性を変化させる[3]。また，A118G SNPは，OPRM1のメッセンジャーRNA量の減少と，μオピオイド受容体蛋白質発現レベルの減少を招く[4]。これらにより，A118G保有症例において，オピオイド感受性が減少する可能性がある。

3 ヒト急性術後痛での研究結果

A118Gが薬物依存性のリスクを増すことは以前から指摘されている[1]。最近に至り，A118Gと術後モルヒネ必要量との関係についての研究も出つつあるが，完全な見解の一致は得られていない。欧米人対象の研究では，A118Gと術後のモルヒネ必要量の間に有意な関係は見出せていない[2)5]。一方，台湾人対象の研究においては，A118G保有患者で術後のモルヒネ必要量が有意に多かった[6)7]。日本人患者においても，A118Gが外科開腹術後の鎮痛薬必要量を有意に増加させること[8]，また，A118Gが，術前の寒冷誘発痛試験で定量したフェンタニルの鎮痛効果を減弱させることが見出されている[9]。欧米人でA118Gとオピオイド必要量の間に有意な関係を見出せなかったのは，おそらく欧米人でのA118GのGアレル出現率（5～15％）が，アジア人のそれ（35～47％）に比べて低く[1]，欧米人の対象患者に十分数のGGホモ接合体が含まれていなかったことによると考えられる[8]。

4 ヒト癌性疼痛での研究結果

癌性疼痛に対して経口モルヒネで良好に除痛されている99人のノルウェー人患者（Gアレル出現率12.6％）において，A118GにおけるGGホモ接合体を有する患者（n＝4）では，AGヘテロ接合体（n＝17）およびAAホモ接合体を有する患者（n＝78）よりもモルヒネ必要量が多かったと報告されている[10]。しかし，GGホモ接合体患者数がわずか4人に限られていることより，この結果については症例数を重ねた追加検討が必要と考える。その点，日本人にはGGホモ接合体保有患者の比率が高く（例：138症例中AA41，AG70，GG27症例：Gアレル出現率44.9％[8]；280症例中AA86，AG143，GG51症例：Gアレル出現率43.8％[9]），日本人患者での同様の研究施行が望まれる。

その他の遺伝子多型の影響

μオピオイド受容体遺伝子のA118G SNP以外に，μオピオイド受容体遺伝子の他のSNP（IVS3＋A8449Gなど）もオピオイド感受性に影響を及ぼす可能性がある[9)]。それ以外にも，オピオイド代謝酵素，オピオイドの脳内トランスポーター，オピオイド受容体の細胞内伝達系に関連する分子（G-protein-activated inwardly rectifying K^+ channels：GIRKチャネルなど），オピオイド受容体以外の各種受容体など，実にさまざまな分子の遺伝子多型がオピオイド感受性に関与する可能性が考えられている[11)～14)]。これらに関する研究は，まだ端緒についたばかりで，網羅的遺伝子解析（genome-wide association study：GWAS）などによる解明が待たれる。

おわりに

ヒトOPRM1のA118G SNPは，オピオイド感受性を低下させ，鎮痛のためのオピオイド必要量を増加させる。その他，ヒトにおける遺伝子多型がオピオイド感受性に及ぼす影響に関して包括的な検討を加えることにより，将来的には，簡便な遺伝子キット検査により，個々人のオピオイド感受性を予測し，癌性疼痛患者においてより効率的なテーラーメードのオピオイド治療を行うことが可能となると予測される。

■参考文献

1) Ikeda K, Ide S, Hayashida M, et al. How individual sensitivity to opiates can be predicted by gene analyses. Trends Pharmacol Sci 2005；26：311-7.
2) Coulbault L, Beaussier M, Verstuyft C, et al. Environmental and genetic factors associated with morphine response in the postoperative period. Clin Pharmacol Ther 2006；79：316-24.
3) Kroslak T, Laforge KS, Gianotti RJ, et al. The single nucleotide polymorphism A118G alters functional properties of the human mu opioid receptor. J Neurochem 2007；103：77-87.
4) Zhang Y, Wang D, Johnson AD, et al. Allelic expression imbalance of human mu opioid receptor（OPRM1）caused by variant A118G. J Biol Chem 2005；280：32618-24.
5) Janicki PK, Schuler G, Francis D, et al. A genetic association study of the functional A118G polymorphism of the human mu-opioid receptor gene in patients with acute and chronic pain. Anesth Analg 2006；103：1011-7.
6) Chou WY, Wang CH, Liu PH, et al. Human opioid receptor A118G polymorphism affects intravenous patient-controlled analgesia morphine consumption after total abdominal hysterectomy. Anesthesiology 2006；105：334-7.
7) Chou WY, Yang LC, Lu HF, et al. Association of mu-opioid receptor gene polymorphism（A118G）with variations in morphine consumption for analgesia after total knee arthroplasty. Acta Anaesthesiol Scand 2006；50：787-92.
8) Hayashida M, Nagashima M, Ikeda K, et al. Analgesic requirements after major abdominal surgery are associated with OPRM1 gene polymorphism genotype and haplotype. Pharma-

cogenomics 2008 ; 9 : 1605-16.

9) Fukuda K, Hayashida M, Ikeda K, et al. Association between OPRM1 gene polymorphisms and fentanyl sensitivity in patients undergoing painful cosmetic surgery. Pain 2009 ; 147 : 194-201.

10) Klepstad P, Rakvag TT, Kaasa S, et al. The 118 A > G polymorphism in the human mu-opioid receptor gene may increase morphine requirements in patients with pain caused by malignant disease. Acta Anaesthesiol Scand 2004 ; 48 : 1232-9.

11) Kasai S, Hayashida M, Ikeda K, et al. Candidate gene polymorphisms predicting individual sensitivity to opioids. Naunyn Schmiedebergs Arch Pharmacol 2008 ; 377 : 269-81.

12) Kobayashi D, Hayashida M, Ikeda K, et al. Association between analgesic requirements after major abdominal surgery and polymorphisms of the opioid metabolism-related gene ABCB1. In : Columbus F, editor. Acute pain. New York : Nova Science Publishers (in press).

13) 青木　淳, 林田眞和, 池田和隆ほか. 開腹手術の術後鎮痛における鎮痛薬必要量と 5-HT_{2A} 受容体遺伝子多型との関連研究. 臨床精神薬理 2009 ; 12 : 1159-64.

14) Nishizawa D, Hayashida M, Ikeda K, et al. Genetic polymorphisms and human sensitivity to opioid analgesics. Methods Mol Biol 2010 ; 617 : 395-420.

（林田　眞和, 池田　和隆）

III

オピオイドの使い方

はじめに

癌性疼痛治療の基本は薬物療法であり，その中でも医療用麻薬オピオイドはWHO第2・3段階治療薬としてもっとも重要な鎮痛薬である。現在，本邦で用いられるオピオイドにはコデイン製剤，モルヒネ製剤，オキシコドン製剤およびフェンタニル製剤がある。本章では，これらオピオイドの使用法について述べる。

持続痛に対する使い方

1 開始の時期[1)]

WHO癌性疼痛治療法の第1段階（非ステロイド性抗炎症薬：nonsteroidal anti-inflammatory drugs：NSAIDs）による治療が不十分と判断された場合にオピオイドの適応となる。日本緩和医療学会による癌性疼痛に関する薬物療法のアルゴリズムを図1に示した[1)]。

2 オピオイドの選択

第2段階使用薬としても用いられるオキシコドンが発売されたので，WHO第2段階の基本的使用薬であるコデインを用いず，少量のオキシコドンから開始してもよい。

コデインは市販の鎮咳薬にも含まれているので，患者にも受け入れてもらいやすい弱オピオイドである。

低用量のモルヒネ製剤から始めることも可能である。

各種オピオイドのプロファイル（薬物速度論）に関しては表1に示した[2)]。

各種製剤をどのように状況で使い分けるかについては図2に示した[3)]

3 開始量の決め方

a. コデインから始める場合

コデイン（リン酸コデイン，ジヒドロコデイン）は，1回量で20 mgからが鎮痛効果を示すとされている。その量を標準として年齢，全身状態などで増減する。通常1日4回から始める。

b. 初めて強オピオイドを用いる場合[1)]

少量から開始することが原則である。例えばモルヒネの場合，1回量を5 mg程度か

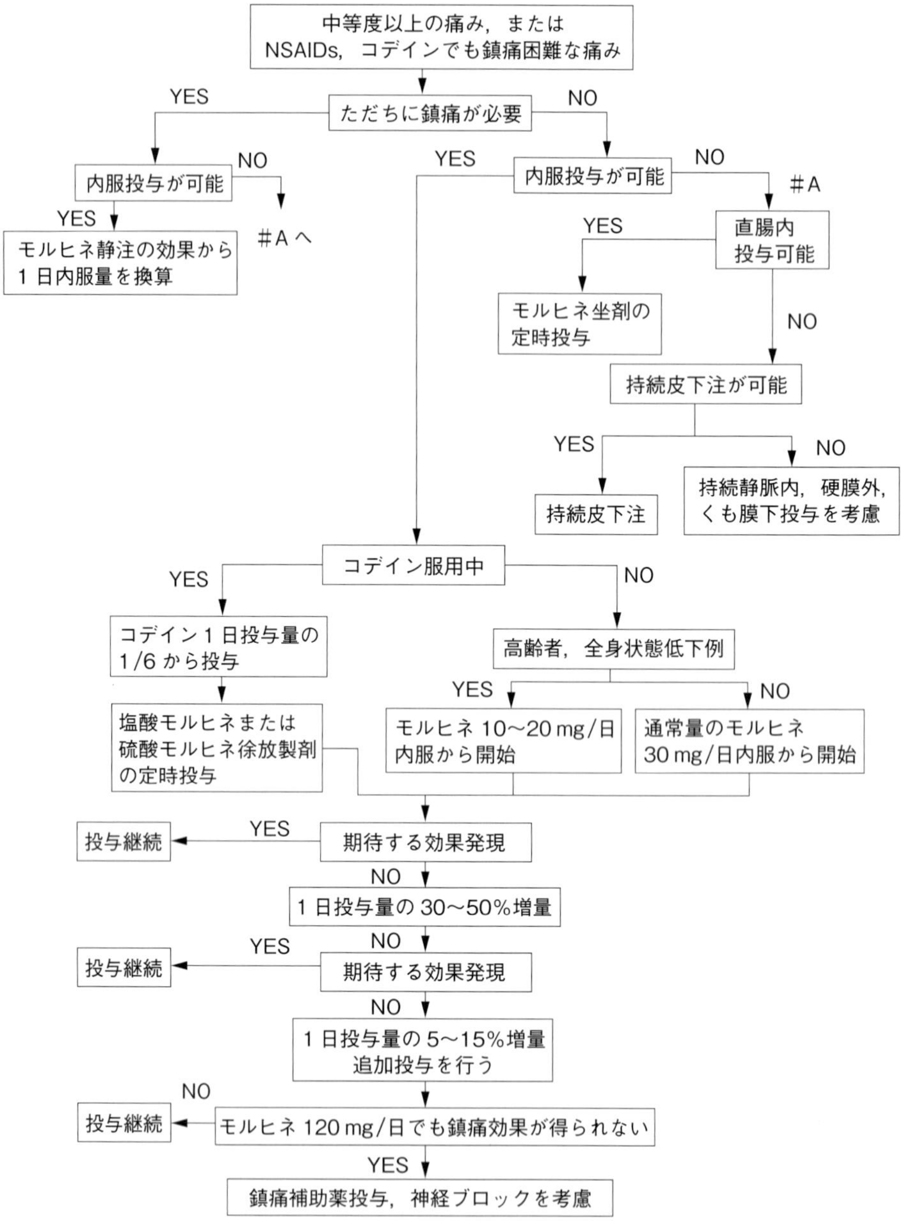

図 1　日本緩和医療学会による“がん疼痛に対する薬物療法アルゴリズム”

（日本緩和医療学会・がん疼痛治療ガイドライン作成委員会編．Evidence-Based Medicine に則ったがん疼痛治療ガイドライン．東京：真興交易医書出版部；2000．p.54-67 より改変引用）

ら始める。高齢者，全身の衰弱が激しい患者では効果が増強されるので，さらに少量から開始してもよいであろう。速効性のモルヒネの作用時間は 4 時間とされているが，最初は 6 時間ごととし，鎮痛効果や副作用などを観察しながら徐々に増量するのがよい。

オキシコドンから始める場合は 1 回量 2.5 mg を頓用で処方し，効果を見ながら服用回数や必要量を決めるか，1 日量 10 mg（1 回 5 mg，1 日 2 回）から開始する。

塩酸モルヒネ®1 mg を静脈内注射して 1 日のモルヒネ必要量を決める方法もある。モ

表 1　各種オピオイドのプロファイル（薬物速度論）

薬物	剤形	レスキューとして	投与経路	ラグタイム	最高血中濃度	効果判定	半減期	作用持続	定期投与間隔
塩酸モルヒネ散 塩酸モルヒネ水（院内製剤） 塩酸モルヒネ内服液 オプソ 塩酸モルヒネ錠	原末 水 液 錠	◎	経口	10～15 分	30～60 分	1 時間	2～3 時間	3～5 時間	4 時間
塩酸モルヒネ徐放製剤 パシーフ	カプセル	×	経口	15～30 分	40～60 分	1 時間	11～13 時間	24 時間	24 時間
硫酸モルヒネ徐放製剤 MS コンチン	錠	×	経口	70～90 分	2～4 時間	2～4 時間	2.6 時間	8～12 時間	12 時間（8 時間）
硫酸モルヒネ徐放製剤 カディアン	カプセル	×	経口	40～60 分	6～8 時間	6～8 時間	5 時間	24 時間	24 時間（12 時間）
硫酸モルヒネ徐放製剤 ピーガード	錠	×	経口	40～60 分	4～6 時間	4～6 時間	22 時間	24 時間	24 時間
硫酸モルヒネ徐放製剤 モルペス	細粒	×	経口	30 分	2～4 時間	2～4 時間	7～9 時間	8～12 時間	12 時間（8 時間）
硫酸モルヒネ徐放製剤 MS ツワイスロン	カプセル	×	経口	60 分未満	2～4 時間	2～4 時間	2 時間	8～12 時間	12 時間（8 時間）
塩酸モルヒネ坐剤 アンペック	坐剤	○	直腸内	20 分	1～2 時間	1～2 時間	4～6 時間	6～10 時間	8 時間
塩酸モルヒネ注射液	アンプル	○	持続静注 持続皮下注	ただちに	12 時間	8～12 時間	1～3 時間		
塩酸オキシコドン徐放錠 オキシコンチン	錠	×	経口	1 時間	2～3 時間	2～4 時間	6～9 時間	12 時間	12 時間（8 時間）
塩酸オキシコドン速放製剤 オキノーム	散	◎	経口	12 分	100～120 分	1 時間	4.5～6 時間	4～6 時間	4～6 時間
塩酸オキシコドン注射液 パビナール	アンプル	○	持続静注 持続皮下注	ただちに	12 時間	8～12 時間	2.6 時間		
フェンタニルパッチ デュロテップ	貼付剤	×	経皮	2 時間	24～48 時間	24 時間	17 時間	72 時間	72 時間
クエン酸フェンタニル注射液	アンプル	○	持続静注 持続皮下注	ただちに	12 時間	8～12 時間	1.6 時間		

〔的場元宏．がん疼痛治療のレシピ（2007 年版）．東京：春秋社；2007．p.40-1 より引用〕

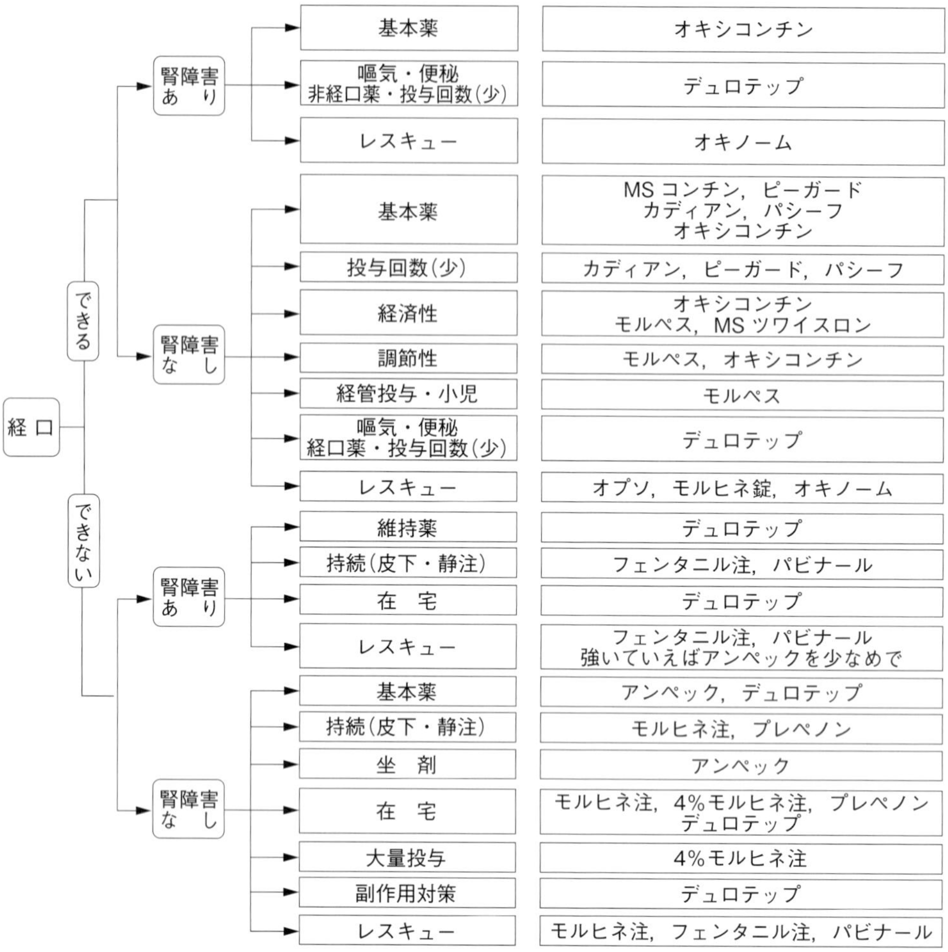

図２　各種オピオイド製剤の使い分け

〔的場元宏．がん疼痛治療のレシピ（2007 年版）．東京：春秋社；2007．p.42-3 より引用〕

ルヒネ 1 mg で 1 時間の鎮痛が得られたような場合のモルヒネ 1 日必要量は，1×24＝24 mg となる。2 時間の鎮痛が得られた場合には 12 mg のモルヒネが必要と算出される。この場合，経口的に服用されたモルヒネの多くは肝臓を通過するときに初回通過効果で代謝されるので，静脈内注射法で算出された 1 日必要量より多目（静脈内投与量の 2 ～ 3 倍）のモルヒネを処方する。モルヒネの体内利用率は 15 から 64％と個人差が大きいことも念頭に置く。

経静脈的にモルヒネを用いる場合には上記のとおり算出された量を用いるが，一般に 1 mg/時から開始する。フェンタニルでは 0.01 mg/時から開始する。

各種オピオイド注射剤の初期投与量設定については表２に示した[4]。

c.　コデインがすでに処方されている場合

コデイン 1 日量の 1/6 量のモルヒネを処方する。例えばコデイン 240 mg/日の患者ではモルヒネ 40 mg/日となる。

表2 オピオイド注射剤の初期投与量設定値

	効力比（倍）（倍）	薬液濃度（mg/ml）	PCA設定 持続投与量（ml/hr）	レスキュー投与量（ml/回）	ロックアウトタイム（分間）
《モルヒネ》					
経口	1				
皮下	2～3	1	0.5～2.0	0.5	20
静脈内	3	1	1	1	10
硬膜外	30	0.1	4	4	30
くも膜下	300	静脈内投与の1日量の1/100を24時間で投与 硬膜外腔投与の1日量の1/10を24時間で投与			
《フェンタニル》					
皮下	1	0.02	0.5～1	0.5	20
静脈内	1	0.01	1～2	1～2	10
硬膜外	1	0.01	4	4	30

（硬膜外腔投与を行う場合は，溶媒を低濃度の局所麻酔薬にする）
（服部政治，木村信康，高谷純司ほか．終末期医療におけるオピオイド注射液の使用法．癌と化学療法 2005；32：161-9より改変引用）

4 タイトレーション[5)]

タイトレーションとは鎮痛薬を低容量から段階的に増量し，患者の痛みを評価しながら患者の痛みがコントロールされる量を決めることである。

タイトレーションを正しく行うには痛みをきちんと評価（アセスメント）する必要がある。痛みのアセスメントとは，痛みの原因を明らかにし，痛みの治療を方向づけるためにもっともふさわしい診断や治療を考えることである[1)]。痛みのアセスメントに必要な項目は，痛みの性質と強さ，痛みの部位，痛みの性質などである。これらのアセスメントは継続して行い，患者に必要な鎮痛薬の量を決定する。タイトレーションは毎日行い，オピオイドの維持量が決定するまで続ける。また，その後も痛みのアセスメントを継続して行うことが重要である。

5 服薬量の調節

鎮痛効果をアセスメントし鎮痛効果の判定を行って鎮痛薬が十分かどうかを判断する。鎮痛が不十分で，かつ傾眠が見られないなら，翌日の1日服薬量を30～50％増量するのが通常の方法である[1)]。

突出痛に対する使い方

癌の痛みはいつも同程度の痛みが続くのではなく，時として痛みの急激な増強を見る（突出痛）。このときに行う鎮痛薬の処方をレスキューといい，その量をレスキュードーズという。基本的には痛みの増強が急激であるので，即効性の鎮痛薬が必要となる。

わが国において用いることのできる経口オピオイドは塩酸モルヒネ®錠，同末，同水溶液（オプソ®内服液），同坐剤（アンペック®坐剤），およびオキシコンチン®（オキノーム®散）である。

レスキュードーズの用量の決め方の基本は，持続的に用いているオピオイドがモルヒネ製剤の場合にはその量の1/6，オキシコドンの場合には1/4～1/8である。経口モルヒネ，フェンタニルパッチ，およびオキシコンチン®服用中のレスキュードーズに関しては表3[6]に示した。

レスキューの回数が1日3～4回以上になるようであれば，ベースとして用いているオピオイドの1日量自体を増量したほうがよい[7]。

オピオイドローテーション

1 オピオイドローテーションとは[8]

癌性疼痛の治療にオピオイドは欠くことのできない鎮痛薬であるが，その副作用や鎮痛効果の個人差などにより，その使用が困難となることがある。薬理学的には同じオピオイドに分類されるものの，薬物の相異によっては患者に現れる鎮痛作用や副作用の程度が異なることが基礎的[9]・臨床的研究[10]によって明らかにされてきた。例えばオピオイドの作用を決定する受容体の多様性がマウスでの研究で明らかになっている[1]。すなわち，オピオイドの種類を変更することにより鎮痛作用がよりよく現れたり，副作用が軽減されることが知られてきたのである。このことから，オピオイドによる疼痛治療の方法の中に，オピオイドローテーションという方法の必要性が叫ばれている。

オピオイドローテーションとは，“オピオイドによる鎮痛効果と有害作用とのバランスの維持が困難なとき，使用中のオピオイドを他のオピオイドに交替することによってそのバランスを回復すること”とされている[8]。現在，わが国においては種々のモルヒネ製剤のほか，フェンタニル，オキシコドンなどの強オピオイドが使用可能である。これらの薬物を用いたオピオイドローテーションについて述べる。

オピオイドローテーションは1993年，de Stoutz ら[11]，MacDonald ら[12]によって提唱されたが，この言葉は米国では opioid witching あるいは opioid substitution ともいわれている[6]。

表３　各種オイピオド服用中のレスキュードーズ

《経口モルヒネレスキュー》

モルヒネ製剤１日量	オキシコンチン１日投与量	レスキュー１回量（オプソなど）
20mg	15mg	
30mg	20mg	5mg
40mg		
50mg	30mg	
60mg	40mg	10mg
70mg		
80mg	50mg	
90mg	60mg	15mg
100mg		
110mg		
120mg	80mg	15mg
130mg		

《フェンタニルパッチに対するレスキュー》

	1.25mg（半面）	2.5mg	5mg	7.5mg	10mg
経口モルヒネ１回量	5mg	10mg	20mg	30mg	40mg
ハイリスク患者経口モルヒネ１回量	2.5mg	5mg	10mg	15mg	20mg
アンペック１回量	5mg	5mg	10mg	20mg	30mg
ハイリスク患者アンペック１回量	—	—	5mg	10mg	10mg
モルヒネ注１回量（/hr）	1mg	3mg	6mg	8mg	12mg
ハイリスク患者モルヒネ注１回量（/hr）	1mg	2mg	3mg	4mg	6mg
フェンタニル注１回量（/hr）	0.05mg	0.1mg	0.1mg	0.2mg	0.2mg
パビナール１回量（/hr）	2mg	4mg	8mg	12mg	16mg

※（/hr）は１時間かけて点滴静注という意味

《オキノームによるレスキュー》

１日の基本量 オキシコンチン	経口モルヒネ	デュロテップ	レスキューオキノーム１回量
10mg			2.5mg
20mg	30mg		
30mg	(40)mg		5mg
40mg	60mg	2.5mg	
50mg	(80)mg		
60mg	90mg		10mg
70mg	(110)mg		
80mg	120mg		
90mg	140mg	5mg	15mg
100mg	150mg		
110mg	(170)mg		20mg
120mg	180mg	7.5mg	

※今後臨床現場での追試とコンセンサスの型式が必要。使用する場合には十分な安全確認を！

〔的場元宏．がん疼痛治療のレシピ（2007年版）．東京：春秋社；2007．p.78-9より引用〕

2 オピオイドローテーションの理論的裏づけ[8)]

前述したように，あるオピオイドの受容体への感受性が個体によって異なることが挙げられる[9)14)]。それらは個体の遺伝子によって決定づけられている。近い将来，遺伝子学を基盤としたオーダーメード医療の発達により，ある個体（患者）におけるオピオイド受容体の性質が判明することで，その個体にとってもっとも副作用の少ないオピオイドの選択が可能になろう。

あるオピオイドへの耐性発現が起こったとき，他のオピオイドに変更すると，予想より低用量で前者の最終量での鎮痛効果と同等の鎮痛効果が認められることがある。すなわち異なるオピオイド間では交差耐性の発現が不完全であることを意味している[15)〜17)]。この現象によりオピオイドローテーションが可能となる。

モルヒネの投与経路を，経口投与から肝臓の初回通過効果を受けない経路（経静脈，経直腸，経皮，硬膜外あるいはくも膜下）に変更すると，モルヒネ長期投与による神経興奮作用（モルヒネ代謝産物のM3Gによる副作用とされている）が軽減することが知られている[18)19)]。すなわち，肝臓におけるモルヒネや他のオピオイドの代謝物質の量を減らすこと，また，肝臓での代謝産物に活性がないオピオイド〔例えばメサドン（本邦では未発売）〕の使用がオピオイドローテーションに理論的裏づけを与える。

3 オピオイドローテーションの適応[8)21)]

オピオイドローテーションの適応は以下のとおりである。

(1) あるオピオイドを使用し疼痛のコントロールはついているものの，治療困難な副作用が出現して，それ以上そのオピオイドを続行することができない場合。

(2) 疼痛も副作用もコントロールできない場合。

(3) そのオピオイドをいくら増量しても疼痛コントロールがつかない場合。

(4) オピオイドの反復・長期使用によって発現した耐性を回復したい場合。

(5) M3Gによると思われる不穏状態，精神症状を回復したい場合。

(6) 患者の状態により投与経路の変更が必要になった場合。

(7) 医療経済的な問題が発生した場合。

モルヒネによる副作用と不十分な鎮痛により，10〜30％の症例で疼痛コントロールが不成功に終わっていると報告されている[13)]。

4 オピオイドローテーションを考慮したときに必要な患者アセスメント[3)14)]

ある薬物を使用して副作用が出現したからといってただちに薬物の変更を考慮することは“邪道”である。まず，患者の置かれた状況を正しく評価しなくてはならない。以下のような評価・鑑別診断が必要である。

(1) 本当にそのオピオイドの副作用であるのか？：例えば悪心・嘔吐はオピオイドの

代表的な副作用であるが，イレウスなど消化管通過障害，抗癌薬の副作用など，多くの要因で出現する。

(2) 疼痛の性状とオピオイドの鎮痛効果：神経障害性疼痛，筋筋膜性疼痛などオピオイドが効きにくい疼痛ではないか。これらの疼痛ではオピオイドを変更しても鎮痛効果は低い。他の鎮痛手段を考慮すべきである。

(3) 興奮・譫妄・精神症状の原因探求：オピオイドの長期使用による副作用として重要視されているが，癌の脳転移・脳感染症，電解質異常，抗癌薬の使用，発熱，抗コリン薬の使用，脱水症，肝・腎障害などさまざまな病態で発現する。

(4) オピオイドの不足：患者の痛みに相応したオピオイドが処方されているか，あるいはきちんと服用されているか。要するにWHO癌性疼痛治療法の5つの基本方式がきちんと守られているか。

(5) 社会，心理的問題の評価，その他：薬物の値段（経済的問題），患者本人，家族・関係者のオピオイド服用への抵抗，医療従事者の不適当な言動など，十分な評価が必要である。

5 オピオイドローテーションの実際

a. わが国で使用できるオピオイドとその特徴

1) 塩酸モルヒネ®

作用発現時間が短いのでオピオイドの開始時のタイトレーション，突出痛への対処に用いられる。形状としては粉末，錠剤，水剤，坐剤，注射剤がある。

2) 硫酸モルヒネ

作用持続時間により12時間製剤，24時間製剤がある。形状も豊富で，顆粒，カプセル，錠剤，スティックがある。

3) フェンタニル

鎮痛作用についてはモルヒネの70～150倍と幅があるが，臨床上はモルヒネの100倍とするのが実用的とされている[13)]。主な代謝産物であるノルフェンタニルに薬理活性がないので，副作用は一般にモルヒネ製剤より軽度とされている。また尿排泄が非常に少ないので腎機能障害患者においても蓄積作用を心配せずに用いることができる。経皮吸収製剤としてフェンタニルパッチ，注射剤としてフェンタニル注射剤がある。

4) オキシコドン

鎮痛作用はモルヒネの1.5倍である。わが国では徐放性剤のオキシコドンの錠剤のみが使用可能である。モルヒネ製剤と同様な副作用があるが，その程度は一般に軽度とされている。また5 mg錠があり低容量からも開始できるため，従来コデインの適応と考えられた症例にも用いることができる。すなわち，第2段階から第3段階まで継続し

表4　オピオイドローテーション時の等鎮痛用量換算表

オキシコンチン®	硫酸モルヒネ徐放剤	デュロテップ®パッチ
20～60 mg/day 60～100 mg/day 100～140 mg/day	30～90 mg/day 90～150 mg/day 150～210 mg/day	25 μg/hr（2.5 mg パッチ） 50 μg/hr（5.0 mg パッチ） 75 μg/hr（7.5 mg パッチ）
等鎮痛に必要な用量比 （モルヒネを 1 としたとき） 2/3	1	等鎮痛に必要な用量比 （モルヒネを 1 としたとき） 1/100

（服部政治．オピオイドローテーション．小川節郎編．ペインクリニシャンのためのオピオイドの基礎と臨床．東京：真興交易医書出版部；2004．p.194-208 より引用）

て使えるオピオイドである。

5）ブプレノルフィン

拮抗性鎮痛薬である。強オピオイドと比べ鎮痛作用が劣る。注射剤と坐剤がある。

6）その他

ペンタゾシン錠，コデイン（粉末，錠剤），ペチジンが用いられるが，強オピオイドと比べ鎮痛作用が劣ったり作用時間が短い。

b．オピオイドローテーションの実際[13)]

わが国で実際に行われるオピオイドローテーションのほとんどは硫酸モルヒネ徐放錠，フェンタニルパッチ，およびオキシコドン徐放錠の間である。この 3 剤間のオピオイドローテーションの実際は服部[13)]によるオピオイドローテーション時の等鎮痛用量換算表（表 4）とレスキュー開始量の指標（表 5）が実用的と思われる。

いくつかの例を次に挙げる。

①　硫酸モルヒネ徐放錠 120 mg/日（分 2）からオキシコドンへ変更。

120÷1.5＝80 なので，オキシコドン 1 回 40 mg を 1 日 2 回とする。

レスキューとしては塩酸モルヒネ® を用いる。1 日量の 1/6 なので 120÷6＝20 なので 1 回 20 mg を用いる。

②　硫酸モルヒネ徐放錠 120 mg/日（MS コンチン® あるいはカディアン®）からフェンタニルパッチへの変更。

換算表からフェンタニル 5 mg 含有パッチを選択する。

レスキューは①と同様である。

③　オキシコドン徐放錠 80 mg/日（分 2）からフェンタニルパッチへ変更。

まずオキシコドンをモルヒネに換算する。すなわち 80×1.5＝120，換算表からモルヒネ 120 mg に相当するフェンタニルパッチ 5 mg を選択する。この場合はフェンタニルパッチ開始時にオキシコドンの 1 回分を同時に投与する。

④　フェンタニルパッチ 5 mg から硫酸モルヒネあるいはオキシコドンへの変更。

表 5　硫酸モルヒネ徐放錠，オキシコドン徐放錠，フェンタニルパッチ貼付時の概算レスキュー開始量

徐放製剤	レスキュー製剤	レスキュー製剤	レスキュー製剤
	モルヒネ速放剤 (塩酸モルヒネ錠，末，内服液)	iv モルヒネ(3) (塩酸モルヒネ注射剤)	iv フェンタニル(4) (フェンタニル注射剤)
硫酸モルヒネ徐放剤 1 日量	1 回： 1 日量の 1/6　q2hr	{徐放剤 1 日量÷ 2} ÷ 24	—
オキシコドン徐放剤 1 日量	1 回： モルヒネ換算(1) 1 日量の 1/6	{モルヒネ換算 1 日量÷ 2} ÷24	—
フェンタニル貼付剤の用量			
2.5 mg パッチ (600 μg/day)	10 mg/回(2)　q2hr	1.25 mg/回　q10min	25 μg/回　q10min
5.0 mg パッチ (1,200 μg/day)	20 mg/回　q2hr	2.5 mg/回　q10min	50 μg/回　q10min
7.5 mg パッチ (1,800 μg/day)	30 mg/回　q2hr	5.0 mg/回　q10min	75 μg/回　q10min
10.0 mg パッチ (2,400 μg/day)	40 mg/回　q2hr	7.5 mg/回　q10min	100 μg/回　q10min

(1) モルヒネ換算量＝オキシコンチン®1 日投与量×1.5 倍
(2) 経口レスキューはデュロテップ®パッチの経口モルヒネ換算量の中央値を参考にその 1/6 量を 1 回量とする。
(3) iv モルヒネレスキュー量は，経口モルヒネ換算量の中央値の 1/2 量を iv モルヒネ 1 日量と考え，その 1 時間量をレスキュー 1 回量に設定する。
(4) iv フェンタニルレスキューは，デュロテップ® パッチの 1 時間投与量をレスキュー 1 回量とする。
q2hr：2 時間間隔を空けて，q10 min：10 分間隔を空けて。
（服部政治．オピオイドローテーション．小川節郎編．ペインクリニシャンのためのオピオイドの基礎と臨床．東京：真興交易医書出版部；2004．p.194-208 より引用）

換算表から硫酸モルヒネ 120 mg（オキシコドンでは 120÷1.5＝80 mg）を選択する。フェンタニルパッチを剥がし，痛みが再現するのを待ち，痛みが出現したら，ただちにレスキューの塩酸モルヒネ®20 mg と硫酸モルヒネの 1 回分を同時に投与する。

オピオイドローテーションのタイミングについては図 3 を参照されたい[22)]。

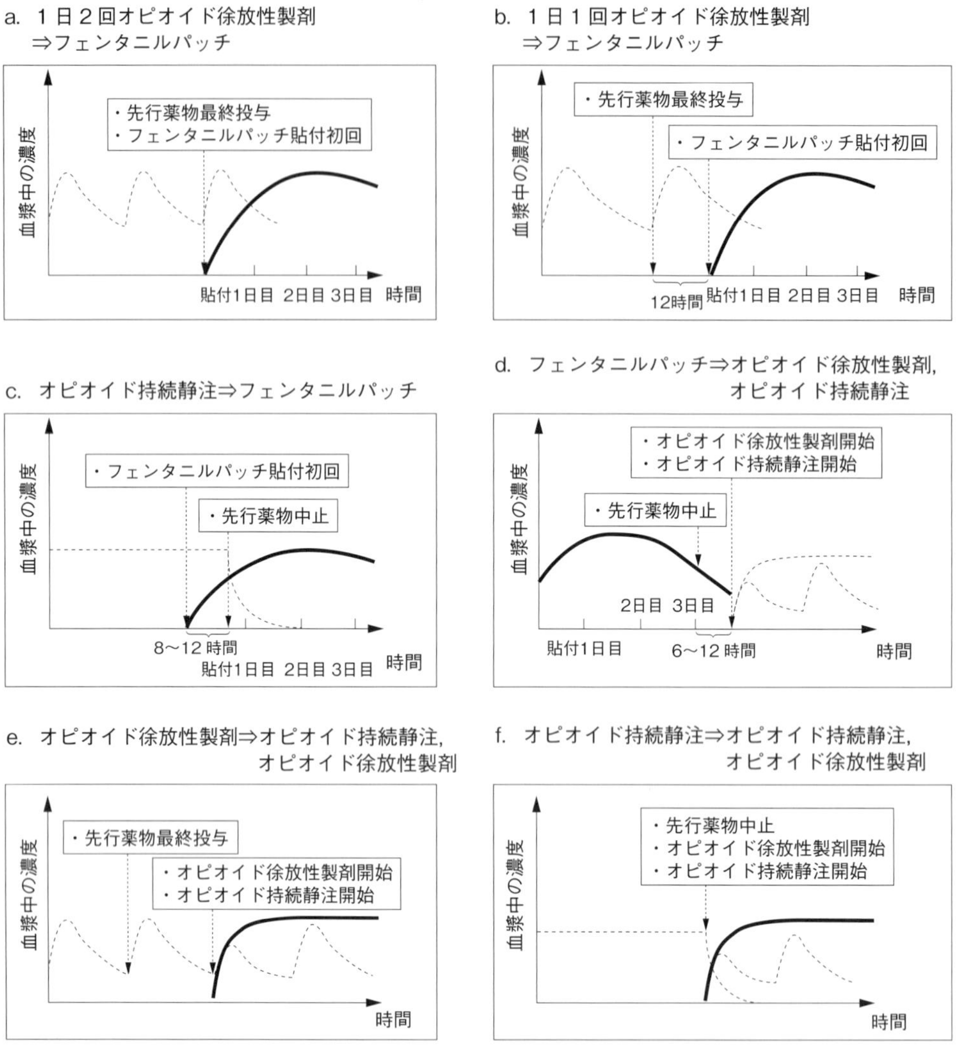

図3 オピオイドローテーション時の薬物変更タイミング

(国分秀也, 矢後和夫. 薬物動態からみたオピオイド・ローテーション. ペインクリニック 2008;29：910-21より引用)

■参考文献

1) 日本緩和医療学会・がん疼痛治療ガイドライン作成委員会編. Evidence-Based Medicineに則ったがん疼痛治療ガイドライン. 東京：真興交易医書出版部；2000. p.54-67.
2) 的場元宏. がん疼痛治療のレシピ (2007年版). 東京：春秋社；2007. p.40-1.
3) 的場元宏. がん疼痛治療のレシピ (2007年版). 東京：春秋社；2007. p.42-3.
4) 服部政治, 木村信康, 高谷純司ほか. 終末期医療におけるオピオイド注射薬の使用法. 癌と化学療法 2005；32：161-9.
5) 渡辺昭彦. オピオイド. 並木昭義監, 川股知之編. すぐに役立つがん患者症状コントロールに用いる薬の使い方と注意点. 東京：真興交易医書出版部；2008. p.21-39.
6) 的場元宏. がん疼痛治療のレシピ (2007年版). 東京：春秋社；2007. p.78-9.

7) 後明郁男．がんの薬物療法，5. モルヒネを使いこなす．ペインクリニック 2006；27：s67-s75.
8) 樽見葉子. オピオイドローテーションの臨床的意義. 鎮痛薬・オピオイドペプチド研究会編. 痛み臨床における鎮痛薬・オピオイドの選択．東京：メディカル・パブリケーションズ；2003. p.75-84.
9) Vaught JL, Mathiasen JR, Raffa RB. Examination of the involvement of supraspinal and spinal μ and δ opioid receptors in analgesia using the mu receptor deficient CXBT mouse. J Pharmacol Exp Ther 1988；566：295-8.
10) Mercadante S, Casuccio A, Fulfaro F, et al. Switching from morphine to methadone to improve analgesia and tolerability in cancer patients：a prospective study. J Clin Oncol 2001；19：2829-904.
11) de Stoutz ND, Bruera E, Suarez-Almazor M. Opiate rotation（OR）for toxicity reduction in terminal cancer patients（abstract）. Abstracts of the 7th World Congress on Pain. Seattle：IASP Press；1993. p.331.
12) MacDonald N, Der L, Allen S, et al. Opioid hyperexitability：the application of alternate opioid therapy. Pain 1993；53：353-5.
13) 服部政治．オピオイドローテーション．小川節郎編．ペインクリニシャンのためのオピオイドの基礎と臨床．東京：真興交易医書出版部；2004. p.194-208.
14) Moskowitz AS, Goodman RR. Autoradiographic analysis of μ1, μ2 and δ opioid binding in the central nervous system of C57BL / 6BY and CXBK（opioid receptor-deficient）mice. Brain Res 1985；360：116-8.
15) Sosnowski M, Yaksh TL. Differential coss-tolerance between intrathecal morphine and sufentanil in the rat. Anesthesiology 1990；73：1141-7.
16) Twycross R. Opioid rotation：does it have a role? Palliat Med 1998；12：60-3.
17) Bruera E, Pereira J, Watanabe S, et al. Opioid rotation in patients with cancer pain. A retrospective comparison of dose ratios between methadone, hydromorphone, and morphine. Cancer 1996；78：852-7.
18) Faura CC, Collins SL, Moore RA, et al. Systemic review of factors affecting the ratios of morphine and its major metabolites. Pain 1998；74：43-53.
19) Tarumi Y, Ota K, Maeno H, et al. Measuring plasma concentration of morphine and its metabolites is useful for pain control in cancer patient with renal impairment. J Jpn Soc Pain Clin 1999；6：110-3.
20) Cherny N, Ripamonti C, Pereira J, et al. Strategies to manage the adverse effect of oral morphine：an evidence-based report. J Clin Oncol 2001；19：2542-54.
21) 有田英子，花岡一雄．オピオイド・ローテーション．ペインクリニック 2002；23：919-27.
22) 国分秀也，矢後和夫．薬物動態からみたオピオイド・ローテーション．ペインクリニック 2008；29：910-21.

（小川　節郎）

IV

WHO 方式癌性疼痛治療法

はじめに

1986 年 WHO 癌性疼痛治療指針[1)]が発表され，モルヒネを中心とした癌性疼痛の治療法である WHO 方式が日本にも普及し始めたのはそれがきっかけとなっている。その普及の意図は，医療者であればだれでも施行可能な比較的簡単な鎮痛法を広めることであり，それによって世界のどのような国においても，多くの癌患者が痛みから解放されることにあった。そのコンセプトは，それから約 20 年が経過した現在でも癌性疼痛治療の基本となっている。そして，モルヒネは，モルヒネ以外にもオピオイドとしてオキシコドンやフェンタニル製剤が使用できるようになった現代においても，剤形の豊富さなどから，その中心であることはいうまでもない。WHO 方式は，シンプルであるが強力な鎮痛法であり，副作用対策，非薬物療法も含めた全人的な痛みの治療法の象徴であると考えられるが，副作用の少ない新しいオピオイド製剤の出現，新しい投与経路が可能な剤形の出現によって，現場で施行されている実態は時代とともに変化している部分もあると思われる。今回，WHO 方式の基本に立ち返り，その 5 原則を含めたそのコンセプトを再確認しながら，現状での癌性疼痛治療における役割を再検討することが本章の目的である。

WHO 方式癌性疼痛治療法の歴史的・社会的背景

癌の痛みの治療を行う時点で，以下に示す癌の痛みに関する情報が基本となる。

1 癌の痛みの頻度と特徴

癌の診断時および治療を受けている時点で，癌患者の半数に痛みがあり，終末期では 70％の患者では痛みが主症状となり，その 50％以上は中等度から高度の強さの痛みで，非オピオイド鎮痛薬で対処可能な痛みは 20％にすぎないといわれている。その痛みの多くが持続性であり，患者の 80％は 2 か所以上の部位に痛みを認め，また各部位の痛みが同じ機序で発生しているとはかぎらず，60％の患者の痛みの原因は複数である。痛みの治療は，原則として強い痛みのマネジメントから開始するが，ある部位の痛みが軽減するとほかの部位の痛みが増強したり，新たな痛みが発生することもある。さらに痛みの閾値を低下させる因子や上昇させる因子が知られており，その多くが患者の心理および社会的因子であり，これらの心理社会的因子への対処が，痛みのマネジメントに大きな影響を与えると考えられている。

2 癌の痛みの成因

痛みのすべてが，癌病変に起因するわけではない。70％は癌自体が原因となった痛みで，癌の軟部組織，内臓，骨への浸潤，転移や神経の圧迫や損傷，頭蓋内圧亢進などによることが多い。残りの30%の痛みの原因としては，筋の攣縮，リンパ浮腫，褥瘡などの癌に関連した痛み，手術，化学療法，放射線療法などの治療に関連した痛み，変形性脊椎症，関節炎などの癌患者に併発した，癌以外の疾患による痛みが挙げられる[2)]。進行再発癌患者は，このような痛みを複数もっていると考えられる。そして，長期間，痛みを放置することは，難治性の痛みを新たに作り出す可能性もある。

3 癌の痛み治療とWHOの対応

モルヒネを使用した癌性疼痛マネジメントなどの鎮痛薬の投与に関する研究は進歩しているにもかかわらず，1980年代初頭の多くの文献の解析結果では，先進国の癌患者の50～80%は適切な鎮痛薬の投与を受けていない現状が明らかにされた。WHOはこの問題を重視し，癌の1次予防，早期発見，治癒的治療の3項目で構成されていたWHO癌征圧に，進行再発癌に対する政策を新たに加え，その第1の目標として，癌性疼痛治療法の確立と普及と推進を挙げた。

WHOは，① 患者には痛みのマネジメントのための十分な鎮痛薬を要求する権利がある，② 医師にはそれを投与する義務がある，③ 痛みから解放されることは，すべての患者の権利とみなすべきである，④ 癌患者の診療に携わる医師は鎮痛薬の投与法に精通していなければならないとの勧告を出すと同時に，鎮痛薬投与法の基本方針をまとめた。WHOは試行期間の後，WHO方式癌疼痛治療法のガイドラインを盛り込んだ冊子“がんの痛みからの解放（Cancer Pain Relief)”第1版を1986年に，その後の新たな知見を取り入れた第2版[1)]を1996年に発刊し，癌性疼痛治療法の普及を行っている。ラダーの中での変更点として，ブプレノルフィンは第2段階のオピオイド鎮痛薬に分類されていたが，現在では第3段階に移行している。ただオピオイドに対して部分的なアゴニストであるため，実際にはあまり多く使用されていない。

同法に従って治療することにより80%前後の除痛率が得られるとされているが，厚生労働省の調査ではわが国ではいまだ十分に理解され活用されていないという報告もみられ，医学および看護教育の場を中心にWHO方式癌性疼痛治療法の普及が急務の課題であることが指摘されている。癌の痛みの治療は医師として基本的な手技であり，わが国においても医師の卒前および卒後教育での必須科目としてカリキュラムを作成することが急務と思われる。

WHO癌性疼痛治療指針[1)3)]

オピオイド鎮痛薬を基本としたWHO癌性疼痛治療指針は，癌の痛みに対して合理的な方法で適正量を決定し投与することによって痛みがとれる，単純で効果的な方法である。そして，その基本となるオピオイド鎮痛薬の有効性は，科学的にも裏づけられている。この方法が適切に行われれば癌患者の約90%の痛みは癒され，癌末期に至っても

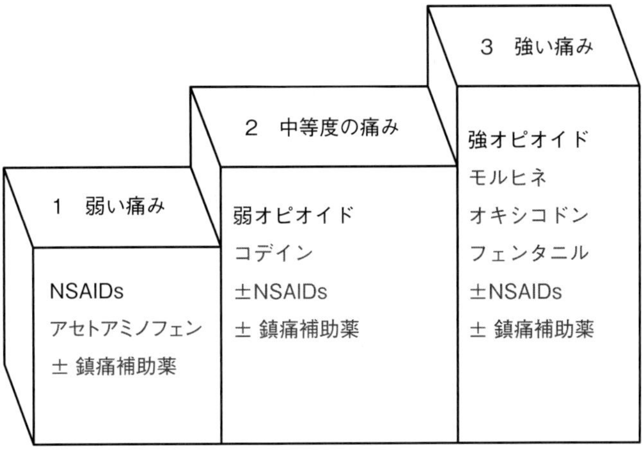

図 1 WHO 3段階ラダー

WHO は，弱い痛み，中等度の痛み，強い痛みという分類に基づく3段階のラダーを開発した。弱い痛みに対しては，アスピリン，アセトアミノフェン（APAP），非ステロイド性抗炎症薬（NSAIDs）と鎮痛補助薬を推奨している。中等度の痛みには，コデインとアセトアミノフェンの合剤，トラマドールと鎮痛補助薬が推奨されている。強い痛みに対しては，モルヒネ，ハイドロモルフォン*，レボルファノール*，フェンタニル，オキシコドンと鎮痛補助薬が推奨されている（*：わが国では未発売）。

（World Health Organization. Cancer pain relief, with a guide to opioid availability. Geneva：WHO；1996 より引用）

75％以上の患者の痛みが癒されることはこれまでも示されてきた。その基本的なコンセプトは，除痛ラダー（図 1）に基づいたものであるが，それを含め癌性疼痛に対してWHO 方式は 5 つの重要なコンセプトを呈示している。

1）経口的に（by the mouth）
2）時刻を決めて規則正しく（by the clock）
3）除痛ラダーにそって効力の順に（by the ladder）
4）患者ごとの個別な量で（for the individual）
5）そのうえで細かい配慮を（with attention to detail）

である。それぞれについて基本的なコンセプトを再確認する。

1 経口的に

経口投与は，鎮痛薬を投与するにおいて患者にとって最適な方法であるといわれており，コスト面で比較しても他の投与経路に比べコスト効率がよい方法とされている。経口製剤としては，速放性製剤，徐放性製剤が使用可能であり，それぞれの役割を認識して併用することが基本となる。オピオイドを使用する目的は，癌の持続的な痛みを取るために可能なかぎり安定した血中濃度を保つことであり（速放性製剤でも可能），突出痛に対しては速放性製剤によって可及的に早く痛みを和らげることである。モルヒネはもっとも製剤の種類が多く，錠剤，カプセル，粒剤，散剤，水剤が使用可能である。オキシコドンは，速放性製剤として散剤が，徐放性製剤として錠剤がある。フェンタニル製剤には消化管からの吸収が安定しない点もあり，経口投与製剤としては適さない。癌患者の状態は一定ではなく，化学療法中，放射線療法による口内炎や消化管閉塞などにより，経口投与ができなくなる場合がある。そのような場合には，モルヒネの注射製剤を使用すれば持続皮下注，持続静注で投与可能である。フェンタニルの貼付製剤は，オピオイド製剤で初めて経皮投与が可能となり，現在でも多くの施設で使用されているが，速放性製剤がなく，徐放性製剤，速放性製剤の組み合わせによる癌性疼痛治療という基本から考えると，現状ではまだ不十分な点であるといわざるをえない。末期の癌患者は，死亡する最後の4週間には2つ以上の投与経路が必要になることが多いという報告もあり，持続静注，持続皮下注の頻度は高いと考えられるが，持続静注，持続皮下注などは局所の疼痛を伴い，血管炎などを起こすこともあり，経口投与に比べて侵襲的であることも否定できない。経口投与はあくまで基本であって，患者の状況に応じて，最適な投与経路を使うことが重要であり，そのためにはそれぞれの投与経路の利点，欠点を理解しておく必要がある。

2 時刻を決めて規則正しく

鎮痛薬の投与は，時刻を決めた一定の時間間隔で規則正しく使用すべきであり，その投与量は，患者の痛みの強さに応じた量とすべきである。この量は患者に楽になったと感じさせる量であり，この量を求めて鎮痛薬を少しずつ増量していく。次回分の投与は，薬の効果が切れる前に行うべきである。そうすることによって痛みがいつも消失した状態が維持される。WHO 方式が発表された当時は，まだ徐放性製剤がなく，モルヒネ水が基本的な使用薬であった。投与法としては4時間ごと（眠前2倍量投与）の投与を行い，血中濃度の安定化を図っていた。現在ではモルヒネ以外にオキシコドンの速放性製剤が使用可能であり，6時間ごとの投与で安定した血中濃度を保つことができると考えられている。しかし，多くの徐放性製剤が開発された結果，速放性製剤は現在では持続的な痛みに対する定時投与の役割よりも，間欠的な痛みに対する臨時追加薬の役割として認識されることが多くなってきている。徐放性製剤は錠剤に含まれるオピオイド量が固定されており，痛みの初回治療にあたっては速放性製剤によって微調整をしていく方法も推奨されている。

3 除痛ラダーにそって効力の順に

WHO 3段階除痛ラダーに従って，鎮痛薬を順次選択していくことが基本である。第1段階に示される非オピオイドが痛みに対して有効でなかった場合には，この処方に軽度から中等度の強さの痛みに用いる弱オピオイド鎮痛薬を加える。それによっても鎮痛効果が不十分な場合には中等度から高度の強さの痛みに用いる強オピオイド鎮痛薬を代わりに用いる。適応があれば最初から鎮痛補助薬を併用することが示されている。重要な点は，わが国においては軽度から中等度の痛みに対して唯一使用できる弱オピオイドはコデインだけであるため，その天井効果（ceiling effect）を考えると，鎮痛が不十分である場合には早めに強オピオイドに変更することが望ましい。またコデインには徐放性製剤がなく，4〜6時間ごとの投与が必要となることもあり，多くの施設ではコデインを使用する以前に強オピオイドを少量から開始し，中等度の痛みに対して対応しているのが現状である。強オピオイドに関しては，天井効果がみられないため，オピオイドに反応する痛みに対しては，強オピオイドを増量することで対応が可能である。わが国で使用できるオピオイドはモルヒネ，フェンタニル，オキシコドンの3種類のみであり，すべてμ受容体作動薬である。しかし，それぞれの副作用の程度は患者それぞれによっても異なるため，モルヒネを基本薬として十分な副作用対策を行っているにもかかわらず，症状がコントロールできない場合には，オピオイドローテーションによって，それを解決することが示されている。

除痛ラダーの中で，軽度から中等度の癌の痛みを持つ患者を診察したときの最初のステップとして使用する鎮痛薬はアセトアミノフェン，アスピリン，またはその他の非ステロイド性抗炎症薬（nonsteroidal anti-inflammatory drugs : NSAIDs）とされている。鎮痛効果を増強させたり，痛みを悪化させたりする症状緩和に対する鎮痛補助薬は，痛みのタイプによらずどの段階においても併用すべきことも示されている。NSAIDsが投与された後にも痛みが継続するか増強する場合には，わが国において唯一使用できる中等度の医療用麻薬製剤としてコデインを使用する。この場合に注意する点は，NSAIDsの代わりに投与するのではなく，それに追加する形で投与することが重要である。

また，中等度から強度の痛みに対しては，経口オピオイドをNSAIDsまたはアセトアミノフェンとともに開始すべきであることが必要である。痛みをとるための適量とは，最小限の副作用（鎮静，迷妄，吐き気，便秘など）のもとに痛みが調節されることを意味していることを銘記する必要がある。

4 患者ごとの個別な量で

武田[1)]が述べているように，オピオイド鎮痛薬には標準投与量というものはないと考えるべきである。適切な投与量とは，その量でその患者の痛みが消える量である。経口モルヒネを例にとると，その1回投与量は徐放剤では10 mgを最低とし，速放性製剤では5 mgを1回最低投与量として1,000 mg以上にわたることはある。先にも述べたが強オピオイドには基本的に天井効果はなく，投与量の限界は増量による鎮痛効果が認められるかぎり上限はないと考えてもよい。鎮痛剤の相互作用に関しての知識も必要である。NSAIDsとオピオイド鎮痛薬の併用投与は，癌性疼痛治療法も癌化学療法と同様に，作用機序の異なる薬物を併用することで相加・相乗効果が得られることと同様に，第2・3段階でもオピオイド鎮痛薬に加え，NSAIDsや鎮痛補助薬を同時に投与することは，鎮痛効果を増強させるという意味でも重要なポイントである。しかし，複数の鎮痛薬の併用は，それぞれが持っている副作用を増強しあう可能性があることも念頭に置く必要がある。欧米ではモルヒネ，オキシコドン，フェンタニル以外にも数種類の構造式の異なるオピオイド鎮痛薬の使用が可能で，これらのオピオイド鎮痛薬を用いたオピオイドローテーション（opioid rotation）をすることによって，患者の状態に合ったオピオイド鎮痛薬を選択できるようになっている。わが国においてもメサドンの導入が視野に入っている。オピオイドローテーションを行うにあたっては（メサドンは特殊であり一定ではないが），等鎮痛量をもとにした換算比が用いられるが，それにあたっても交差耐性，患者ごとの反応性の違いなどに注意し，適正な投与量を決定すべきである。

5 そのうえで細かい配慮を

鎮痛薬の使用にあたっては，特にオピオイド鎮痛薬においては，副作用に対する対策が重要であり，事前にその副作用に関しての注意点，対策法についての詳細な説明が治療法の成否にかかわる場合もある。時刻を決めて規則正しく鎮痛薬を服用する大切さを，患者によく説明しておくことが重要である。特に，速放性製剤を1日に4～6時間ごとに使用し安定した鎮痛効果を得る場合には，服用を忘れたり，服用時間が著しくずれることにより血中濃度の低下が鎮痛効果に影響する可能性があると考えられる。現在頻用されている徐放性製剤の場合には服用時間の数時間のずれはあまり問題とはならないと考えられる。本来，医療者は，患者に対して鎮痛薬，副作用対策薬の基本的な服用の仕方を含め，処方の内容をていねいに記載して渡すことが理想である。現代では特に鎮痛薬に関してはオピオイドにかぎらず，患者に対して理解できる説明のうえでの了承（informed consent）が，これまで以上に重要になってくると考えられる。

WHO方式と実際の適応

WHOラダーにそって癌の痛みを治療する場合に注意しなければならない点は，強い痛みに対して弱い鎮痛薬から順番に開始したのでは，患者にとってはつらいということである。癌の痛みの変化が，弱い痛みから強い痛みに経時的に変化している場合には，痛みの強さに応じて順次対応していけばよいと思われるが，癌患者の痛みを専門に見ていると，必ずしもそうでない場合にも遭遇する。したがって，以下のような対応を勧めている。なお，痛みの大まかな定量化として11段階のVerbal Rating Scale（VRS）をもとにした対応が示されており，それを参考にすると，痛みなしはVRS 0/10，弱い痛み（mild pain）はVRS 1-3/10，中等度の痛み（moderate pain）はVRS 4-6/10，強い痛み（severe pain）はVRS 7-10/10程度という目安は分かりやすく，推奨されている[4]。またこの基準は，オピオイド鎮痛薬の適用を考える意味では侵害受容性疼痛に適用される。

1 癌の痛みが段階的に増加する場合

癌の痛みの種類は多彩であり，持続的な痛み，間欠的な痛みを基本とし，急性的な痛み，慢性的な持続的な痛みなどがあるため，痛みの治療にあたるうえにおいてはその特徴を経時的に，継続的にとらえる必要がある。その中で痛みは，弱い痛みから始まり，中等度，強度と段階的に変化していくことが多かったため，WHO 癌除痛ラダーも痛みの程度に合わせて段階的にという意味が込められていたものと考えられる。痛みは，腫瘍の進展とともに強くなる場合もあるが，必ずしも進展に伴わない場合もある。また，癌の治療によって進展が抑えられ，痛みが減少する場合，逆に腫瘍の圧迫が過度になった結果，痛みが減少し，しびれが強くある場合もある。それらの点を考えても，痛みの程度を無視して弱い段階から階段を上るように鎮痛薬を強めていくことは現実的に無理があり，強い痛みを訴えている患者に対して弱い痛み止めから開始することは倫理的に問題があると考えられる。したがって，そのときの患者の痛みに応じた適切な強さの鎮痛薬を投与することが重要である。もちろんその結果，段階的に痛みが増強する場合には，段階的に鎮痛薬を強めていけばよいことになる。

2 癌による強い痛みをもつ患者を初めて診察した場合

a. 強い痛みで受診する場合

強い痛みを持つ患者を診察することは，癌の痛みを専門に治療している医療者の場合には時々あることである。以下の 2 とおりに分けられる。① 痛みの強さが突然変化し，強い痛みになった場合，② 患者が痛みをぎりぎりまで我慢したか，もしくは医療者から中等度の痛みであったものを弱い NSAIDs などで我慢させられてきて，不安も募り，とうとう我慢できなくなって来院した場合である。VRS 7 から 10 の痛みを訴える場合には，いずれの場合においても，緊急事態（emergency）として緊急に対応すべきであり[4)]，鎮痛薬として強オピオイドが第一選択となる。ただし，前者の場合には病的骨折などをはじめとした薬物療法に反応しにくい痛みも含まれるため，その場合には適宜，手術適応を含めた非薬物療法を第一選択として考える必要がある。

b. 実際の対応

前述したように，癌による強い痛みに対しては，神経障害性疼痛のようなオピオイド不応性の痛みを除いて，オピオイド投与が必要となることが多い。早急な対応法として，オピオイドの静注または速放性オピオイドの投与が挙げられる。静注は，15 分以内に最大鎮痛効果が得られるので，反応性を見るうえでも有効であるが，呼吸抑制などの副作用に対するモニターも十分に行う必要がある。速放性製剤の経口投与は，静注に比べて効果発現は少し遅いが，安全性に関しては問題なく，帰宅を望む患者に対しては最初に行われることが多い。投与量に関しては，オピオイドをもともと使用していない患者の場合と，オピオイドをもともと使用している患者の場合とで対応が異なる。オピオイドをもともと使用していない場合には，静注投与として 2 ～ 5 mg 程度であり，経口投与としては速放性製剤の 5 ～ 10 mg/回程度としている。オピオイドを使用している場合にはレスキュー投与に準じる。投与後，静注では 15 分後，経口投与では 60 分後に痛みの再評価をすることが推奨されている[4)]。

小児癌性疼痛治療指針

小児癌に対しても1998年にWHO癌性疼痛治療指針が発表されている[5)]。基本的には，① by the ladder，② by the clock，③ by the appropriate route，④ by the child，が4つの原則とされている。小児の場合においても，痛みの強さに応じた鎮痛薬を使用することが提唱されている。しかし，小児の場合にはNSAIDsの適用は注意が必要であり，アセトアミノフェンが弱い痛みに対しては適応となることが多い。大人でも同様であるが，特に小児の場合には頓用処方は定時処方を基本として，それに付随する形で行う必要性が高い。投与経路に関してはあえて経口投与にこだわらず，その時点でもっとも単純で，有効で，投与に伴う苦痛がもっとも少ない投与経路が推奨されている。欧米では8歳以上になれば，自己調節鎮痛（PCA）法による on-demand 投与も可能になると考えられており，持続静注，持続皮下注投与においては小児においても有効な方法である。小児癌性疼痛治療においてもっとも重要な点は，痛みの評価が発達の過程において異なること，癌そのものの治療によって腫瘍の縮小，緩解が得られ，それに伴って痛みが消失，再発を繰り返す場合が多いことが挙げられる。小児癌に対する治療は進歩しており，内臓痛などでは治療によって腫瘍が縮小することにより，痛みが減少，消失することもある。

したがって，必ずしも痛みが段階的に増加していくわけではないことが多く，診断した時点での痛みの強さによって鎮痛薬を選択する必要がある典型であると思われる。

ま と め

WHO方式は現在においても，癌性疼痛治療の基本であるといえるが，鎮痛薬の進歩，癌治療の進歩などにより，基本理念に変化はないものの，現状に即した適応がなされるようになっている。しかし，強い痛みを訴える患者に対して安全性を考え，弱い痛み止めから開始するということが行われているとすれば，それはむしろオピオイドに対する理解が不十分であるといわざるをえない。オピオイドは，痛みの評価と適応の決定，投与量の設定，副作用対策を十分に行えば，安全に使用できることを教育することこそWHO方式のコンセプトではないかと考える。そして，重要な点は，痛みを訴える患者を，だれでもできる治療法で，どんな場所においても適切に治療できることである。そして，そのうえで，その時代において最大限の痛みの治療ができる施設，医療者の情報を患者が手に入れることが可能になることが望ましい。そして，WHO方式だけでは治療が不十分な一部の難治性の痛みがあったとしても，それに対応できる痛みの専門家に相談し，治療が可能となるような，医療連携の構築も重要である。

■参考文献

1）武田文和訳．がんの痛みからの解放（WHO 方式がん疼痛治療法，第 2 版）．東京：金原出版；2006. p.16-9.
2）下山直人，下山恵美．癌性疼痛，痛みの分子メカニズムと臨床．Molecular Medicine 2004；41：736-40.
3）Jacox A, Carr DB, Payne R, et al. The WHO Ladder, management of cancer pain, clinical practice guideline（No9）. AHCPR；1994. p41-64.
4）Miaskowski C, Cleary J, Burney R, et al. Ⅳ. Cancer pain management, guideline for the management of cancer pain in adults and children. Glenview, IL：American Pain Society；2005. p.39-46.
5）WHO. Therapeutic strategies, caner pain relief and palliative care in children. Geneva：WHO；1998. p.11-28.

（下山　恵美，下山　直人）

V

オピオイドの副作用とその対処

はじめに

現在，わが国で癌性疼痛に対して広く使用されているモルヒネ，オキシコドン，フェンタニルの3種類のオピオイドは，μオピオイド受容体に親和性の高いオピオイド鎮痛薬であり，本章では，これらを中心に副作用とその対策を述べる。

オピオイドの副作用一般について

副作用は，オピオイド受容体にそれぞれ親和性のあるオピオイド鎮痛薬が結合することで生じる薬理学的作用の一つとしても現れる（表1）。

モルヒネをはじめとするオピオイドは鎮痛作用を示す投与量においても種々の副作用を生じ，またそれぞれの薬物特性によって副作用の発現率に強弱があり，注意すべき副作用が異なることなど（表2），個々のオピオイドの薬物特性を十分理解したうえで使用することが重要である。さらに，用量に依存して，出現してくる副作用も異なるため，本来の目的の鎮痛作用が発現する前に副作用が現れてしまうことも多く，オピオイドへの信頼を損ねずに継続投与するためにも副作用対策は不可欠である（表3）。特に消化器系の副作用は適切な投与量でも発生する可能性が高いため，発生してから対処するよりも，予防する心構えが重要である。ほとんどの副作用は投与開始直後から現れること

表1　オピオイド受容体タイプと薬理作用

	受容体タイプ		
	μ	δ	κ
鎮痛	＋	＋	＋
報酬	＋	＋	－
嫌悪	－	－	＋
鎮静	＋		＋
悪心・嘔吐	＋		
縮瞳	＋		＋
プロラクチン分泌	＋		
利尿	－	－	＋
呼吸抑制	＋	－	－
鎮咳	＋	＊1	＋
便秘	＋	＋	－
排尿障害	＋	＋	
痒み	＋		＊2
体温下降	＋	－	－

＋：作用発現　－：作用なし

＊1：δオピオイド受容体作動薬は咳嗽作用，拮抗薬は鎮咳作用

＊2：κオピオイド受容体作動薬は，μオピオイド受容体による痒みを抑制

（岸岡史郎．オピオイドの基礎．小川節郎編．ペインクリニシャンのためのオピオイドの基礎と臨床．東京：真興貿易医書出版部；2004. p26 より引用）

表2　日本で使用されている3つのオピオイド鎮痛薬の比較

	モルヒネ	オキシコドン	フェンタニル
力価（モルヒネを1として）	1	1.5	150（100）
受容体	μ1 μ2（κ）	μ（κ）	μ1に親和性強い
用法	経口剤（速放性，徐放性），坐剤，注射剤（静注，皮下注，硬膜外）	経口剤（速放性，徐放性），複合注射剤	貼付剤，注射剤
活性代謝産物	M6G，M3G，腎	ほぼなし	ほぼなし
長所	剤形が豊富	低量の5mg製剤から使用可 調節性に富む 代謝産物に活性なく，腎障害でも使用可	便秘・嘔気が有意に少ない 経口不可時に有用 代謝産物に活性なく，腎障害でも使用可
短所	代謝産物に活性あり，腎障害では作用が遷延し，副作用が出現しやすい。 1）M6Gはオピオイド受容体に結合し，鎮痛作用もあるが傾眠，嘔気・嘔吐，呼吸抑制の原因となる。 2）M3Gはオピオイド受容体に結合せず，譫妄，ミオクローヌス，痛覚過敏の原因となる。 肝機能障害時には遅延する。	便秘の発生はモルヒネと変わりない。 肝機能障害時には遅延する。	貼付剤 1）増量時に調節性乏しい。 2）皮膚かぶれ 3）血中濃度に個人差あり。 特に高用量使用時に痛みの増強や退薬症状に注意が必要。 肝機能障害時には遅延する。

表3　モルヒネの鎮痛効果ED_{50}を1としたときに副作用発現に必要な用量

鎮痛	1
便秘	0.2
嘔気・嘔吐	0.1
行動抑制（鎮静）	2.6
呼吸抑制	10.4
致死量	357.5

から，長期投与した後に現れる場合はオピオイド以外の原因も考える必要がある。また，投与中，嘔気，眠気，混乱などが出現してきた場合，肝・腎機能とともに高カルシウム血症を鑑別する必要がある。

以下の患者は嘔気，眠気，譫妄などの副作用が出現しやすいので注意が必要であり，オピオイドの投与も少量から開始することが望ましい場合もある。

① 腎機能障害または肝機能障害を有する患者，② 高カルシウム血症を有する患者，③ 感染症を併発している患者，④ 化学療法，放射線療法を施行中あるいは施行後の患者，⑤ イレウス，⑥ 頭蓋内圧亢進のある患者，⑦ 高齢者，⑧ 電解質異常の見られる患者。

投与開始時からコントロールすべき副作用

1 便　秘[2)〜6)]

便秘は“個々にとって，通常より固い便が少ない回数しか排出されないこと”あるいは“排便困難や不快感を伴う排便回数の減少”と定義される。

a. 発生頻度

癌患者の 25 〜 50％に見られ，オピオイドの長期投与によりほぼ全症例に発生する，不可避の副作用である。

b. 特徴

耐性が形成されにくく，鎮痛域よりも低用量で出現することから，投与初期からの対策が必要である。

c. 発生機序

μ および δ 受容体を介した，腸管神経叢でのアセチルコリン遊離抑制と腸管でのセロトニン遊離促進作用によるものであり，腸管分泌を抑制し，内容物の粘稠度を増加させるとともに，腸管の輪状筋を収縮させて蠕動運動を抑制し，肛門括約筋の緊張を高めるために生じる。病期の進行とそれに伴う身体活力の低下，脊髄圧迫などが合併していると生じやすい。

d. 対策[8)9)]

患者に便秘の定義を説明しても理解が得られないことも多く，排便回数を画一的に 1 日 1 回で調整するのは困難なことも少なくない。自分が便秘なのか判断できない場合，排便時の疼痛の有無で判断する。疼痛がある患者では，排便時に“りきむ”ことで疼痛が増強するため，“りきまない”で排便できる固さに下剤を調整することが大切である。具体的には便の性状が兎糞状であるかという点と，排便に困難を感じたり，残便感や腹部膨満感などの症状があるかどうかである。これらの症状があれば，積極的に排便誘導を行うことが大切である。便秘が継続すれば腹部膨満感が出現し，対処しなければ宿便や麻痺性イレウスに発展する。

臨床で使用される下剤を表 4 に示す。通常，刺激性緩下薬（センナ，ピコスルファートナトリウム）単独か，浸透圧性緩下薬（酸化マグネシウム）との併用が一般的である。セロトニン受容体アゴニストであるクエン酸モサプリドやパンテノールの併用も腸管蠕動を促進する目的で併用される。

ナロキソン経口投与は，下剤で排便のみられなかった癌性患者において有効性が示唆されている。同時に，疼痛の悪化，耐薬症候の出現も報告されており，注意深いタイト

表4　オピオイド鎮痛薬による便秘に対してよく使用する薬物

分類	一般名	商品名	作用時間	常用量
刺激性緩下薬	センナ製剤	プルゼニド®	8～10時間	1～2錠/回
		アローゼン®	8～10時間	0.5～1g/回
	ピコスルファートナトリウム	ラキソベロン®液	7～12時間	10～15滴/回
	炭酸水素ナトリウム	新レシカルボン®坐剤	10～30分	1～3個/日
浸透圧性緩下薬	酸化マグネシウム	カマ®	8～10時間	1～3g/日
	ラクツロース	モニラック®	24～48時間	30～90ml/日
腸管蠕動促進薬	クエン酸モサプリド	ガスモチン®	8～10時間	3～6錠/回
	パンテノール	パントール®	不明	1,000～1,500mg持続静注

レーションが必要である[10)]。

末梢性オピオイド受容体拮抗薬メチルナルトレキソンは，動物実験やヒトの摘出標本において，末梢オピオイド受容体に直接作用して消化管の蠕動を改善すると報告されている[11)]。臨床においても癌性疼痛に対するメサドン内服に伴う便秘の患者に，静脈内，経口投与いずれにおいても，副作用や鎮痛効果を損なうことなく便秘を改善したという報告があり，わが国での臨床応用が待たれる[12)13)]。

e. 処方例

例1；センナ0.5～1g眠前＋酸化マグネシウム0.5～2g/日

例2；ピコスルファートナトリウム5～10滴から開始（5～10滴ずつ増量）＋酸化マグネシウム0.5～2g/日

例3；センナ0.5～1g眠前＋酸化マグネシウム0.5～2g/日にピコスルファートナトリウム頓用

2 嘔気・嘔吐[3)～6)]

モルヒネ副作用の中で，便秘についで頻度の高い副作用であり，きわめて不快な自覚症状である。そのため，患者はモルヒネを内服したがらなくなることもあるが，これらの症状は防止可能である。もっとも大きな問題はそれが患者に説明されていないことである。しかし，それに対する対策があり，予防的に投与することによって症状の軽減が可能であることを事前に説明しておけば，副作用に対する恐怖を緩和することが可能である。

a. 発生頻度

経口モルヒネ剤投与患者の15～30％に生じると報告されている[14)15)]。

b. 発生機序

嘔気・嘔吐を生じるメカニズムは複数の機序が関与している。① 延髄の化学受容体引金帯（chemoreceptor trigger zone：CTZ）にあるドパミン受容体を刺激することによる，② 前庭器の過敏が原因となる，③ 胃前庭部の緊張や運動性の低下，胃内容の貯留，などから生じると考えられている。

c. 特徴

オピオイド特有の嘔気は1～2週間で耐性が生じるため，制吐薬は2週間ほどで中止できるが，それ以降の嘔気は，その大半が便秘からくるものであり，便秘のコントロールを十分に行うことが重要である。その他の原因として化学療法の影響，イレウスや狭窄，脳転移など，癌患者では原因も多岐にわたるため，注意深い観察が重要である。

患者の状態が悪化し，肝機能や腎機能障害を伴うようになると，代謝，排泄が妨げられ，副作用が強く現れることがある。

d. 対策（表5）

投与開始初期，あるいは増量時に症状を訴えることが多く，一部の患者では初回投与後に嘔吐が見られる場合もある。一度経験してしまうと，以後の服用をためらうこともあるため，オピオイド鎮痛薬開始と同時に予防的に制吐薬も服用する。また嘔吐時の体動に伴う痛みの再発が懸念されるため，予防策を講じることは重要である。

CTZ 刺激が原因の場合，ドパミン D_2 受容体拮抗薬が第一選択となる。プロクロルペラジン，ハロペリドール，クロルプロマジンや，さらにオンダンセトロンなどのセロトニン受容体拮抗薬を使用する。しかし上記に挙げたドパミン受容体拮抗薬は悪性症候群や錐体外路症状を呈する場合もあり，通常経口投与可能な場合にはプロクロルペラジンを2週間投与した後，可能であれば消化管への作用が弱いトリヘキシフェニジル，ビペリデンあるいはプロメタジンなどの中枢性抗コリン剤を併用することも考慮する。

e. 処方例

通常経口可能な患者では以下のような処方例が一般的であるが，原因別の薬物選択法を表5に示す。

例1；プロクロルペラジン　15 mg/日分3
例2；メトクロプラミド　15 mg/日分3
例3；例1と例2を併用
例4；例1または例2とドンペリドン坐剤の併用

表５　嘔気・嘔吐に対する予防対策

モルヒネ使用中の患者から吐き気の相談があったとき
［ポイント］　状況の把握（発現時間，増量の様子など），受診可能かどうか

1．服用して何時間経過後に吐き気を感じたか？
- ●　吐き気の出現時間と Tmax が重なっている場合
  参考）モルヒネ水：30 分～ 1 時間後
  アンペック®：1 ～ 2 時間
  MS コンチン®：2 ～ 4 時間

  →モルヒネが CTZ を直接刺激していると考えられる
  1）制吐薬としてドパミン D_2 受容体拮抗薬を推奨する（セレネース®，ノバミン®，ウィンタミン®）
  2）Cmax を低下させるようなモルヒネ投与法への変更→ 1 日量を変更せずに投与回数を増やして 1 回量を減量する。
  3）受診不可能な場合：近医で制吐薬を処方してもらう

2．どのようなときに吐き気が生じたか？
- ●　乗り物に乗ったとき，あるいはその後に吐き気を感じた（乗り物酔いのような吐き気）
- ●　横になっているときは大丈夫だが，立って体を動かしたときに起こった（振り向く，起きあがる，眼球を動かす，などの体動時）

  →モルヒネが前庭器を過敏にしていることが考えられる（前庭器からの刺激による嘔気・嘔吐）
  1）制吐薬として抗ヒスタミン薬を推奨する（トラベルミン® など）
  2）受診不可能な場合：トラベルミン® を薬局で購入

3．食事との関係は？
- ●　食事時間のときや食後に吐き気を生じた。

  →モルヒネによる胃内容物の排出制限が原因と考えられる
  1）モルヒネの Tmax と食事の時間をずらす。
  2）制吐薬として消化管の運動促進薬（ナウゼリン®，プリンペラン®）

4．その他
- ●　上記いずれでも対処できない場合
  1）ステロイド薬が効く場合もある（作用機序不明）

投与量にかかわらず出現する副作用

1 排尿障害[3)～7)]

a．発生頻度

モルヒネでは経口で 1 ～ 3％，硬膜外投与で 20 ～ 70％と高率に出現する。

b．発生機序

脊髄の μ 受容体を介して排尿反射を抑制し，尿管の収縮や緊張を増加させ，外括約筋を緊張亢進，排尿筋弛緩により膀胱容量増大を招く。

c. 特徴

通常は耐性獲得も早期で，症状も軽いことから薬物療法が必要となることはまれである。

d. 対策

1）薬物療法

症状が継続する場合には，排尿筋の収縮力を増強させるコリン作動薬（ジスチグミン）や膀胱括約筋を弛緩させるα遮断薬（タムスロシン）を併用する。

2）導尿

3）オピオイドローテーションの検討，硬膜外投与以外の方法

2 瘙痒感[3)～7) 18)]

a. 発生頻度

モルヒネ硬膜外投与時には約50％前後出現することがある。

b. 発生機序

ヒスタミンの遊離が原因の一つであると考えられている。またμ受容体を介する中枢性の痒みの機序も考えられるが，すべては解明されていない[16) 17)]。

c. 特徴

顔面（特に鼻や眼窩周囲），頸部，上胸部の皮膚に紅潮とともに出現する。

d. 対策

皮膚乾燥対策のほか，抗ヒスタミン薬やオンダンセトロンの有効性が示唆されている。特に硬膜外投与時の瘙痒には70％以上の有効率が認められている[18)]。また，就眠量以下のプロポフォール10～20 mgの静注で，モルヒネの瘙痒が消失したとの報告もある[11) 19)]。ヒスタミン遊離作用が少ないフェンタニルやオキシコドンへのオピオイドローテーションを行うことも考慮する[20)]。

3 口　渇[3)～7)]

口渇はモルヒネの外分泌腺の分泌抑制により起こる。

a. 発生頻度

程度の強弱はあるものの，口渇は50％の患者で認められる。

b. 発生機序

外分泌腺の分泌抑制作用による。

c. 特徴

口腔の乾燥状態が続くと口腔粘膜の萎縮が起こり，口腔粘膜疾患を発生する可能性がある。また，経口摂取が困難な場合，唾液腺の廃用性萎縮が生じるため，口渇がより顕著になる。口渇を引き起こす原因は多種にわたるため，脱水の有無や併用薬などの調査は重要である。

d. 対策（表 6）

対症療法として，水分摂取や唾液分泌刺激，口腔内の潤滑保持が勧められる。具体的には，ビタミン C など酸味のある薬物や食べ物の摂取，氷片を含む，レモン水の摂取，人口唾液の噴霧などが挙げられる。

増量や過量投与によって出現する副作用

1 眠　気[3)～7)]

オピオイド治療開始時や増量した場合によく見られる副作用であるが，数日で改善する場合も多い。

患者や家族は投薬の開始とともに眠気が出現すると不安になることがあるので，開始前に説明する必要がある。

a. 発生頻度

眠気は一般的に投与量と関係するが，少量でも見られることがある。モルヒネ服用の 20％程度と報告されている。

b. 特徴

多くの場合には耐性を生じる。増量せずに投与を継続した場合，通常，3 ～ 5 日で消失する。

c. 対策

眠気はオピオイドの過量投与を示す最初の徴候であり，症状が出現した場合は投与量を減量する。激痛時は痛みが取れるまで眠気は出現せず，原則として痛みが取れるまでは強い眠気は生じないため，除痛が得られてから強い眠気を訴える場合にはオピオイドの過剰投与の可能性も検討する。制吐薬，特にプロクロルペラジンの副作用が原因とな

表6 口腔乾燥・口内炎の治療

	薬品（商品名）	剤形	処方内容	効用
口腔乾燥	人工唾液（サリベート®）	噴霧	1回1～2秒，1日4～5回	口腔粘膜の湿潤作用
	2%重曹水	含嗽	重曹 10g 水 全量 500 ml	粘液溶解作用
	レモン水	含嗽		レモン：唾液分泌促進作用
	レモングリセリン	塗布	グリセリン 30 ml レモンエッセンス 1 ml	グリセリン；粘膜保護作用，軟化作用，保湿作用 レモン：唾液分泌促進作用
	ワセリン	塗布		局所保護作用
	熱処理済み白ごま油	塗布		局所保護作用
	オリーブ油	塗布		局所保護作用
	口渇緩和ドロップSST錠	含嗽	口渇時に1～2錠，口中に含む	
口内炎（消炎）	アズレンスルホン酸ナトリウム（アズノール®）	含嗽	アズノール® 10T 水 全量 500 ml	抗炎症作用 ヒスタミン遊離抑制
	アズレンスルホン酸ナトリウム（アズノールST®）	挿入錠	1日4回	上皮形成促進作用
	アズレンスルホン酸ナトリウム重曹（含嗽用ハチアズレ®）	含嗽	ハチアズレ® 1P（2g） 水 全量 100 ml	アズレン→上記同様 重曹→粘膜保護作用 ハッカ油：消臭，清涼感
	トラネキサム酸（トランサミン®含嗽）	含嗽	トランサミン® 1A（1g） 水 全量 100 ml	抗炎症作用 抗プラスミン作用
	トラネキサム酸（トランサミン®ゼリー）	塗布	トランサミン® 1A（1g） PANA 適用	止血作用
	トラネキサム酸（トランサミン®）	散布	トランサミン®カプセル	

（井関雅子，山口聖子，浅井清剛ほか．【癌の疼痛制御】モルヒネの副作用対策 呼吸抑制，掻痒感，口渇．綜合臨牀 2003；52：2428-32より引用）

ることもあり，嘔気・嘔吐のコントロールがついていれば，制吐薬の減量も考慮する。その他，肝機能障害，腎不全および高カルシウム血症を鑑別する必要がある。

また，モルヒネ増量したとき，疼痛が軽減せず眠気ばかりが強まる場合は，モルヒネ無効の痛みである可能性が高い。腎機能障害患者の場合，代謝産物の蓄積を原因とする眠気が発生しやすく，オキシコドンやフェンタニルでは，これら腎機能低下による影響が出にくい。眠気を原因としてオピオイドローテーションを行う場合は，眠気の発生が少ないフェンタニル（デュロテップ®）が有効である。

オピオイド過量投与時の傾眠傾向であれば，呼吸回数低下を伴う場合がほとんどであり，呼吸回数が正常または頻呼吸で傾眠傾向を示す場合は，他の原因を調べる必要がある。

2 呼吸抑制[3)〜7)]

a. 発生頻度

経口モルヒネ投与では0.5%以下である。

b. 発生機序

μ受容体を介した作用であり，脳幹の呼吸中枢に作用し，換気反応を用量依存的に抑制することにより起こる。二酸化炭素が蓄積されても呼吸が刺激されない。

c. 特徴

耐性が生じやすく，痛みそのものが呼吸抑制に拮抗的に働くので，適切な投与を行うかぎり問題となるような呼吸抑制の発現はきわめてまれである。呼吸回数の減少が特徴的である。

d. 対策

呼吸抑制は過量投与時に生じやすく，急激に痛みが軽減した場合には注意を要する。また，筋注や急速静注などで必要以上に血中濃度が上昇した場合，硬膜外投与時，不適切に増量を続けた場合などに呼吸抑制が起こりうる[21)]。

呼吸抑制に先立ち，傾眠傾向が見られ，鎮静作用が強く出現した場合は十分な監視が必要である。

呼吸数が1分あたり10回未満で，意識レベルが低下した状態であれば，ナロキソンの投与を検討する[22)]。ナロキソンの半減期は短いため，呼吸抑制が再発する可能性もあるので，単回投与で効果が得られても油断せず，持続注入や繰り返し投与を検討する。

呼吸抑制が生じたとき，症状が軽度で可逆的と判断されたときは，以下の手順で投与量を調節する。① 刺激を与え，意識的に呼吸するよう促し，必要なら酸素吸入を行う。② 次回のオピオイド投与を見送る。③ 3回目以降のオピオイド投与量を減量する。また疼痛治療において高度な呼吸抑制が起こることはまれであるが，その場合，拮抗薬であるナロキソンによる薬理学的な改善が必要となり，① 気道確保，② 酸素吸入，③ ナロキソン投与，の順で退薬症状に留意しながら，モニター機器を用いて回復するまで監視する。

3 錯乱，幻覚[3)〜7)]

a. 発生頻度

オピオイド投与で1〜3%と報告されている。

b. 特徴

オピオイドによる錯乱や幻覚は投与開始時や増量時に見られことがあるが，比較的早期に耐性が獲得されるため，モルヒネを増量せずに3～5日間継続していれば消失する。

c. 対策

症状が出た場合には他の原因との鑑別が重要となるが，オピオイドが原因となる場合は，減量または他の薬物への変更が必要となる。

錯乱の症状が激しい場合や長く続く場合にはハロペリドールを投与する。オピオイドローテーションも考慮する。

4 譫　妄[3)～7)] (表7)

a. 発生頻度

モルヒネの1～3%と報告されているが，軽度のものまで含めると20%との報告もある。軽度の場合，医療者も気づかないこともある。

表7　譫妄の原因

分類	原因	
直接原因	中枢神経系障害	新生物（原発性/転移性*），脳血管障害，感染（脳炎，髄膜炎），放射線治療，傍腫瘍性神経障害症候群，頭部外傷
	臓器不全	肝不全，腎不全，呼吸不全*，心不全
	内分泌・代謝障害	高Ca血症*，高Na血症，低Na血症，内分泌障害，血糖値異常，脱水*，アシドーシス，アルカローシス
	栄養障害	低栄養*，ヒスタミン欠乏症
	血液・凝固異常	貧血*，DIC
	感染症	
	体温異常	高体温，低体温
	薬物	オピオイド*，向精神薬*（ベンゾジアゼピン/三環系抗うつ薬/抗てんかん薬/抗コリン薬/抗ヒスタミン薬），ステロイド*，H_2拮抗薬，NSAIDs，抗生物質，抗ウイルス薬，抗癌薬
	薬物離脱	オピオイド*，ベンゾジアゼピン，ステロイド，アルコール
	その他	疼痛*，てんかん，手術後
準備因子	高齢*	
	認知症*	
	視覚障害，聴覚障害	
	身体機能低下*	
誘発因子	心理社会的ストレス	
	睡眠障害	
	感覚遮断または過剰負荷	
	身体拘束	

＊緩和ケア領域で特に重要なもの

b. 特徴

臨床的特徴として，落ち着きのなさ，不安，睡眠障害，いらいらなどの前駆症状，覚醒度の低下，情動関連症状，知覚の変化（誤解，錯覚，妄想，幻覚），失見当識，記銘力障害などさまざまである。

c. 対策

総合的に原因を検索する。高カルシウム血症など他の原因があれば，その治療を優先する。精神的な要因も含まれていれば，精神的な支持や環境の整備が必要である[23)]。

夜間に落ち着きがなく，不眠を訴える場合，譫妄の始まりと考え，眠剤の増量などを考えず，抗不安薬や睡眠薬など精神作用薬の減量または中止を考慮する。フマル酸クエチアピン 25 mg，リスペリドン 1 mg またはハロペリドール 0.75 mg（1.0 mg）眠前投与から開始し，必要に応じ 1 日 2 ～ 3 回に増量する。また，睡眠覚醒リズムの障害がある場合には，ハロペリドールを 2.5 mg（または 5 mg）と塩酸ヒドロキシジン 25 mg を眠前 30 分で投与し，さらに途中で覚醒する場合には同薬物を投与する。終日譫妄の場合，ハロペリドールを 10 ～ 20 mg/日持続静注を行うが，単独で増量した場合，錐体外路症状が出現することもあるため，活動性の高い譫妄の場合はミダゾラムの持続静注を併用する。

5 ミオクローヌス，知覚過敏[3)～7)]

a. 発生頻度

2.7 ～ 87％と報告に差がある。

b. 発生機序

詳細なメカニズムは解明されていないが，代謝物 morphine-3-glucuronide（M3G）の蓄積が原因と考えられ[24)]，モルヒネを長期に投与した場合に出現することもある。その他，オピオイド 2 剤を併用している場合は，肝酵素誘導によって代謝が亢進し，M3G が増加することなどから起こりえることなども報告されている[25)]。知覚過敏もミオクローヌスと同様の機序で起こると考えられ，M3G の脊髄での抗グリシン作用により，グリシンの神経抑制作用が減弱するために生じると考えられている[20)26)]。

c. 特徴

筋肉が不随意に収縮するミオクローヌスは，どのオピオイドにおいても見られる副作用であるが，クロナゼパムやミダゾラムなどのベンゾジアゼピン系抗不安薬やダントロレンやバクロフェンといった骨格筋弛緩薬が有効な場合もある[27)]。軽度では経過観察とし，程度が強い場合にはオピオイドローテーションや抗てんかん薬であるクロナゼパムを 0.5 mg 就眠前から始めて 2 mg/日まで，必要に応じて増量する。

その他の副作用

1 発　汗

副作用としての発汗は高頻度に見られるが，まず他の疾患による発熱に伴う二次的な発汗の可能性を除外する。

原因不明の，いわゆる“腫瘍熱”といわれるような場合にはナイキサン®を投与する。それでも治まらない場合は少量のステロイドを併用する。

発熱のない発汗はオピオイドによると考えられるが，対症療法もない。

2 気分高揚，うつ状態

気分高揚は癌患者にはほとんど見られないが，うつ状態はしばしば見られる。抗うつ薬を投与するが，反応しない場合は中止後，ステロイドを試みる。

3 paradoxical pain

モルヒネなどが大量に投与されると，逆に疼痛を生じることがある。くも膜下投与での発症が多いが，全身投与でも起こるとされている。メカニズムは不明であるが，M3G が関与していると考えられている。これによりオピオイドローテーションも考慮する必要がある。

■参考文献

1) 岸岡史郎．オピオイドの基礎．小川節郎編．ペインクリニシャンのためのオピオイドの基礎と臨床．東京：真興交易医書出版部；2004. p.26.
2) 武田文和．モルヒネの副作用対策．大阪：最新医学社；1997. p.5-12.
3) 長櫓　巧，安部俊吾．モルヒネの副作用．ペインクリニック 1994；20：231-336.
4) 伊藤美由紀，的場元弘，外須美夫．モルヒネの副作用対策．ターミナルケア 2001；11：63-71.
5) 国立がんセンター中央病院薬剤部編．モルヒネによるがん疼痛緩和改訂版．東京：エルゼビア・ジャパン；2004. p.108-36.
6) 吉野景子，宮野早苗，加藤裕久．がん性疼痛に対するモルヒネ製剤の臨床．小川節郎編．ペインクリニシャンのためのオピオイドの基礎と臨床．東京：真興交易医書出版部；2004. p.69-75.
7) 日本緩和医療学会がん疼痛治療ガイドライン作成委員会編．モルヒネの副作用と対策：Evidence-Based Medicine に則ったがん疼痛治療ガイドライン．東京：真興交易医書出版部；2000. p.68-78.
8) Maguire LC, Yon JL, Miller E. Prevention of narcotic-induced constipation. N Engl J Med 1981；305：1651.

9) Radbruch L, Sabatowski R, Loick G, et al. Constipation and the use of laxatives：A comparison between transdermal fentanyl and oral morphine. Palliat Med 2000；14：111-9.
10) Sykes NP. An investigation of the ability of oral naloxone to correct opioid-related constipation in patients with advanced cancer. Palliat Med 1996；10：135-44.
11) Meissner W, Schmidt U, Hartmann M, et al. Oral naloxone reverses opioid-associated constipation. Pain 2000；84：105-9.
12) Yuan CS. Clinical status of methylnaltrexone, a new agent to prevent and manage opioid-induced side effects. J Support Oncol 2004；2：111-7；discussion 119-22.
13) Yuan CS, Foss JF, Moss J. Effects of methylnaltrexone on morphine-induced inhibition of contraction in isolated guinea-pig ileum and human intestine. Eur J Pharmacol 1995；276：107-11.
14) 太田孝一. Q&A　がん性疼痛管理におけるオピオイド治療の考え方. ペインクリニック 2005；26：1022-3.
15) 鈴木　勉. がん疼痛治療と麻薬. 日本薬理学雑誌 2004；124：124-5.
16) 倉石　泰. 【オピオイド研究とその臨床応用の課題】オピオイド研究に関する総説, オピオイドとかゆみ, その後の展開. ペインクリニック 2008；29：S323-9.
17) 篠道　弘. 【がん薬物療法に活かす薬剤師の専門性】緩和医療での薬剤使用. 薬事 2004；46：2365-8.
18) 井関雅子, 山口聖子, 浅井清剛ほか. 【癌の疼痛制御】モルヒネの副作用対策　呼吸抑制, 掻痒感, 口渇. 綜合臨牀 2003；52：2428-32.
19) Kyriakides K, Hussain SK, Hobbs GJ. Management of opioid-induced pruritus: A role for 5-HT3 antagonists? Br J Anaesth 1999；82：439-41.
20) Chu LF, Clark DJ, Angst MS. Opioid tolerance and hyperalgesia in chronic pain patients after one month of oral morphine therapy：A preliminary prospective study. J Pain 2006；7：43-8.
21) Borgbjerg FM, Nielsen K, Franks J. Experimental pain stimulates respiration and attenuates morphine-induced respiratory depression：A controlled study in human volunteers. Pain 1996；64：123-8.
22) Gueneron JP, Ecoffey C, Carli P, et al. Effect of naloxone infusion on analgesia and respiratory depression after epidural fentanyl. Anesth Analg 1988；67：35-8.
23) Bruera E, Miller L, McCallion J, et al. Cognitive failure in patients with terminal cancer：A prospective study. J Pain Symptom Manage 1992；7：192-5.
24) Sjogren P, Thunedborg LP, Christrup L, et al. Is development of hyperalgesia, allodynia and myoclonus related to morphine metabolism during long-term administration? Six case histories. Acta Anaesthesiol Scand 1998；42：1070-5.
25) Adair JC, el-Nachef A, Cutler P. Fentanyl neurotoxicity. Ann Emerg Med 1996；27：791-2.
26) Mercadante S. Pathophysiology and treatment of opioid-related myoclonus in cancer patients. Pain 1998；74：5-9.
27) Cherny NI. Opioid analgesics：Comparative features and prescribing guidelines. Drugs 1996；51：713-37.

（山口　敬介, 井関　雅子）

VI

オピオイドが効きにくい痛みとその治療法

1 神経障害性疼痛

はじめに

癌性疼痛は，腫瘍細胞の増殖や浸潤など，癌細胞による直接的原因とともに，褥瘡形成に伴う障害部位の痛みや便秘に伴うイレウス発生などの間接的原因によるもの，手術や抗癌薬治療に伴う治療が原因となっているもの，および心因性のものが考えられている。こうした癌性疼痛は，WHO の提唱する 3 段階ラダーに沿った鎮痛薬の適切な使用により，80％以上の患者で疼痛の緩和が得られるといわれている[1]が，時に，疼痛軽減が困難で，多量のオピオイド，鎮静薬投与を余儀なくされる患者が存在することを経験する。このような薬物治療，特にオピオイドの鎮痛効果に抵抗性を示す理由としては，癌細胞増大に伴う組織の被膜や筋膜の急速な伸展による侵害受容器に対する作用や，血管内への腫瘍細胞の浸潤や血管周囲に増大した腫瘍により血管が圧迫された虚血による疼痛発現，さらに神経に直接浸潤し，神経そのものを圧迫して末梢神経が異常に反応する，いわゆる神経障害性疼痛が存在することが挙げられる。それ以外には，経口薬の吸収の問題，薬理学的因子，心理的因子が考えられる。この点では，オピオイド投与初期より，三大副作用としての嘔気・嘔吐，便秘，眠気に対するきめ細かな対応，さらには，設定した鎮痛目標の達成度評価を的確に実施することでオピオイド抵抗性の症例はある程度減少できるのではないかと考えられる。本項では，こうした WHO の指針では満足すべき除痛効果が得られない癌性疼痛患者，特に神経障害性疼痛を引き起こしている症例の対策について述べる。

オピオイドが効きにくい痛み

オピオイドの代表的な薬物であるモルヒネは，神経系に広く分布している G 蛋白質結合型の μ オピオイド受容体を介して鎮痛作用を発揮している。脊髄くも膜下腔に投与した μ 受容体アゴニストが著明な鎮痛作用を示すこと，脊髄くも膜下腔に投与したオピオイド受容体アンタゴニストであるナロキソンが，全身投与したモルヒネの鎮痛効果を減弱してしまうという報告は，脊髄がオピオイドの主たる作用部位であることを示唆しており，脊髄でのオピオイドの作用は脊髄後角細胞でシナプス伝達を抑制することが，その鎮痛機序として知られている。具体的に述べると，シナプス前性には，電位依存性のCaイオン電流を減少させ，シナプス終末からの興奮性神経伝達物質の放出を抑制する[2)3)]。さらにシナプス後性には，Kイオン透過性亢進による細胞膜過分極が引き起こされると考えられている[2)4)]。癌末期患者では，末期になると鎮痛効果を得るために多量のオピオイドを必要とすることがあるが，この理由の一つとして，脊髄後根神経節細胞，および脊髄後角神経細胞におけるシナプス前性・後性のμ受容体活性の低下が考えられ，この点については，神経障害性疼痛モデル（坐骨神経部分損傷モデルと脊髄神経結紮モデル）でも証明されている[5)]。

動物モデルを用いた研究

神経障害性疼痛に関しては，近年，悪性腫瘍細胞を移植した動物モデルによる研究が多数報告されている。こうしたモデルについての詳細は，倉石らの報告に詳しく述べられている[6)]。癌性疼痛の動物モデルとしては，腫瘍細胞を皮膚や骨に移植するモデルが研究されているが，こうしたモデルでは，炎症性疼痛モデルよりも多量の非ステロイド性抗炎症薬を必要とし，それでも時に効果を示さないことが認められており，このことは，腫瘍組織あるいは脊髄後角におけるシクロオキシゲナーゼ（cyclooxygenase：COX）の関与が少ないことが推測されている。また，初期の段階では，少量のモルヒネで除痛効果が得られるが，進行した状態では多量のモルヒネを必要とすることも認められており，こうした薬物に対する反応は，人におけるWHOの3段階ラダーに基づいた癌末期患者での疼痛治療反応と一致する。また動物モデルの癌性疼痛には，エンドセリンや，神経成長因子，腫瘍壊死因子などの腫瘍組織からの産生・遊離物質による障害とともに，腫瘍そのものによる神経障害，さらに，感覚信号の中枢神経系への入り口である脊髄後角におけるニューロンの反応性変化など，複数の要因が関与していると考えられている[6)]。

神経障害性疼痛患者に対する薬物による除痛治療

1 薬物治療

表1に示すものが，現在神経障害性疼痛で有効と考えられている薬物である。順次，その鎮痛機序を述べる。

a．抗てんかん薬

神経障害性疼痛に対しては，抗てんかん薬は少ない副作用で高い治療効果が得られることが立証されてきた。その鎮痛作用には，Naチャネル遮断のほか，Caチャネル結合

表 1　神経障害性疼痛に使用する薬物

① 抗てんかん薬：ガバペンチン，プレガバリン
　抗てんかん薬の選択には，それぞれ作用機序，代謝臓器，作用時間が異なるので，それぞれの薬物の作用を熟知して使用する必要がある[7]。

② 抗うつ薬：三環系抗うつ薬（TCA：アミトリプチリン，イミプラミンなど），選択的セロトニン再取り込み阻害薬（SSRI：フルボキサミン，パロキセチン，セルトラリンなど），セロトニン・ノルアドレナリン再取り込み阻害薬（SNRI：ミルナシプランなど）
　鎮痛作用機序については諸説があるが，5-HT，NA 再取り込み阻害により，脳幹から脊髄後角へ至る 2 つの下行性疼痛抑制系を賦活化し鎮痛効果を発揮すると考えられている[8]。また，心因性疼痛の治療効果も指摘されている[9]。

③ Na チャネル阻害薬：リドカイン，メキシレチン
　神経障害性疼痛では Na チャネルの量・質的変化が関与しており，Na チャネル遮断作用のある抗不整脈薬および抗てんかん薬が治療薬として選択される[10]。

④ NMDA 受容体拮抗薬（グルタミン酸受容体拮抗薬）：塩酸ケタミン
　点滴静注が主な投与法であるが，内服による方法も時に施行されている。麻薬扱いとなっており，内服使用には，さらに適応外使用の問題がある[11)~14]。

⑤ アドレナリン受容体作動薬：クロニジン，デクスメデトミジン
　α_2 アドレナリン受容体は中枢神経系やさまざまな細胞に存在し，正常動物の脊髄後角において，α_{2A} 受容体と α_{2C} 受容体が鎮痛効果に関与している[15)~17]。さらにムスカリン受容体への依存性変化を来した結果と推測されている[18]。

⑥ 副腎皮質ステロイド薬：デキサメタゾン，メチルプレドニゾロンなど
　鎮痛効果，細胞膜安定化作用による神経細胞興奮抑制に伴う鎮痛効果がある。化学療法における制吐作用も期待できる。

（Ca チャネル $\alpha_2\delta$ リガンド；ガバペンチン，プレガバリン），γ アミノ酪酸（γ-aminobutyric acid：GABA）活性増強，抗炎症作用など，複数の作用機序が確認されている。抗てんかん薬の選択には，それぞれ作用機序，代謝臓器，作用時間が異なるので，それぞれの薬物の作用を熟知して使用する必要がある[7]。

b. 抗うつ薬

鎮痛作用機序については諸説があるが，セロトニン（5-hydroxytryptamine：5-HT），ノルアドレナリン（noradrenaline：NA）再取り込み阻害により，脳幹から脊髄後角へ至る2つの下行性疼痛抑制系を賦活化し，鎮痛効果を発揮すると考えられている[8]。また，持続する疼痛で苦しんでいる患者では，精神的にうつ状態になっていることが多いことより，心因性疼痛の治療効果も指摘されている[9]。

c. Na チャネル阻害薬

神経障害性疼痛では Na チャネルの量・質的変化が関与しており，Na チャネル遮断作用のある抗不整脈薬および抗てんかん薬が治療薬として選択される[10]。

d. N-メチル-D-アスパラギン酸（N-methyl-D-aspartic acid：NMDA）受容体拮抗薬（グルタミン酸受容体拮抗薬）

神経障害性疼痛発生機序としては，侵害受容器が過剰な反応を示す末梢性感作と，脊髄後角の神経細胞が異常に興奮して痛み情報を伝達する中枢性感作があると考えられるが，後者の中枢性感作の現象には，興奮性神経伝達物質の一つであるグルタミン酸が関与している．このグルタミン酸が作用する受容体の一つに NMDA 受容体がある。この受容体は，通常 Ca イオンを選択的に通過させているが，繰り返し刺激による Ca イオンの細胞内流入増加を契機に，細胞性癌遺伝子である Fos 蛋白質を発現したりして，脊髄後角ニューロンの易興奮性変化に関与していると考えられている[11)~14)]。

e. アドレナリン受容体作動薬

α_2 アドレナリン受容体は中枢神経系やさまざまな細胞に存在し，降圧・徐脈，鎮静，鎮痛，ホルモン分泌など多様な機能を担っている。α_2 受容体は，特異的作動薬や拮抗薬に対する親和性の違いから，α_{2A}，α_{2B}，α_{2C} の 3 つのサブタイプに分類されるが，正常動物の脊髄後角において，α_{2A} 受容体と α_{2C} 受容体が鎮痛効果に関与している[15)~17)]。α_{2A} 受容体は一次求心性神経線維の中枢側終末に存在し，シナプス前性に神経伝達物質の放出を抑制する。α_{2C} 受容体は介在ニューロンに存在している。クロニジンのような非選択的 α_2 受容体作動薬を髄腔内に投与すると，急性痛も神経障害性疼痛も抑制することができ，神経障害性疼痛には α_{2C} 受容体を介した作用であり，さらにムスカリン受容体への依存性変化を来した結果と推測されている[18)]。

f. 副腎皮質ステロイド薬

プロスタグランジン抑制による鎮痛効果，炎症抑制による浮腫改善結果としての鎮痛効果，細胞膜安定化作用による神経細胞興奮抑制に伴う鎮痛効果がある。また，骨膜の炎症部位に出現するインターロイキン（interleukin：IL）-1, IL-6, 腫瘍壊死因子（tumor necrosis factor：TNF）-α，あるいは RANKL（receptor activator of NF-κB ligand）は破骨細胞の分化に必須な因子であるが，これら一連の破骨細胞誘導にかかわる免疫系を抑制する。

2 神経ブロック

神経ブロックの劇的な除痛効果は，多くのペインクリニシャンの経験するところである。しかし，文献的には，神経障害性疼痛に対する神経ブロックの有用性についてのエビデンスの水準は低く，この点で世界的に広く認知された治療法となっていないと思われる。この理由としては，高いエビデンスを得るためには患者の同意を得たうえでプラセボを用いた二重盲検試験を行う必要があること，神経ブロックは患者の身体に実際に針を刺すという侵襲的な手技を必要とするうえ，神経ブロックと並行して種々の薬物を用いた薬物療法が行われていることが多く，純粋に神経ブロック療法の有効性を判断することが困難であること，さらに，神経ブロックが奏効しない症例の存在があることなどが挙げられる[19]。しかし，臨床上，神経ブロック療法により良好な鎮痛を得る症例は確かに存在するので，こうした症例を提示して，治療法の選択肢として参考にしていただくこととする。

a. 症例 1

68 歳，男性，身長 165 cm，体重 54 kg

主　訴：肛門部痛

既往歴：特になし

現病歴：直腸癌にて低位前方切除術施行。2 年後，再発にて化学療法施行。この頃より殿部痛出現。4 年後，腸閉塞にて人工肛門作製。5 年後，排尿困難出現し，尿道カテーテル留置。6 年後，肛門部痛強くなり，オピオイド内服開始するも軽減せず。麻酔科受診となった。

現　症：右殿部に瘻孔あり。排膿，出血あり，痛み強く，視覚的評価尺度（visual analogue scale：VAS）80 mm。口内炎があり，熱いものが食べられない。下腿に皮下出血が散在している。

麻酔科受診時の除痛治療：疼痛コントロールとして徐放性オキシコドン 640 mg/日，プレドニゾロン 40 mg/日内服。レスキューとして速放性オキシコドン 80 mg/回を 1 日 4 回程度使用していた。

経　過：腰部持続硬膜外ブロックを施行したところ，VAS 60 mm に軽減したが，本人の満足度は十分でなかったことより，くも膜下フェノールブロックの適応と考えた。15％フェノールグリセリン 0.3 ml を L5/S1 より坐位で投与したところ，ブロック当日夜間には，VAS 20 mm に軽減，翌日にはオキコドン使用せず VAS 10 mm となった。しかし翌々日より VAS 30 mm に戻ったため，同様に 15％フェノールグリセリン 0.3 ml を再度，坐位で投与。VAS 0 ～ 10 mm となり副作用も見られないため退院となった。しかし 1 週間後より痛み再発，徐々に悪化してきたため，再入院として，くも膜下フェノールブロックの効果を確認しつつ，隔日に 3 度施行（15％フェノールグリセリン 0.35 ml 使用）した。その後，オキシコドンの内服をせず，VAS は 0 ～ 10 mm となった。なお，オピオイドの急な中止にもかかわらず，離脱症状は認めなかった。両下肢の運動麻痺も生じなかった。

b. 症例 2

38 歳，男性，身長 172 cm，体重 60 kg

主　訴：会陰部痛，腰下肢痛

既往歴：特記すべきものなし

現病歴：直腸癌に対して直腸切除術，人工肛門増設術が施行されたが，数年後には両肺に多発性転移腫瘍が見つかり，開胸のうえ，両肺より合計二十数個の転移腫瘍切除術を受けた。さらに，その 2 年後，頑固な会陰部痛が出現し，仙骨部の骨転移を認め，紹介受診されてきた。

身体的所見：両肺には，X 線写真で無数の円形転移性腫瘍が認められ，人工肛門造設部の周囲皮膚には直径数 mm から 2 cm の大小さまざまな隆起性腫瘤を認めた。呼吸困難はないが，会陰部痛のために日常生活に支障を来していると訴えた。会陰部痛は，仙骨部硬膜外ブロックでも除痛効果が得られたが，外来での通院治療を希望したことより，15％フェノールグリセリンによるくも膜下サドルブロックを施行した。会陰部痛は全く消失した。半年後に腰椎病的圧迫骨折による強い腰下肢痛を訴えて再入院となった。モルヒネと局所麻酔薬による腰部持続硬膜外ブロックで除痛効果を認めたが，この持続硬膜外ブロックによる排尿困難から，一時的に腎後性腎不全となった。膀胱カテーテル留置にて腎機能は速やかに回復したが，その後，モルヒネの点滴投与，NSAIDs 投与といった薬物による除痛効果は，ほとんど得られず，体動時痛も持続したことより，やむをえず持続硬膜外ブロックで経過を見た。4 週間経った頃，本人から，両下肢が動かなくなってもよいから痛みを取ってほしいと訴えられた。最終的には，側臥位にて無水アルコールと 15％フェノールグリセリンをくも膜下に注入した。この結果，疼痛軽減効果が得られたものの，両下肢の運動麻痺が出現し，さらに，訴えは身の置き場のない違和感へと変化した。3 カ月後，転移肺腫瘍の増大による呼吸不全で死亡した。本人の遺志にて病理解剖したところ，腰椎は 3 椎体が腫瘍細胞に完全に置き換わって柔らかくなっており，皮膚の隆起性病変はすべて転移性腫瘍であり，腰椎部の血管内や神経そのものには腫瘍浸潤が認められた。

症例 1 は，神経ブロックが奏効した典型的な症例と思われる。症例 2 は，30 年前に経験した症例であるが，転移範囲が広く，単独の神経ブロックでは除痛できず，対応に苦慮した。神経ブロックが奏効する場合には，疼痛が比較的限局し，ブロックする神経が少ないことが条件として必要ではないかと思われる。

まとめ

神経障害性疼痛を引き起こしている癌性疼痛患者では，オピオイドを多量に投与しても十分な除痛効果が得られないことが多い。こうしたオピオイド抵抗性の痛みには，本項で述べた，神経機能に直接，間接に影響する各種薬物の投与が奏効することがあるので，早期からの併用投与が望ましいと思われる。このためには，きめ細かな症状把握が必要で，患者管理に関与する主治医，および主治医以外のスタッフによる緩和ケアチームによる対応が必要とされる。しかし，なお除痛困難な症例では，前述した症例で述べたように，神経ブロックにより劇的な除痛効果が得られることがある。癌性疼痛患者の除痛治療においては，薬物治療以外の治療法として，常に神経ブロック選択も念頭において対処する必要があると思われる。

■参考文献

1) Zech DF, Grond S, Lynch J, et al. Validation of World Health Organization Guidelines for cancer pain relief：a 10-year prospective study. Pain 1995；62：65-76.

2) Williams JT, Christie MJ, Manzoni O. Cellular and synaptic adaptations mediating opioid dependence. Physiol Rev 2001；81：299-343.
3) Kohno T, Kumamoto E, Higashi H, et al. Actions of opioids on excitatory and inhibitory transmission in substantia gelatinosa of adult rat spinal cord. J Physiol 1999；518：803-13.
4) Yoshimura M, North RA. Substantia gelatinosa neurones hyperpolarized *in vitro* by enkephalin. Nature 1999；305：529-30.
5) 河野達郎, 生駒美穂. 神経障害性疼痛に対するオピオイドとカンナビノイドの鎮痛作用の違い. ペインクリニック 2006；27：569-77.
6) 倉石 泰, 藤田真英. 癌性疼痛のメカニズムと治療. 医学のあゆみ 2007；736-41.
7) 加藤信也, 益田律子. 抗てんかん薬―その適応と実際の使用―. ペインクリニック 2008；29：633-44.
8) 田口理英, 菅原道哉, 水野雅文. 抗うつ薬の特徴と変遷. ペインクリニック 2009；30：S176-82.
9) Fishbain DA, Cutler RB, Rosomoff HL, et al. Do antidepressants have an analgesic effect in psychogenic pain and somatoform pain disorder? A meta-analysis. Psychosom Med 1998；60：503-9.
10) 長櫓 巧, 武智健一. 痛み治療におけるナトリウムチャネル遮断薬の役割. ペインクリニック 2008；29：645-54.
11) 加藤 実. 神経障害性疼痛とがん性疼痛に対するケタミン持続点滴療法. ペインクリニック 2003；24：493-9.
12) 藤原治子, 平石禎子, 阿部幸枝ほか. 神経障害性疼痛に対するケタミン錠経口投与の有効性. ペインクリニック 2001；22：1685-90.
13) Woolf CJ, Thompson SW. The induction and maintenance of central sensitization is dependent on N-methyl-D-aspartic acid receptor activation：Implications for treatment of post-injury pain hypersensitivity states. Pain 1991；44：293-9.
14) Yamamoto T, Yaksh TL. Comparison of the antinociceptive effects of pre- and post-treatments with intrathecal morphine and MK801, an NMDA antagonists on the formalin test in the rat. Anesthesiology 1992；77：757-63.
15) Stone LS, MacMillan LB, Kitto KF, et al. The α_2A adrenergic receptor subtype mediates spinal analgesia evoked by α_2 agonists and is necessary for spinal adrenergic-opioid synergy. J Neurosci 1997；17：7157-65.
16) Fairbanks CA, Stone LS, Kitto KF, et al. α_2C-adrenergic receptors mediate spinal analgesia and adrenergic-opioid synergy. J Pharmacol Exp Ther 2002；300：282-90.
17) Duflo F, Li X, Bantel C, et al. Peripheral nerve injury alters the α_2 adrenoceptor subtype activated by clonidine for analgesia. Anesthesiology 2002；97：636-41.
18) 小幡英章, 林田健一郎, 中島邦枝ほか. α_2受容体をターゲットにした慢性疼痛の治療. ペインクリニック 2008；29：239-49.
19) 小川節郎. 神経障害性疼痛を神経ブロックの適応とする根拠はあるか. ペインクリニック 2003；24：616-21.

（河西 稔, 川瀬 守智, 湯澤 則子）

2 骨転移痛

はじめに

悪性腫瘍罹患患者において，転移臓器として，肺，肝に次いで多く見られるのが骨である。骨転移は乳癌，前立腺癌では比較的早期に，肺，腎癌などでは比較的時間が経ってから起こることが多いと考えられている。こうした骨転移の存在そのものは，生命の危険をただちに脅かすものではないが，痛み，骨折，神経障害など，患者のADLを著しく低下させてしまう特徴がある。また，その痛みの訴えは，患者によりさまざまで，骨腫瘍増大に伴う侵害受容性疼痛としての炎症に伴う疼痛以外に，末梢神経レベルの感作とともに脊髄後角での中枢性感作を引き起こし，いわゆる神経障害性疼痛としての性格を持ち合わせている。骨転移では，骨は柔らかい腫瘍に取って代わられることから，加重に伴って骨自身の変形を来し，周辺の血管，神経に障害を引き起こす。また，骨転移部に病的骨折が起こると急激な激痛を引き起こす可能性があり，さらに，こうした痛みはオピオイド抵抗性であることから，治療に難渋することとなる。この観点から，薬物療法，固定療法，放射線照射療法，手術療法，椎体形成術，ゾレドロネート投与からリハビリテーション療法まで，近年の新しい治療法を念頭に置いて，治療対策を順次述べる。

薬物療法

WHOの提唱する3段階ラダーに沿って治療を行う。骨転移痛には非ステロイド性抗炎症薬（nonsteroidal anti-inflammatory drugs : NSAIDs）は有効性が高く，可能なかぎり継続投与することがよいと考えられている。ただし，長期化した場合には，消化器障害，腎，肝障害の発生が引き起こされるので，常に注意をはらう必要がある。

1 NSAIDs

どのNSAIDsがよいのか，必要量や投与経路に関しての結論は出ていない。いずれの製剤を用いても鎮痛効果には天井効果が存在する。消化器，腎，肝障害の発生は，かなりの頻度でみられ，特に化学療法を併用する場合注意が必要となる。

2 ステロイド薬

サイトカイン生成を抑制する作用により骨転移痛には有効性が高いと考えられているが，易感染性を助長すること，消化器障害，耐糖能低下などの作用にも注意を要する。

3 ビスホスホネート

高カルシウム血症の治療薬であるビスホスホネート製剤は，骨折の予防，痛みの緩和，QOL の向上に効果があると報告されている[1)]。

4 オピオイド

骨転移による初期の持続痛は，オピオイドでそれなりに除痛効果を得ることができることが多いので，NSAIDs で除痛効果が少ないと思われた場合には早期より使用開始する。ただし，突出痛が激痛である場合には，オピオイドの使用量や使用頻度の決定において，特に安静時の眠気抑制を念頭におく必要がある[2)]。

固定療法

体動時に，骨への荷重による骨の変形が原因の痛みに対しては，骨の固定が何よりも大切となる。

1 外固定

ギプス固定，コルセット装着による固定は簡便であり，即効性が期待できるが，大腿骨，椎骨圧迫骨折など大きな体重負荷が加わるものでは効果は少ない。

2 内固定

整形外科的にワイアーなどを骨折部遠位部に通し，牽引装置をつけて不動化する。痛みは軽減できるが，動きの制限が問題となる。

放射線療法

骨転移の診断がされた段階での第一選択治療と考えられてきた。この治療法の目的は

i）疼痛の軽減，ii）病的骨折の予防，iii）脊髄への直接浸潤あるいは腫瘍の圧迫に伴う麻痺の予防と治療とされている。しかし，放射線照射における線量分割法については30Gy/10回，24Gy/6回，20Gy/5回，8Gy/1回など，さまざまなスケジュールがあり，適切な照射スケジュールの見解は定まっていない。しかし，患者の体力，放射線照射施設への移動などの患者への負担軽減を考えた場合，8Gy/1回の照射法が好ましく，1回法で問題がないと報告されている[3)~5)]。

手術療法

腫瘍細胞は血管が豊富なため出血対策が必要であり，また，手術に耐えうる全身状態であるかどうかが問題となる。患者の生活活動度，原発腫瘍の種類，他臓器および骨転移を考慮に入れての手術適応と術式が考えられる。こうした手術の適応は6カ月以上の生命予後が期待できるものが一般的であり，3カ月以内の生命予後患者では，椎体形成術が選択される[6)]。

椎体形成術

圧迫骨折部位に骨セメントを充填する侵襲の少ない方法として注目されている。椎体形成術施行直後より，劇的除痛効果が得られることが多い。時に，圧迫骨折を起こした上下の椎体が相対的に弱くなることを考えて，骨折をしていない上下の椎体にも骨セメントを注入することが勧められる。施行の際には，骨セメントが骨折部位から漏れて周辺に漏出することによる合併症が問題となるが，X線，CT透視下での慎重な手技により回避可能である[7)]。さらに骨セメントが硬化する際に発生する熱で，腫瘍細胞死滅効果の可能性も期待できる。

ゾレドロネートとストロンチウム（^{89}Sr）療法

ゾレドロネートとストロンチウム（strontium-89 : ^{89}Sr）は，ともに骨シンチグラフィでhot spotを呈する骨転移部位に選択的に集積し，前者は破骨細胞の機能抑制，後者は骨転移巣への選択的放射線照射により効果を発揮する。いずれもそれぞれ単独で使用しても除痛効果を示す。ゾレドロネートの副作用は軽微であるので，骨破壊が確認された時点からの投与が推奨される。^{89}Srはゾレドロネートよりも強力な骨疼痛軽減効果を示し，ゾレドロネートとの併用効果も確認されている。最強の効力を有するビスホスホネートであるゾレドロネート投与では，血中カルシウム濃度の急速な低下を引き起こしテタニーなどの低カルシウム血症症状が生じる可能性がある。また，表に示すような副作用には注意する必要がある。^{89}Srに関しては，一種の放射線内照射であり，通常の外

表　ゾレドロネートの副作用

①一過性の疼痛増悪：一定の割合で認められるので，必ず薬物投与前の説明をしておく。また，NSAIDs やステロイド薬の同時使用を考慮する。
②発熱：初回投与後，72 時間以内に認められることが多い。必ず薬物投与前に説明するとともにNSAIDs やステロイド薬の同時使用を考慮する。2 回目以降にも認められることがある。
③急性腎機能障害：投与されたビスホスホネートは，短時間に血中の Ca と複合体を形成して尿細管障害を引き起こしうるが，4 mg ゾレドロネートではほとんど問題はない。
④顎骨壊死：病因は不明であるが，抜歯などの治療中，顎骨に炎症がある場合には口腔内の清浄化を確認した後に使用することが勧められる。

照射や全身的な化学療法，鎮痛薬治療で除痛できないものが適応となる[8)]。^{89}Sr は β 線を出し，組織への障害を引き起こすので，血管外漏出を避けるために，あらかじめ血管確保をした状態で緩除に投与することが必要である。副作用としては，血小板減少，好中球減少といった骨髄機能抑制が主なものである。

臓器特異的全身療法

タキサン，新規アロマターゼ阻害薬といった化学療法剤やホルモン剤，あるいは，トラスツズマブ，イマチニブ，リツキシマブといった分子標的治療薬，ベバシズマブといった血管新生阻害薬などの新規薬物が登場している。こうした化学療法や，ホルモン療法と，各種鎮痛治療の併用効果などが検証されていく必要がある。

リハビリテーション

骨転移の罹患部位，原発巣の治療経過，全身状態によってリハビリテーションの内容は異なるが，切迫骨折状態にある骨転移を早期に把握して骨折を回避する基本動作，歩行訓練，日常動作訓練を行うことを目的とし，斜面台の使用，骨折予防や疼痛緩和のための寝返り，ベッド上での左右移動，起き上がり，立ち上がり，移乗動作，歩行，階段昇降，日常生活動作全般の指導が計画されている[9)]。

ま と め

癌細胞が骨に転移すると，本来，硬い組織である骨が柔らかい癌細胞に置き換わる。このため，体位変化や，咳などの急激な圧変化で，骨周囲の構造物の変位が引き起こされると，骨膜や骨周辺に分布している神経や血管が圧迫されたり引き伸ばされ，神経そのものの興奮，循環障害から，痛みが発生することとなる。こうした骨転移痛の治療には，骨転移部位の固定，発痛物質の産生抑制，癌細胞の増殖抑制，骨組織の強化などに焦点を当てる必要がある。従来は，骨転移が見つかった段階で骨転移部位への放射線照射が治療法として一般的であった。これは，癌細胞の増殖を抑制するとともに，神経の興奮抑制などの効果から疼痛軽減が得られたものと考えられるが，近年では，さまざまな薬物の開発とともに，骨固定法の工夫など，骨転移そのものへの対応法にも改良が加えられるようになった。本項では，そうした進歩を紹介した。

■参考文献

1) Fleisch H. Bisphosphonates：pharmacology and use in the treatment of tumor-induced hypercalcemic and metastatic bone disease. Drugs 1991；42：919-44.
2) Mercadante S, Villari P, Ferrera P, et al. Optimization of opioid therapy for preventing incident pain associated with bone metastases. J Pain Symptom Manage 2004；28：505-10.
3) Bone Pain Trial Working Party. 8Gr single fraction radiotherapy for the treatment of metastatic skeletal pain：randomized comparison with a multifraction schedule over 12 months of patient follow-up. Radiother Oncol 1999；52：111-21.
4) Steenland E, Leer JW, van Houwelingen H, et al. The effect of a single fraction compared to multiple fractions on painful bone metastases：a global analysis of the Dutch Bone Metastasis Study. Radiother Oncol 1999；52：101-9.
5) Hartsell WF, Scott CB, Bruner DW, et al. Randomized trial of short-versus long-course radiotherapy for palliation of painful bone metastases. J Natl Cancer Inst 2005；97：798-804.
6) Roos DE, Turner SL, O'Brien PC, et al. Randomized trial of 8 Gy in 1 versus 20 Gy in 5 fractions of radiotherapy for neuropathic pain due to born metastases（Trans-Tasman Radiation Oncology Group, TROG 96. 05）. Radiother Oncol 2005；75：54-63.
7) 山田圭輔, 山本　健, 小林　健ほか．転移性脊椎腫瘍に対する手術療法と経皮的椎体形成術．ペインクリニック 2006；27：997-1003.
8) 尾浦正二．骨転移痛に対する新規治療法：ゾレドロネートとストロンチウム．ペインクリニック 2008；29：753-60.
9) 辻　哲也．骨転移患者のケア．ペインクリニック 2008；29：761-8.

（河西　　稔，川瀬　守智，湯澤　則子）

VII

鎮痛補助薬

1 抗うつ薬

はじめに

IASP が調査した癌患者の疼痛有病率，すなわち癌に罹患した患者の中ではその経過中に痛みを経験した患者の割合は 90％と報告されている[1)]。WHO は癌性疼痛軽減のために，3 段階の薬物療法を主体とした疼痛管理をすることを勧告している[2)]。しかし，一方でこれらの薬物療法には抵抗性を示す癌性疼痛患者が数多くいることが指摘されてきた。また，癌性疼痛コントロールが困難な患者の 50％は神経障害性疼痛であることが報告されている[1)3)]。

これまで神経障害に起因する疼痛治療における鎮痛補助薬として，抗うつ薬は広く用いられその有用性が報告されている。さらに，最近では神経障害性疼痛に対する薬物療法における抗うつ薬の位置づけも明確になり，かつ推奨される具体的な投与方法も報告されている[4)]。このような視点から，癌性疼痛管理においても神経障害性疼痛に対する抗うつ薬の使用が勧められ，かつ有用性は指摘されている[5)]。しかし，一方で癌性疼痛患者の神経障害性疼痛を対象にした抗うつ薬の鎮痛効果を評価した臨床研究は非常に少ない。

本項では神経障害に起因する癌性疼痛，すなわち神経障害性疼痛に対する抗うつ薬を使用する際のポイントと注意点について具体的に紹介し，その有用性に焦点を当て解説する。

癌患者における神経障害性疼痛の原因

大きく 2 つに分けることができる。

1 癌自体の直接的影響

腫瘍による末梢性または中枢性の神経浸潤，圧迫，神経炎症などに起因する。

具体的には，腫瘍の腕神経叢や仙骨神経叢の浸潤や圧迫による上下肢の疼痛，パンコースト，脊髄腫瘍などが挙げられる。

2 癌治療に伴う影響

放射線療法，化学療法，手術療法などに起因する。

具体的には，ビンカアルカロイド（ビンクリスチンなど）などによる化学療法に起因する末梢神経障害や開胸手術時の肋間神経損傷に起因する疼痛などが挙げられる。

神経障害性疼痛の関与を疑うポイント

1 ポイント1：疑う姿勢

現在治療中の患者の痛みの原因の一つとして，神経障害性疼痛が関与していないかを疑うことが大切である。

2 ポイント2：治療に抵抗する痛み

WHO 3段階除痛ラダーに基づいた疼痛治療開始後，各段階で痛みの訴えに応じた投与量の増大にもかかわらず疼痛の軽減が得られない場合，あるいは段階を変更後も疼痛の軽減が得られない性質や部位などを認める場合は，癌患者の疼痛機序の一つに神経障害性疼痛機序が関与している可能性を常に考える必要がある。

3 ポイント3：痛みの性質

痛みの性質として電気が走る，ピリピリ，ヒリヒリ，焼けるようななどを認める場合。

抗うつ薬の鎮痛機序

抗うつ薬の鎮痛作用機序は明らかにされていないが，脳内のモノアミンであるノルアドレナリン，セロトニンなどの再取り込み阻害作用により，シナプス間隙にモノアミン量を増加させ，下行性抑制系を増強させることが考えられている。これらの作用機序に加えて，オピオイド受容体に対する直接作用，N-メチル-D-アスパラギン酸（N-methyl-D-aspartic acid：NMDA）受容体への拮抗作用，ナトリウムチャネル遮断作用が報告されている。また鎮痛効果発現までの期間が，抗うつ効果の発現までの14～21日に対して，3～7日と短いことが指摘されている[6)]。この事実からも，抗うつ薬の鎮痛効果は，抗うつ作用を介するのではなく前述の機序を介して発揮することが分かる。

抗うつ薬の種類と投与法

神経障害性疼痛に対する鎮痛効果の有用性が明らかにされているのはアミトリプチリン，ノルトリプチリンで代表される三環系抗うつ薬である。また最近では，ノルアドレナリンとセロトニンを選択的に再取り込みを阻害することで鎮痛効果を発揮するセロトニン・ノルアドレナリン再取り込み阻害薬（serotonin & noradrenaline reuptake inhibitors : SNRI）が開発されている。

どの薬を選択する選択するかは，① これまでに明らかにされた有効性，② 値段，③ 安全性，④ 忍容性，⑤ 相互作用などを参考にして決定することになる。

1 アミトリプチリン（トリプタノール®）

もっとも多く用いられてきた三環系抗うつ薬である。初回投与量は，1日1回就眠前に10 mgから開始する。効果と副作用を観察しながら，1週間ごとに1回量を10 mgずつの増量，もしくは1日の投与回数を増やす調整を行う。日本人での最大投与量の目安は1日150 mgとされている。一方，ヨーロッパの神経障害性疼痛に対する薬物療法のガイドラインであるEFNSガイドラインでは，アミトリプチリンの平均投与量は65～100 mg/dayとされている。また投与法は，1日1回就眠前に10～25 mgから開始し，効果と副作用を観察しながら，ゆっくりと増量すべきとされている[7]。

副作用と薬物相互作用としては，抗コリン作用（口渇，便秘，排尿困難など），起立性低血圧（α受容体遮断作用）などがある。抗うつ薬の鎮痛効果は，抗うつ効果を介していないことが明らかにされている。

2 ノルトリプチリン（ノリトレン®）

アミトリプチリンに比して，鎮静作用，抗コリン作用が弱いため，高齢者に対して好んで用いられている。初回投与量は，1日1回就眠前に10 mgから開始する。効果と副作用を観察しながら，1週間ごとに1回量を10 mgずつの増量，もしくは1日の投与回数を増やす調整を行う。EFNSガイドラインでは，ノルトリプチリンの平均投与量は89 mg/dayとされている[7]。

3 ミルナシプラン（トレドミン®）

日本で使用可能なSNRIである。特徴として，ノルアドレナリンとセロトニンの両者の再取り込みを阻害し，モノアミンの濃度を高めることで鎮痛効果を発揮する。投与量は1日50～100 mgである。

4 デュロキセチン〔duloxetine（日本未発売)〕

2004年にFDAにうつ病と不安神経症に対して認可されている。一方でオフラベルとして鎮痛目的で使用されて，その際の投与量は1日1回60～120 mg内服が推奨されている。また糖尿病性神経障害の疼痛に対しての臨床研究では，デュロキセチン1日60 mg投与群は偽薬群に比して，有意な疼痛の軽減と1週間以内の早期に効果が発現することが明らかにされている[8)]。

5 ヴェンラファキシン〔venlafaxine（日本未発売)〕

糖尿病性神経障害の疼痛に対しての臨床研究では，ヴェンラファキシン投与群が偽薬群に比して有意に疼痛を軽減することが明らかにされている[9)]。また，乳癌手術に際して，周術期のヴェンラファキシン投与が，乳房切除後の慢性疼痛の発生頻度を少なくするという報告もされている。

抗うつ薬の有効性と副作用

1 有効性

神経障害性疼痛における抗うつ薬の有効性はすでに明らかにされているが，癌性疼痛における神経障害性疼痛に対する有効性の研究はわずかしか行われていない。

個々の薬が，個人にどれくらい効くかを表す指標として，NNT（numbers needed to treat）が用いられて約10年が経過した。これらの数値は，痛みの研究については，前向きの二重盲検臨床研究の結果から，実薬で50％以上の疼痛の強さの軽減が得られた患者の割合と，偽薬で50％以上の疼痛の強さの軽減が得られた患者の割合の差の逆数から算出している。

例えばNNTが5であれば，5人に投与して1人に効くという意味である。三環系抗うつ薬の帯状疱疹後神経痛に対するNNTは，2.8と報告されている[9)]。

われわれが実施した神経障害性疼痛を有する癌性疼痛患者に対する鎮痛補助薬の鎮痛効果を調べた研究結果では，有効率は77％（13症例中10症例で有効または著効)，1症例を除いて痛みの発現様式は持続的であった。抗うつ薬の種類は全症例でアミトリプチリン，1日投与量は10～20 mgであった[10)]。

2 処方時の注意点，副作用の種類，発現頻度

いずれの薬を処方する際にも，重篤な副作用の発現を防ぐために，心血管疾患の有無，

緑内障の有無，尿閉の有無，心電図上の伝導障害の有無を，問診ならびに心電図の測定で行う必要がある。

また副作用の発現頻度を表す指標として，NNH（numbers needed to harm）が使用されている。三環系抗うつ薬の軽度な副作用の発現頻度は，minor NNH で 3.2，すなわち本薬を投与すると，3.2 人に 1 人は軽度な副作用が生じ，重度な副作用の発現頻度は，major NNH で 14 と，14 人に 1 人は投薬を中止するほどの副作用が生じることが報告されている[11]。

化学療法に伴う痛みに対する抗うつ薬の効果

化学療法により癌の治療効果の著しい向上が得られている一方で，多くの副作用が生じており，その副作用に対して積極的な症状コントロールが必要である。神経障害を来す代表的な抗癌薬としては，ビンカアルカロイド（ビンクリスチンなど），シスプラチン，タキサン系（パクリタキセルなど）がある。

一般にこれらの薬物による神経障害の発生率は，各薬物の総投与量の増大とこれらの薬物を併用した際に高いと報告されている。この神経障害の機序については明らかにされていない。化学療法に伴う末梢神経障害は，通常投与薬物の中止また減量により改善する。しかし，その回復には数カ月から数年を要する。もっとも典型的な末梢神経障害の症状は，初期症状として対称性に知覚，運動障害が生じ，放散痛，しびれ，痛み，筋力低下などが生じる。これまでこのような末梢神経障害性疼痛に対しての抗うつ薬の治療効果はほとんど報告されていない。シスプラチンによる末梢神経障害は，投与開始約 1 カ月後に発症し，80％の患者は数カ月から数年で回復する。ビンクリスチンは投与開始約 2 ～ 3 週後に発症し，30％は重篤である。ノルトリプチリンを用いたシスプラチンにより引き起こされた末梢神経障害に対する有効性を調べた研究では，その有効性は示されていない[12]。アミトリプチリンを用いた研究では，ノルトリプチリンと同様に痛みの改善は得られなかったが，QOL の有意な改善が得られている[13]。以上から，現時点では抗うつ薬の化学療法に伴う末梢神経障害に対しての鎮痛効果は，明らかにされていないと考えられる。

鎮痛補助薬の中における抗うつ薬の位置づけ：推奨されている投与順位[4]

各種薬物の投与する順番を決定する際に考慮する点は，① これまでに明らかにされている鎮痛効果（NNT など），② 副作用の発現頻度（NNH など），③ 薬物処方時の留意点などである。これまで投与の順番（アルゴリズム）に関して現時点は明確なガイドラインは確立していないが，本項では Finnerup らの報告[9]，EFNS ガイドライン[7]，Dworkin ら[4]の勧告からの引用を中心に紹介する。これらすべて，非癌性疼痛患者の神経障害性疼痛を対象とした研究結果である。

現時点では抗うつ薬が第一選択薬となる（図 1）[9]。代表薬はアミトリプチリン，高齢者ではノルトリプチリンから開始する。心疾患など抗うつ薬の適応外の場合はガバペンチンまたはプレガバリンを投与する。

投与する際は，Dworkin ら[4]の勧告の薬物処方時の留意点（表 1）と薬物処方の実際（表 2）を参考にして行う。

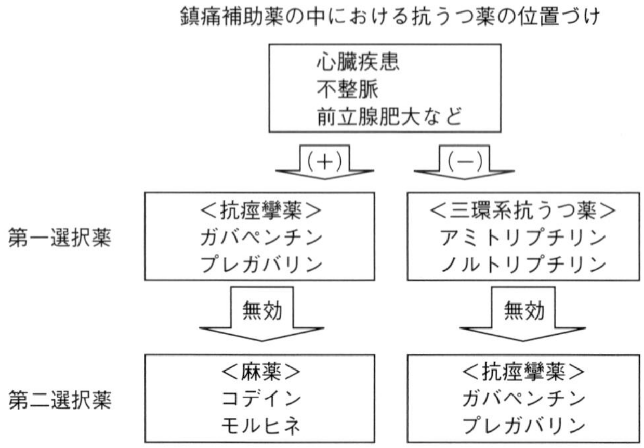

図 1　神経障害性疼痛治療のアルゴリズム

（Finnerup NB, Otto M, McQuay HJ, et al. Algorithm for neuropathic pain treatment：An evident based proposal. Pain 2005；83：289-305 より一部改変引用）

表 1　薬物処方時の留意点

	副作用	忍容性	注意すべき疾患・状態	利点
アミトリプチリン	中等度の眠気，口渇，ふらつき，尿閉	低い	心疾患，緑内障，前立腺肥大 痙攣疾患，高齢者	不眠・うつ改善
ノルトリプチリン	軽度な眠気，口渇，ふらつき，尿閉	高い	心疾患，緑内障，前立腺肥大 痙攣疾患	不眠・うつ改善

（Dworkin RH, O'Connor AB, Backonja M, et al. Pharmacologic management of neuropathic pain：Evidence-based recommendations. Pain 2007；132：237-51 より引用）

表 2　薬物処方の実際

	開始量	増量法	1 日最大量	評価期間
アミトリプチリン	10 mg 就寝前	3～7 日ごとに 10 mg 増量 1 日 1～3 回へ	150 mg	6～8 週 最大投与量で 2 週間
ノルトリプチリン	10～25 mg 就寝前	3～7 日ごとに 10～25 mg 増量 1 日 1～3 回へ	150 mg	6～8 週 最大投与量で 2 週間

（Dworkin RH, O'Connor AB, Backonja M, et al. Pharmacologic management of neuropathic pain：Evidence-based recommendations. Pain 2007；132：237-51 より引用）

おわりに

以上，神経障害性疼痛に対する抗うつ薬を使用する際のポイントと注意点と，その有用性に焦点を当て解説した。癌性疼痛患者の疼痛評価時には，神経障害性疼痛の存在を念頭において，常に可能性を疑う姿勢を忘れずに，疑いがあれば使用可能な抗うつ薬を積極的に処方すべきと考える。

■参考文献

1) Caraceni APR. An international survey of cancer pain characteristics and syndromes. Pain 1999；82：263-74.
2) World Health Organization：Cancer pain relief. Geneva：World Health Organization；1986.
3) Ground SZD, Diefenbach C, Radburch L, et al. Assessment of cancer pain：A prospective evaluation in 2266 cancer patients referred to a pain service. Pain 1996；64：107-14.
4) Dworkin RH, O' Connor AB, Backonja M, et al. Pharmacologic management of neuropathic pain：Evidence-based recommendations. Pain 2007；132：237-51.
5) McGeeney BE. Adjuvant agents in cancer pain. Clin J Pain 2008；24：S14-S20.
6) Monks R, Merskey H：Psychotropic drugs. In：Melzack R, editor. Text book of pain, 4th ed. New York：Churchill Livingstone；1999. p.1155-86.
7) Attal N, Cruccu G, Haanpaa M, et al. EFNS guidelines on pharmacological treatment of neuropathic pain. Eur J Neurol 2006；13：1153-69.
8) Wernicke JF, Pritchett YL, D' Souza DN, et al. A randomized controlled trial of duloxetine in diabetic peripheral neuropathic pain. Neurology 2006；67：1411-20.
9) Finnerup NB, Otto M, McQuay HJ, et al. Algorithm for neuropathic pain treatment：An evident based proposal. Pain 2005；83：289-305.
10) 飯田良司，柏崎美保，伊藤真介ほか．神経因性疼痛を有するがん疼痛患者に対する鎮痛補助薬の鎮痛効果．ペインクリニック 2001；22：212-8.
11) Collins SL, Moore RA, McQuay HJ, et al. Antidepressants and anticonvulsants for diabetic neuropathy and postherpetic neuralgia：a quantitative systematic review. J Pain Symptom Manage 2000；20：449-58.
12) Hammack JE, Michalak JC, Loprinzi CL, et al. Phase III evaluation of nortriptyline for alleviation of symptoms of cis-platinum-induced peripheral neuropathy. Pain 2002；98：195-203.
13) Kautio AL, Haanpaa M, Saarto T, et al. Amitriptyline in the treatment of chemotherapy-induced neuropathic symptoms. J Pain Sym Manage 2008；35：31-9.

（加藤　実）

2 抗不安薬

はじめに

癌性疼痛とは，一人の人間が癌に罹患したとき，癌の進行経過に伴って生じ，その人間が体験するさまざまな“痛みの総称”である[1]。痛みは一般的に，急性痛と慢性痛に分けて考えられることが多いが，癌性疼痛は，急性痛と慢性痛の両方の性質を併せ持ち，“反復する急性痛”との解釈がある。すなわち，慢性進行性疼痛であるうえに例えば体動時などに反復して突出する急性痛をも伴う。癌性疼痛の原因として考えられるのは，癌自体の直接作用による痛み，癌の治療・検査・処置に伴う痛み，全身衰弱による痛み，および合併症による痛みなどである（表1）。さらには，癌という疾患に罹患した人間の社会的背景や心理的因子，さらには実存的苦悩まで包括した“全人的な痛み（total pain）”として解釈されるべきである。したがって，癌性疼痛の緩和のためには，さまざまな視点からのアプローチが必要であり，全人的な対応が重要となる（図1）。

本項では，癌性疼痛の疼痛緩和に際し，鎮痛補助薬の一つとしての抗不安薬について，

表1　癌性疼痛の原因

＜癌の直接作用による痛み＞
①癌の骨転移による痛み（体性痛・神経障害性疼痛）
②癌の神経浸潤による痛み（神経障害性疼痛）
③癌の軟部組織浸潤による痛み（体性痛）
④癌の内臓浸潤による痛み（内臓痛）
＜癌の治療・検査・処置に伴う痛み＞
①術後創部痛（侵害性疼痛，神経障害性疼痛）
②化学療法，放射線療法の痛み（侵害性疼痛，神経障害性疼痛）
③便秘による痛み
＜全身衰弱その他の原因による痛み＞
①筋筋膜性疼痛，筋攣縮などによる痛み
②褥瘡部の痛み，口内炎，腰痛，肩関節周囲炎などの痛み
③社会的痛み，心理的痛み，スピリチュアルな実存的痛み

（細川豊史，服部政治，小川節郎ほか．がん疼痛．小川節郎編．痛みの概念が変わった―新キーワード 100＋α．東京：真興交易医書出版部；2008．p.58-9 から引用）

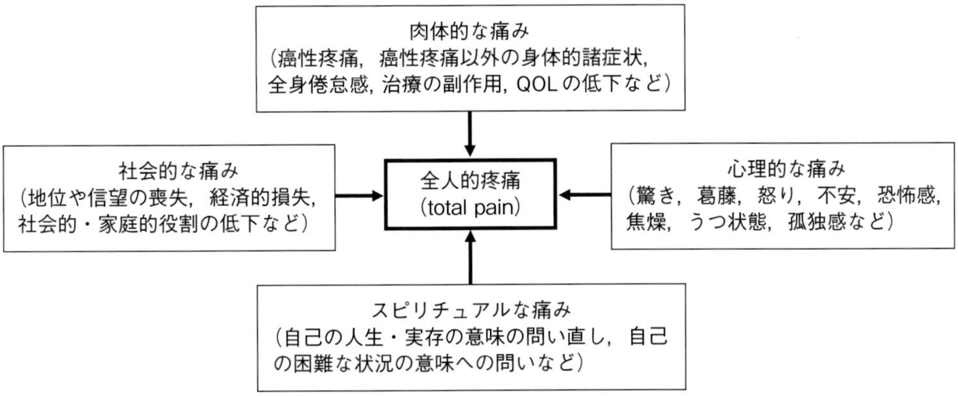

図１　全人的疼痛（total pain）としての癌性疼痛

（細川豊史，服部政治，小川節郎ほか．がん疼痛．小川節郎編．痛みの概念が変わった—新キーワード100＋α．東京：真興交易医書出版部；2008．p.58-9；Twycross RG, Lack SA, 武田文和訳．末期癌患者の診療マニュアル—痛みの対策と症状のコントロール．第２版．東京：医学書院；1996．p.9-15より改変引用）

表２　痛みの認知の閾値に影響を与える諸因子

＜痛みの閾値を低下させる諸因子＞
- ①身体的不快感，倦怠感
- ②痛みによる不眠，疲労
- ③不安，恐怖感，怒り，悲しみ，うつ状態，孤独感
- ④社会的地位の喪失，役割の喪失

＜痛みの閾値を上昇させる諸因子＞
- ①痛み，不快感などの症状緩和
- ②十分な休息，睡眠の確保
- ③周囲の人々の共感，理解
- ④人との触れ合い，気晴らしや気分転換となる行為
- ⑤不安感の減退，気分の高揚，闘病意欲
- ⑥適切な鎮痛薬，鎮痛補助薬の使用

（Twycross RG, Lack SA, 武田文和訳．末期癌患者の診療マニュアル—痛みの対策と症状のコントロール．第２版．東京：医学書院；1996．p.9-15より改変引用）

その適応や機序と，実際の臨床使用上の留意点などについて概説する。

癌性疼痛と痛みの閾値

癌性疼痛とは，一人の癌患者の心身両面の“痛みの体験”である[2)]。患者の痛みの感じ方，痛みの認知は患者各個人の痛みの閾値にも左右される。したがって，患者の痛みの閾値に影響を与える諸因子に留意することも，癌性疼痛の緩和には必要である（表２）。

癌性疼痛緩和の鎮痛補助薬

癌性疼痛の緩和を目的とした薬物療法は, 原則として, 1996 年に WHO が提唱した“3段階癌性疼痛除痛ラダー”に基づいて行われる[3]。通常, 鎮痛薬はオピオイドが主役となるが, オピオイドが効きにくい痛みが複合していて疼痛緩和が不十分な場合や, オピオイド投与による嘔気, 便秘などの副作用が強い場合, オピオイドの投与量を減量するために鎮痛補助薬が併用されることが多い。しかし, 鎮痛補助薬の適用とはそれだけにかぎったことではない。癌性疼痛に対する緩和治療は, 患者が癌と診断された時点から積極的に開始されるべきと考えられており, 癌患者の身体的および心理的苦痛を緩和するためには, 適時適切な鎮痛補助薬の併用には意義があるものと考えられる。

以下, 癌性疼痛の疼痛緩和の鎮痛補助薬としての抗不安薬についての概要を述べる。

抗不安薬の薬理作用

現在臨床で用いられている抗不安薬にはベンゾジアゼピン (benzodiazepine：以下 BDZ とする) 系薬物および BDZ 系類似薬物, そのほかセロトニン 1A 受容体部分作動薬であるタンドスピロンなどがあるが, 抗不安薬として使用されている多くの薬物は BDZ 系に含まれる。これらの薬物のうち抗不安効果のより強いものが抗不安薬, 催眠効果のより強いものが睡眠薬と称されているのである。

脳内には BDZ に特異的に結合する BDZ 受容体が存在し, その分布は大脳皮質, 辺縁系 (海馬, 扁桃, 嗅球など), および間脳視床下部などに多い。BDZ 受容体は, 抑制性神経伝達物質である γ アミノ酪酸 (γ-aminobutyric acid : GABA) 受容体と, 塩素イオン Cl^- チャネルとの複合体を形成している。GABA の存在下に BDZ 系薬物が BDZ 受容体に結合すると $GABA_A$ 受容体が活性化され, Cl^- チャネルが開口して Cl^- イオンが細胞内に流入し, 細胞膜の過分極が生じ, その結果, セロトニンやノルアドレナリンなどの神経伝達物質に対し抑制的に作用する[4]。こうして, 情動に関連する大脳辺縁系の神経伝達が抑制され, 抗不安作用, 鎮静作用, 催眠作用, 抗葛藤作用などがもたらされる。BDZ 系薬物によるこれらの作用が, 癌患者の痛みの二次的な緩和効果になると考えられる。なお, BDZ 系薬物は通常, 脳幹網様体などにはあまり作用せず, 向精神薬などに比べ意識や高次脳機能への影響は少ないとされる。

一方, BDZ 系薬物の直接的鎮痛作用の有無についてはいまだ不明であるが, 動物実験では, $GABA_A$ と $GABA_B$ のアゴニストはともに抗侵害作用を有しており, $GABA_A$ 受容体を介する抗侵害作用は主として上脊髄性に, $GABA_B$ 受容体を介する抗侵害作用は上脊髄性および脊髄性に作用している可能性を示唆した報告がある[5]。また, ジアゼパム[6]およびミダゾラム[7]で C 線維の体性交感神経反射電位が選択的に抑制されたことから, これらの薬物の鎮痛効果を示唆した報告もある。

また, BDZ 系薬物は脊髄反射を抑制し, 中枢性筋弛緩作用をもたらす。この筋弛緩作用は緊張型頭痛，顎関節症，筋筋膜性疼痛などの軽減に有用である。癌性疼痛では，体動困難などのため長時間の同一体位を余儀なくされている癌患者には筋筋膜性疼痛が複合している場合も多く，そのような場合にも筋弛緩作用をもつBDZ系薬物を癌性疼痛の緩和に補助的に使用することは有用であると思われる。

実際の使用方針

癌性疼痛の緩和に鎮痛補助薬として抗不安薬を使用するに際しては，作用の強弱よりも，作用時間の長短を考慮して使用するほうが実際的かもしれない（表3）。BDZ系薬物は一般的には，短時間作用型の薬物は作用の蓄積は起こしにくいが依存形成が生じやすく，退薬症状もより急激で程度も激しい。一方，長時間作用型の薬物は持ち越し効果があり作用の蓄積は起こしやすいが，退薬症状はより軽度であるとされる。抗不安薬の投与は原則として，少量より頓用での開始とする。発作的な不安に対しては，1週間以内になんらかの効果を示すとされる。無効であれば，増量または他の薬物への変更を検討するが，耐性や依存の形成に注意する。終日不安であるような癌患者に対して中長期的使用が予想される場合には，中～長時間作用型の薬物を選択するが，作用蓄積による過剰な効果発現に注意する必要がある。

他の身体疾患（特に肝疾患）の合併や，高齢であるために他の多くの薬物療法を併用している場合は，肝薬物代謝酵素P450にかかわらずグルクロン酸抱合され，薬物相互作用の少ないロラゼパムが使用しやすいとされる。また，筋弛緩作用が強いとされるエチゾラム，ジアゼパムなどは筋筋膜性疼痛が強い場合には有用である。他に，ロフラゼプ酸エチルは長時間作用型で1日1回の服用で済み，かつ依存形成をしにくく使用しやすいとされる。また，クロチアゼパムも作用が比較的軽度であり，使用しやすいとされる。また，不安によるパニック発作が強い場合にはアルプラゾラム，クロナゼパムなどが使用され，胸部悪性疾患による呼吸困難などに対してはモルヒネと併用してジアゼパムが使用される場合がある。

抗不安薬の副作用

BDZ系抗不安薬は効果発現が速く，薬物依存形成もオピオイドなどに比べて発生頻度が少なく，比較的安全に使用できるとされる。その副作用は，眠気，ふらつきなどが主なものであり，漫然と投与した際の耐性形成，依存形成，また，高用量投与による過鎮静，身体活動力の低下，譫妄などがある。依存形成に関しては，常用量のBDZ系薬物投与であっても発現する場合があることに留意しなければならない[8)]。時に脱抑制による易刺激性・興奮・攻撃性・錯乱がある。また，急な薬物中止による退薬症状や，症状の重症化などの反跳現象にも注意が必要である。

BDZ系薬物の漸減法としては，1～2週ごとに1日量の1/2から1/4ずつ減量し，

表３　抗不安薬の作用時間と作用強度

薬物名（商品名）	抗不安作用	催眠作用	筋弛緩作用	作用時間
A. ベンゾジアゼピン系薬物				
トフィソパム（グランダキシン®：自律神経調節薬）	＋			短時間
クロチアゼパム（リーゼ®）	＋	＋	±	↑
エチゾラム（デパス®）	＋＋＋	＋＋＋	＋＋	
アルプラゾラム（ソラナックス®，コンスタン®）	＋＋	＋＋	±	
ロラゼパム（ワイパックス®）	＋＋＋	＋＋	＋	
ブロマゼパム（レキソタン®，セニラン®）	＋＋＋	＋＋	＋＋＋	
オキサゾラム（セレナール®）	＋＋	＋＋	±	
メダゼパム（レスミット®）	＋	＋	±	
クロルジアゼポキシド（バランス®，コントロール®）	＋＋	＋＋	±	
フルジアゼパム（エリスパン®）	＋＋	＋＋	＋＋	
メキサゾラム（メレックス®）	＋＋	＋＋	±	
クロキサゾラム（セパゾン®）	＋＋＋	＋	＋	
ジアゼパム（セルシン®，ホリゾン®）	＋＋	＋＋＋	＋＋＋	
クロナゼパム（リボトリール®，ランドセン®：抗てんかん薬）	＋＋＋			
ロフラゼプ酸エチル（メイラックス®）	＋＋	＋	＋	↓
フルトプラゼパム（レスタス®）	＋＋＋	＋＋	＋＋	長時間
B. セロトニン作動性薬物				
クエン酸タンドスピロン（セディール®）	＋	±	±	短時間

中止とする[8)]。

おわりに

癌性疼痛の緩和目的に鎮痛補助薬として抗不安薬を使用する場合には，癌患者各個人の訴える痛みのさまざまな要因を考慮し，適応を厳密に検討したうえで，適宜適切な薬物を用いるべきである。しかし何より重要なのは，癌患者の痛みを全人的に理解し共感する姿勢であろう。

■参考文献

1）細川豊史，服部政治，小川節郎ほか．がん疼痛．小川節郎編．痛みの概念が変わった―新キーワード 100＋α．東京：真興交易医書出版部；2008．p.58-9．
2）Twycross RG, Lack SA，武田文和訳．末期癌患者の診療マニュアル―痛みの対策と症状のコントロール．第 2 版．東京：医学書院；1996. p.9-15.
3) World Health Organization. Cancer pain relief. 2nd ed. Geneva：WHO；1996.
4) 栗山欣哉．不安と GABA/ベンゾジアゼピン受容体．Clin Neurosci 1999；17：41-3.
5) Malcangio M, Bowery NG. GABA and its receptors in the spinal cord. TiPS 1996；17：457-62.
6) Kato J, Ogawa S, Suzuki H. Effects of diazepam on somato-sympathetic reflex discharges in anesthetized cats. Pain Research 1991；6：165-8.
7) Iida R, Kato J, Saeki S. Dose-related effects of midazolam on somatosympathetic C-reflex-discharges in anesthetized cats. Nihon Univ J Med 1998；40：339-50.
8) 大坪天平，上島国利．抗不安薬の乱用．臨床精神医学 1998；27：413-8.

（後閑　大，加藤　実）

3 抗痙攣薬

はじめに

癌性疼痛では麻薬で除痛できない 2 つの難治性の痛み[1]がある。神経障害性疼痛(neuropathic pain : NP)と，癌に由来した骨痛(cancer-induced-bone-pain : CIBP)である。NP には，癌の進行・手術に伴う神経障害性疼痛，放射線治療・化学療法に伴う末梢神経障害がある。鎮痛補助薬としての抗痙攣薬は NP に有用である。

主な抗痙攣薬

中山ら[2]は，わが国で使用できる抗痙攣薬にクロナゼパム，カルバマゼピン，バルプロ酸，フェニトインを推奨している。以下に主な抗痙攣薬の薬理学的特徴（表）を解説し，実際の使用法を紹介する。

1 ガバペンチン〔gabapentin（ガバペン®)〕

γ アミノ酪酸（γ-aminobutyric acid : GABA）類似の構造。GABA 受容体に直接作用せず，Ca^{2+}チャネルサブユニット（$\alpha 2\delta$）に作用する[4]。脳内の GABA 量の増加[5]が認められ，GABA トランスポーターの細胞質から膜への細胞内輸送を促進[6]し，GABA 神経系を亢進する。肝で薬物代謝を受けずに腎から排泄され，腎機能障害，特に透析中の患者では投与量に注意を要する。開始量は 300 ～ 600 mg/日で，最大量 2,400 mg/日まで投与。Ross ら[7]は，ガバペンチンは NP を有する癌性疼痛に有効であると報告している。Keskinbora ら[8]も麻薬と併用投与の有効性を報告した。動物モデルで，脊髄後角での神経興奮を抑制しラットの疼痛行動を抑制したという報告[9]があり，さらに CIBP に対する有効性[10]も報告された。副作用は傾眠，めまい，頭痛である。

2 カルバマゼピン〔carbamazepine（テグレトール®)〕

Na^{+}チャネルを遮断する。三叉神経痛に有効である。200 mg/日から開始し，600 mg/

表　主な抗痙攣薬

	ガバペンチン	カルバマゼピン	クロナゼパム	ゾニサミド	バルプロ酸 Na	フェニトイン
製品	錠剤 200，300，400 mg	錠剤 100，200 mg，細粒 50%（1 g 中 500 mg）	錠剤 0.1，1，2 mg 細粒 0.1，0.5%	錠剤 100 mg，散剤 20%	錠剤 100，200 mg，徐放錠 100，200，400 mg，細粒 20, 40%，徐放顆粒 40% シロップ 50 mg（1 ml）	錠剤 25，100 mg，散剤 10%，注射 250 mg（5 ml）
薬物動態						
Cmax	2.48 ng/ml	1.72 ng/ml	6.5 ng/ml	2.9 ng/ml	59.4 ng/ml	1.87 μg/ml
Tmax	3 時間	2.3 時間	2 時間	5.3 時間	0.92 時間	4.2 時間
t1/2	6.5 時間	36 時間（200 mg 単回）	27 時間（100 mg 単回）	63 時間	9.6 時間（600 mg 単回）	14 時間（100 mg 単回）
蛋白結合率	−	75%	95%	49%	80 ～ 91%	90%
副作用	傾眠（33.5%） めまい（15.9%） 頭痛（8.6%） 複視（5%），浮腫	眠気（13.8%） めまい（9.1%） ふらつき（8.5%） 易疲労感（3.5%）	眠気（13.9%） ふらつき（7.6%） 喘鳴（2.7%）	眠気（11.7%） 食欲不振（4.9%） 無気力（3.8%） 運動失調（3.0%）	傾眠（5%） 頭痛，悪心 発疹（0.1 ～ 5%）	歯肉増生 骨軟化症，多毛 低 Ca 血症
重大な副作用	急性腎不全 Stevens-Johnson（S-J）症候群， 肝機能障害	再生不良性貧血 汎血球減少症 S-J 症候群	睡眠中の多呼吸 発作（0.1%未満） 依存性	S-J 症候群 無顆粒球症 再生不良性貧血 呼吸抑制	劇症肝炎 溶血性貧血 汎血球減少 急性膵炎	再生不良性貧血 汎血球減少 肝腎障害 小脳萎縮
作用機序	Ca^{2+}チャネル サブユニット （$\alpha_2\delta$）	Na^+チャネル	Na^+チャネル $GABA_A$ 受容体 Cl^-チャネル 開口促進	Na^+チャネル	Na^+チャネル $GABA_A$ 受容体 Cl^-チャネル 開口促進	Na^+チャネル
投与法						
開始量	600 mg/日	200 mg/日	0.5 ～ 1.0 mg/日	100 mg/日	400 mg/日	150 ～ 200 mg/日
最大量	2,400 mg/日	600 mg/日	2 ～ 6 mg/日	200 mg/日	1,200 mg/日	400 mg/日
NNT	5.1	2.0			2.8	2.1
NNH	26.1	21.7			−	−

Cmax：最高血中濃度，Tmax：最高血中濃度到達時間，t1/2：血中半減期

（日本医薬品集医療薬 2008 年版．東京：じほう；2007 より改変引用．NNT：numbers needed to treat と NNH：numbers needed to harm は Finnerup NB, Otto M, McQuay HJ, et al. Algorithm for neuropathic pain treatment：An evidence based proposal. Pain 2005；18：289-305 より引用）

日まで増量する。最高血中濃度は 2 ～ 4 時間後で，半減期は 36 時間である。ステロイドや化学療法薬（ビンカアルカロイド，メトトレキサート）との併用で，お互いの代謝を早め，効果を減弱[11]させる。注意点は副作用で，めまい，ふらつき，顔面紅潮がある。重篤になると，肝機能障害，再生不良性貧血，Stevens-Johnson 症候群などを発症する。

3 クロナゼパム〔clonazepam（リボトリール®，ランドセン®）〕

Na^+チャネルを遮断する。ベンゾジアゼピン系の薬物である。$GABA_A$受容体 Cl^-チャネルの開口を促進し，GABA 神経伝達の増強に関与する。経口投与で吸収がよく，0.5 ～ 1 mg/日で開始し，2 ～ 6 mg/日で維持する。2 時間後に最高血中濃度に達し，長時間（18 ～ 36 時間）作用する。舌咽神経痛・群発頭痛など頭頸部の神経痛に有効である。眠気，ふらつき，依存性などの副作用がある。

4 ゾニサミド〔zonisamide（エクセグラン®，エクセミド®）〕

Na^+チャネルを遮断する。NO 合成酵素活性抑制，炭酸脱水素酵素阻害作用がある。100 mg/日で開始し，200 mg/日まで増量する。半減期（63 時間）が長く，高齢者には慎重に投与する。神経障害性疼痛に有効[12]と思われる。副作用は，眠気，食欲不振，腎尿管結石がある。

5 バルプロ酸ナトリウム〔valproate sodium（デパケン®，セレニカ®）〕

広域の抗痙攣薬。バルプロ酸は β 酸化を受けて，容易に血液脳関門を通過する。片頭痛治療にも有効である。作用機序は，ⓐ GABA トランスアミナーゼ（分解酵素）と succinic semialdehyde dehydrogenase 抑制による脳内 GABA レベルの増加，ⓑシナプス後 GABA 応答の選択的増強作用，ⓒ神経細胞膜での電位依存性 Na^+チャネル・Ca^{2+}チャネル依存性カリウム流への作用，T 型カルシウム流への作用[13]などがある。400 mg/日から開始し，1,200 mg/日まで増量。Hardy ら[14]は，癌性疼痛患者 25 名中 17 名（89%）に有効だったと報告している。副作用は，傾眠，頭痛，悪心から肝障害など多彩である。

6 フェニトイン〔phenytoin（アレビアチン®，ヒダントール®）〕

Na^+チャネルを遮断する。経口投与では吸収が遅く，90% が蛋白と結合する。治療域が狭く，血中濃度を監視する必要がある。150 ～ 200 mg/日から開始し，400 mg/日まで増量する。McCleane[15]は持続静注で NP に対する有効性を報告している。Chang[16]も，持続静注で骨盤臓器の癌性疼痛に有効性を報告した。副作用は，歯肉肥大，骨軟化症などがある。他の薬物との相互作用で重篤な症状がある。

7 わが国では未発売の抗痙攣薬

a. プレガバリン（pregabalin）

作用機序はガバペンチンと同じである。グルタミン酸やノルアドレナリンなどの神経伝達物質の放出を抑制する。抗痙攣作用はガバペンチンの10倍である。150 mg/日から開始して，300 mg/日で維持する。McGeeney[17]はプレガバリン300 mgから最大600 mg/日投与で，癌性疼痛のNPに有効であったと報告している。副作用は，めまい，易疲労感，食欲増加，高揚である。

b. ラモトリジン（Lamotrigine）

Na^+チャネルを遮断する。McCleane[18]は，NPに対して有用性を報告している。Raoら[19]は，化学療法に起因したNPに対する鎮痛効果は得られなかったと報告している。他の抗痙攣薬，特にカルバマゼピンとの相互作用に注意を要する。25～50 mg/日で開始し，200～400 mg/日で維持する。副作用は，めまい，吐き気，便秘など，長期使用でメラニン含有組織（眼など）に沈着が見られる。

抗痙攣薬の選択

McGeeney[17]は癌性疼痛管理にガバペンチンとプレガバリンが普及した理由として，薬物間の相互作用が少なく，肝で代謝されず，腎から排泄され，半減期が5～7時間で調節しやすく，副作用が少ないことなどを挙げている。Finnerupら[20]は，鎮痛補助薬の選択には，NNT（numbers needed treat：1つの薬物が何人に1人有効かを示す数値，3であれば3人に1人有効）とNNH（numbers needed to harm：何人に1人副作用を示すかという数値）も有用であると提唱している。Dworkinら[21]は，多くの臨床経験から得られた無作為臨床試験（randomized clinical trial：RCT）の報告から，有効性，安全性（副作用）を参考に投与すべき薬物を選択すべきであると述べている。

まとめると，① 薬の作用機序，副作用，投与方法を熟知し，② NNTやNNHの評価，薬物間の相互作用をチェックし，③ 患者の心理・精神状態を正確に把握（抗痙攣薬の継続服用で自殺企図が有意に増加しているとFDAが警告）し，④ 除痛効果を評価しながら投与するのが要点である。

おわりに

現状ではすべての抗痙攣薬は適用外使用である。抗痙攣薬は癌性疼痛の緩和に強力な武器となりえる。本項が少しでも癌の痛みからの解放につながればと願う。最後に，加藤ら[22]，細川[23]，井関[24][25]の文献を紹介しておきたい。

■参考文献

1) Laird B, Colvin L, Fallon M. Management of cancer pain : Basic principles and neuropathic cancer pain. Eur J Cancer 2008 ; 44 : 1078-82.
2) 中山里加, 高橋秀徳, 下山直人. ペインコントロール各論. 鎮痛補助薬. 日本臨牀 2007 ; 65 : 57-62.
3) 日本医薬品集医療薬 2008 年版. 東京 : じほう ; 2007.
4) Gee NS, Brown JP, Dissanayake VUK, et al. The novel anticonvulsant drug, gabapentin (Neurontin), binds to the $\alpha_2\delta$ subunit of a calcium channel. J Biol Chem 1996 ; 271 : 5768-76.
5) Petroff OAC, Hyder F, Rothman DL, et al. Effects of gabapentin on brain GABA, homocarnosine, and pyrrolidinone in epilepsy patients. Epilepsia 2000 ; 41 : 675-80.
6) Whitworth TL, Quick MW. Upregulation of γ-aminobutyric acid transporter expression : role of alkylated γ-aminobutyric acid derivatives. Biochem Soc Trans 2001 ; 29 : 736-41.
7) Ross JR, Goller K, Hardy J, et al. Gabapentin is effective in the treatment of cancer-related neuropathic pain : a prospective, open-label study. J Palliat Med 2005 ; 8 : 1118-26.
8) Keskinbora K, Pekel AF, Aydinli I. Gabapentin and an opioid combination versus opioid alone for the management of neuropathic cancer pain : a randomized open trial. J Pain Symptom Manage 2007 ; 34 : 183-9.
9) Luo ZD, Chaplan SR, Higuera ES, et al. Upregulation of dorsal root ganglion $\alpha_2\delta$ calcium channel subunit and its correlation with allodynia in spinal nerve-injured rats. J Neurosci 2001 ; 21 : 1868-75.
10) Donovan-Rodriguez T, Dickenson AH, Urch CE. Gabapentin normalizes spinal neuronal responses that correlate with behavior in a rat model of cancer-induced bone pain. Anesthesiology 2005 ; 102 : 132-40.
11) Yap KY, Chui WK, Chan A. Drug interactions between chemotherapeutic regimens and antiepileptics. Clin Ther 2008 ; 30 : 1385-407.
12) Tanabe M, Murakami T, Ono H. Zonisamide suppresses pain symptoms of formalin-induced inflammatory and streptozotocin-induced diabetic neuropathy. J Pharmacol Sci 2008 ; 107 : 213-20.
13) Johannessen CU. Mechanisms of action of valproate : A commentatory. Neurochem Int 2000 ; 37 : 103-10.
14) Hardy JR, Rees EA, Gwilliam B, et al. A phase Ⅱ study to establish the efficacy and toxicity of sodium valproate in patients with cancer-related neuropathic pain. J Pain Symptom Manage 2001 ; 21 : 204-9.
15) McCleane GJ. Intavenous infusion of phenytoin relieves neuropathic pain : A randomized, double-blinded placebo-controlled, crossover study. Anesth Analg 1999 ; 89 : 985-8.
16) Chang VT. Intravenous phenytoin in the management of crescendo pelvic cancer-related pain. J Pain Symptom Manage 1997 ; 13 : 238-40.
17) McGeeney BE. Adjuvant agents in cancer pain. Clin J Pain 2008 ; 24 : S14-20.
18) McCleane GJ. Lamotrigine in the management of neuropathic pain : A review of literature. Clin J Pain 2000 ; 16 : 321-6.
19) Rao RD, Flynn PJ, Sloan JA, et al. Efficacy of lamotrigine in the management of chemotherapy-induced peripheral neuropathy : A phase 3 randomized, double-blind, placebo-controlled trial, NO1C3. Cancer 2008 ; 12 : 2808-12.
20) Finnerup NB, Otto M, McQuay HJ, et al. Algorithm for neuropathic pain treatment : An evidence based proposal. Pain 2005 ; 18 : 289-305.
21) Dworkin RH, Oconer AB, Backonja M, et al. Pharmacologic management of neuropathic

pain：Evidence-based recommendations. Pain 2007；132：237-51.
22) 加藤信也，益田律子．抗てんかん薬—その適応と実際の使用—．ペインクリニック 2008；29：633-44.
23) 細川豊史．がん性疼痛の薬物療法— 10. 鎮痛補助薬，C. 抗痙攣薬．ペインクリニック 2006；27：S129-36.
24) 井関雅子．薬物療法 2) 新しい鎮痛補助薬の有効性と今後の展望—プレガバリンを中心に—．ペインクリニック 2006；27：980-8.
25) 井関雅子．鎮痛薬の鎮痛効果を高める鎮痛補助薬①抗てんかん薬．緩和医療学 2008；10：122-30.

(具志堅　隆)

4 抗不整脈薬

はじめに

抗不整脈薬はナトリウムチャネルを阻害することにより，その薬理作用を発揮する。臨床的には十分なエビデンスは確立されていないが，抗不整脈が著効する症例を散見する。ここでは，リドカイン，メキシレチン，フレカイニドについて解説する。

癌性疼痛治療に用いられる抗不整脈薬

癌性疼痛治療における抗不整脈薬として，リドカイン，メキシレチン，フレカイニドが用いられる（図）。抗不整脈薬は鎮痛補助薬に位置づけられるため，非オピオイド＋オピオイドで疼痛コントロールがつかない場合にその併用が考慮される。抗不整脈薬のVaughan Williams 分類では，リドカインはⅠa，メキシレチンはⅠb，フレカイニドはⅠcに分類される。リドカインは静脈内投与・貼付剤・ゼリー剤，メキシレチン・フレカイニドは静脈内投与・内服投与で使用可能である。本項では臨床使用頻度の高いリドカイン注射剤，メキシレチン・フレカイニド内服薬について解説する。

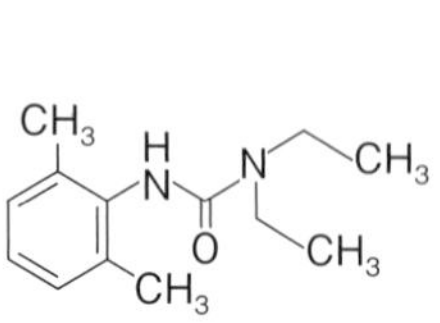

$C_{14}H_{22}N_2O$

リドカイン

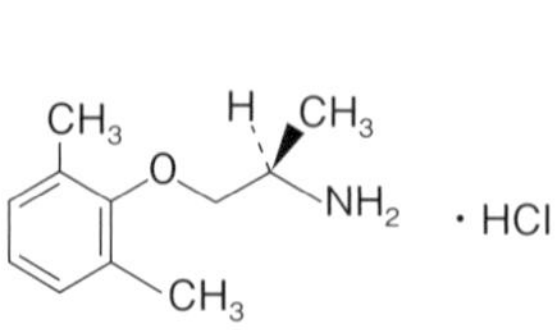

$C_{11}H_{17}NO \cdot HCl$

メキシレチン
（メキシチールカプセル®）

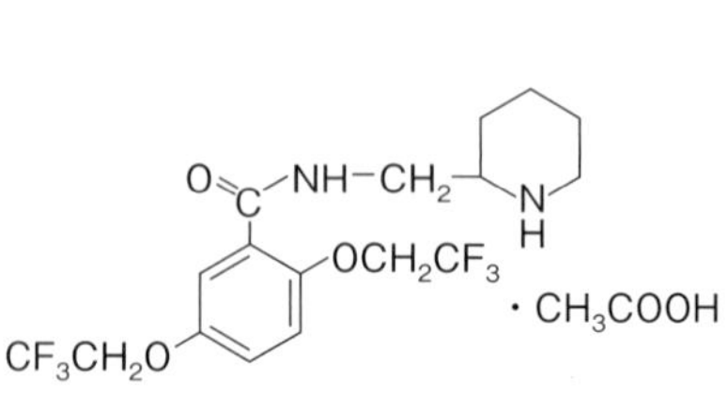

$C_{17}H_{20}F_6N_2O_3 \cdot C_2H_4O_2$

フレカイニド
（タンボコール®）

図　構造式・分子式

作用機序

抗不整脈薬はナトリウムチャネルを阻害することによりその薬理作用を発揮する。リドカインは浸潤麻酔により末梢神経終末での活動電位発生を阻害し，局所麻酔効果を発揮する。しかしながら，臨床使用される抗不整脈薬の全身投与量では正常な知覚神経伝達は遮断されない。神経障害性疼痛などの病的疼痛状態では損傷末梢神経においてナトリウムチャネルの発現増加および生理的状態と異なるサブタイプのナトリウムチャネルが発現し，それに伴って，神経腫や後根神経節細胞体での自発発火，C線維の異常興奮や脊髄神経の自発発火が認められる。したがって，抗不整脈薬の全身投与による鎮痛作用は末梢神経終末での局所麻酔効果というよりは，末梢神経および脊髄神経の異常興奮を抑制することにより発揮されるようである。

代謝と薬物相互作用

メキシレチン内服（メキシチールカプセル®）およびフレカイニド内服（タンボコール®）の生物学的利用率はそれぞれ約83%，約70%であり，主に肝臓で代謝され腎から排泄される。メキシチールカプセル®はCYP2D61・CYP1A2で代謝される。代謝産物の薬理学的活性はメキシレチンの1/12～1/25と低い。また，タンボコール®はCYP2D6・CYP3A4で代謝される。代謝産物は一部活性を有するが血中では抱合体として存在するため，薬効はほとんどない。また，リドカインはCYP3A4で代謝される。リドカイン，メキシレチン，フレカイニドは，シメチジンと併用する際にはシメチジンによりCYP450が阻害されるため，効果が増強するので注意が必要である。

リドカイン

1 癌性疼痛治療に対するエビデンス

オピオイド抵抗性の癌性疼痛に対するリドカインの鎮痛効果を検討した無作為比較対照試験（randomized controlled trial：RCT）がある。リドカインは2 mg/kgの単回投与の後に2 mg/kgを1時間かけて投与した（計4 mg/kg）。リドカイン投与約40分後に鎮痛効果が出現し，約9日間の鎮痛効果持続が認められた。しびれ，鎮静，軽い頭痛などの副作用が出現したが自制内であった[1]。また，Brueraら[2]はオピオイド抵抗性の神経障害性癌性疼痛3症例に対してリドカイン持続皮下投与を長期間行い（3週間から6カ月），疼痛の改善が認められている。一方，腫瘍浸潤による神経障害性癌性疼痛に対するリドカインの鎮痛効果を検討した小規模なRCTではリドカイン（5 mg/kg）短時間投与はプラセボ投与と比較して明らかな鎮痛効果は認められていない[3)]。癌性疼痛以外では，有痛性糖尿病性神経障害，帯状疱疹後神経痛，神経損傷後疼痛，中枢性疼痛に対するRCTが行われており，リドカイン静脈内投与の鎮痛効果が認められている。

2 投与法

有効性の確認には単回投与，治療目的には持続静脈内投与・皮下投与が行われる。疼痛治療に対するリドカインの投与量は定まっていないので，不整脈治療に対する投与量を参考にする。単回投与では1～2 mg/kgを20～30分間，もしくは2～5 mg/kgを30～60分間点滴静注する。持続投与では1～2 mg/kg/hrを投与する。リドカインは鎮痛薬ではなく鎮痛補助薬であるので，鎮痛効果発現より副作用発現に注意して投与を開始する。疼痛治療域は不整脈治療域とほぼ同じであり1.5～5.5 μg/mlを逸脱しないよう定期的な血中濃度の測定が必要である。

3 副作用

用量依存性に中枢神経症状，循環器系症状を引き起こす。循環器系副作用は中枢神経系副作用よりも高用量で生じる。中枢神経症状として眠気，不安，興奮，めまい，意識障害，振戦，痙攣が起きる。また，循環器症状として刺激伝導系抑制，ショックを引き起こすので，血中濃度に注意し投与量を調節する必要がある。

メキシレチン，フレカイニド

1 癌性疼痛治療に対するエビデンス

メキシレチン，フレカイニドが癌性疼痛に対して有効であった症例報告を散見する。しかしながら，オピオイド抵抗性の癌性疼痛（骨痛，内臓痛，神経障害性疼痛）を有する21症例を対象としたメキシレチン，フレカイニドの鎮痛効果の検討では，メキシレチン600 mg分3またはフレカイニド200 mg分2の内服投与では全症例の81％で鎮痛効果が認められていない[4)]。また，神経障害性癌性疼痛患者11症例を含む神経障害性疼痛14症例に対するフレカイニドの鎮痛効果の検討では，フレカイニドを2週間100 mg分2の後に1週間200 mg分2で投与したところ，約30％で疼痛緩和が認められている[5)]。

2 投与法

メキシレチン，フレカイニドともに疼痛治療に対する投与量は定まっていないので，不整脈治療に対する投与量を参考にする。メキシレチン（メキシチール®）は1日150 mg 分1～2食後投与で開始し，効果と副作用を観察しながら1日300 mg 分3まで2～3日ごとに増量し，必要に応じて450～600 mg/日まで増量する。フレカイニド（タンボコール®）は1日100 mg 分2で開始し，1日200 mg 分2まで増量する。

3 副作用

メキシレチン，フレカイニド経口投与はともに，リドカインと同様，用量依存性に中枢神経症状・循環器系症状を引き起こす。中枢神経系症状の発生頻度は0.1～5%未満であり，めまい，しびれ感，眠気，頭痛などを呈する。フレカイニドは循環器系の抑制作用が強く，心室頻拍，心室細動，アダムス・ストークス発作，一過性心停止が生じうるので特に注意が必要である。うっ血性心不全・高度の房室ブロック，洞房ブロック・心筋梗塞後の無症候性心室性期外収縮あるいは非持続型心室頻拍を有する患者に対して，フレカイニドは禁忌である。また，基礎心疾患，高齢者，うっ血性心不全の既往，重篤な腎・肝機能障害のある患者には慎重投与とし，頻回に心電図検査を実施する必要がある。メキシレチンでは中毒性表皮壊死症，皮膚粘膜眼症候群が起きうるので皮膚・粘膜症状には注意が必要である。また，両薬物とも口渇・嘔気などの消化器症状が起こることがある。

■参考文献

1) Sharma S, Rajagopal MR, Palat G, et al. A phase II pilot study to evaluate use of intravenous lidocaine for opioid-refractory pain in cancer patients. J Pain Symptom Manage 2009；37：85-93.
2) Bruera E, Ripamonti C, Brenneis C, et al. A randomized double-blind crossover trial of intravenous lidocaine in the treatment of neuropathic cancer pain. J Pain Symptom Manage 1992；7：138-40.
3) Ellemann K, Sjogren P, Banning AM, et al. Trial of intravenous lidocaine on painful neuropathy in cancer patients. Clin J Pain 1989；5：291-4.
4) Chong SF, Bretscher ME, Mailliard JA, et al. Pilot study evaluating local anesthetics administered systemically for treatment of pain in patients with advanced cancer. J Pain Symptom Manage 1997；13：112-7.
5) von Guten CF, Eappen S, Cleary JF, et al. Flecainide for the treatment of chronic neuropathic pain：a phase II trial. Palliat Med 2007；21：337-72.

（川股　知之）

5 NMDA 受容体拮抗薬

はじめに

鎮痛補助薬とは，原則として鎮痛以外の治療に用いられる薬物で，限られた状況下で鎮痛効果が得られるものと考えられる。特に癌性疼痛に対して麻薬と併用されることが多い。本項では，ケタミンに代表される NMDA 受容体拮抗薬について述べる。

NMDA 受容体とは

中枢神経系の神経伝達物質としてのアミノ酸には，抑制性神経伝達物質であるγアミノ酪酸（γ-aminobutyric acid : GABA）と，興奮性神経伝達物質のグルタミン酸やアスパラギン酸がある。

この興奮性神経伝達物質の受容体はグルタミン酸受容体と呼ばれ，さらにイオンチャネル型と代謝調節型に分類される。イオンチャネル型受容体は α-amino-3-hydroxy-5-methylisoxazole-4-propanoic acid（AMPA）受容体，kainic acid（KA）受容体と N-メチル-D-アスパラギン酸（N-methyl-D-aspartate : NMDA）受容体の 3 つのサブタイプに分類される（図）。NMDA 受容体サブタイプは，中枢性感作の形成に大きく関与することが示されている[1)~3)]。侵害受容求心性神経系のシナプス前終末からのグルタミン酸などの興奮性アミノ酸の放出や，随伴するサブスタンス P やニューロキニン A といった興奮性神経ペプチドの放出は，脊髄のシナプス後ニューロンへと伝達される[4)]。これらは G 蛋白を介してホスホリパーゼ C を活性化し，それにより細胞内でのカルシウムイオンの放出や，プロテインキナーゼ C を活性化させるジアシルグリセロールの産生を導き，イオンチャネル活性を調節する[4)5)]。これらの変化により NMDA 受容体がアップレギュレーションし，興奮性アミノ酸の放出に対する神経細胞の反応性が亢進する[3)]。中枢感作の過程における NMDA 受容体の役割は重要なものではあるが，すべての様式の中枢性感作の形成に関与しているとはいえないことが分かっている。NMDA 受容体は温熱性感作に関しては重要な働きをするが，機械刺激性感作における役割は少ないことが示唆されている[6)]。

前述のとおり，NMDA 受容体サブタイプにはさまざまな物質に対する結合部位が存

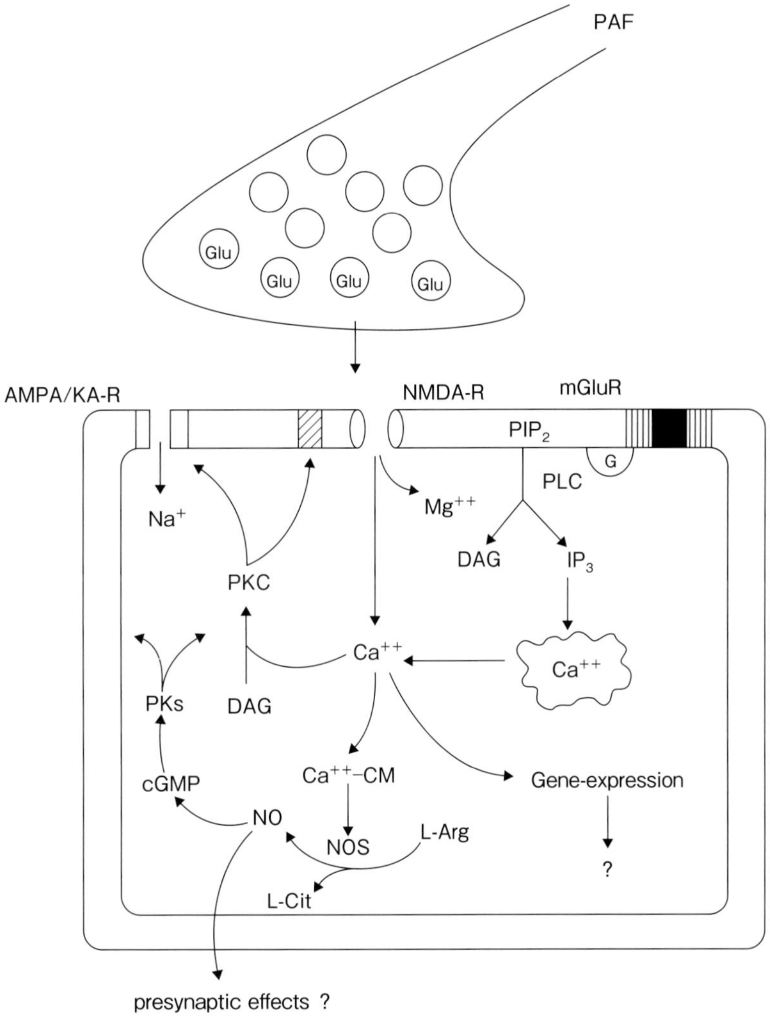

図　脊髄神経細胞での一次求心性神経からのグルタミン酸放出による変化

PAF=primary afferent fiber：一次求心性神経線維，Glu=glutamate：グルタミン酸，AMPA/KA-R=α-amino-3-hydroxy-5-methylisoxazole-4-propanoic acid/kainic acid receptor：AMPA型/カイニン酸型受容体，mGluR=metabotrophic glutamate receptor：代謝型グルタミン酸受容体，G=guanosine triphosphate binding protein：GTP結合タンパク，PLC=phospholipase C：ホスホリパーゼC，Ca^{++}-CM=calcium-calmodulin complex：カルシウム-カルモジュリン複合体，NOS=nitric oxicide synthase：NO合成酵素，L-Arg=L-arginine：Lアルギニン，L-Cit=L-citruline：Lシトルリン，cGMP=cyclic guanosine monophosphate：グアノシン環状リン酸，PKs=protein kinases：プロテインキナーゼ，DAG=diacylglycerol：ジアシルグリセロール，PKC=protein kinase C：プロテインキナーゼC，PIP_2=phosphatidyl inositol 4,5-biphosphate：ホスファチジルイノシトール4,5-二リン酸，IP_3=inositol 1,4,5-triphosphate：イノシトール1,4,5-三リン酸

（Mao J, Price DD, Mayer DJ. Mechanisms of hyperalgesia and morphine tolerance：a current view of their possible interactions. Pain 1995；62：259-74より引用）

在し，イオンチャネル活性の調節にかかわっている。疼痛治療の臨床で重要なのはphencyclidine（PCP）結合部位である。臨床で使用されるケタミンやデキストロメトルファンはPCP類似化合物であり，PCP結合部位に作用することで，NMDA受容体のオープンチャネルをブロックし，平均開口時間の短縮と開口頻度の減少によりNMDA受容体非競合性拮抗作用を示す[7)]。

NMDA 受容体拮抗薬の治療効果

1 ケタミン（ケタラール®）

もっともよく臨床で使用されるNMDA受容体拮抗薬はケタミンである。ケタミンは麻酔で通常使用される量（anesthetic dose 50～300 mg/日）よりも低用量で鎮痛作用を有することが以前より知られていたが，近年，下肢切断後の求心路遮断性疼痛への有効性が示されたり[8)]，神経障害性疼痛に対する有用性も報告されており[9)]，皮膚・筋・骨由来の体性痛や神経障害性疼痛でのNMDA拮抗薬の有用性が注目されるようになった。また，単独では十分な鎮痛は得られないが，麻薬（モルヒネ）と併用することで鎮痛作用時間の著明な延長をもたらすことや，麻薬との併用により神経障害性疼痛への有用性の可能性が示唆されている[10)11)]。またモルヒネ耐性の予防およびすでに発現したモルヒネ耐性を回復させる作用もあるとされている[12)]。規格外使用ではあるが経口投与も可能である。主な副作用として不快な精神作用が挙げられるが，ミダゾラムなどの即効性ベンゾジアゼピンをあらかじめ，または同時に投与することで予防が可能である。ケタミンは本来全身麻酔薬であり有効量には個人差があるため，効果と副作用を評価しながら慎重に投与する必要がある。したがって，入院での使用が望ましい。

2 デキストロメトルファン（メジコン®）

前述のとおりデキストロメトルファンもケタミンと同様にPCP結合部位に作用しNMDA非競合性拮抗作用を示す。ただし，帯状疱疹後神経痛の患者での有効率は36％と低く，副作用の頻度は32％であったとの報告もある[13)]。

3 イフェンプロジル（セロクラール®）

NMDA受容体のポリアミン部位での競合性拮抗作用とα受容体遮断作用を持つ[14)]。ケタミンよりは鎮痛作用は弱く，比較的高用量で鎮痛作用を示す。ケタミンと同様に神経障害性疼痛に有効であり，ケタミンのような精神症状や精神依存などの副作用は発現しないことが動物実験および臨床的にも報告されている[15)～18)]。モルヒネと併用することで鎮痛作用の増強，精神依存形成，退薬症候の発現を有意に抑制する[19)]。副作用が少ないこと，経口剤という剤形からも，臨床で比較的安全かつ簡便に使用可能な鎮痛補助薬として有用であると考えられる。

以上ペインクリニック・緩和医療の臨床ではこれらの薬物が使用されている。しかし，ケタミンの適用は“手術・検査および処置時の全身麻酔および吸入麻酔の導入”，デキストロメトルファンの適用は“① 感冒，急性気管支炎，慢性気管支炎，気管支拡張症，肺炎，肺結核，上気道炎（咽頭炎，鼻カタル）に伴う咳嗽，② 気管支造影術および気管支鏡検査時の咳嗽”であり，イフェンプロジルの適用は“脳梗塞後遺症・脳出血後遺症に伴うめまいの改善”である。いずれの薬物も慢性痛や癌性疼痛は適用外である。

また，ケタミンに関しては乱用が問題となり，麻薬及び向精神薬取締法に基づく麻薬として2007年1月1日より規制を受けている。これによりさらに適用外の使用が難しくなった。それぞれの薬物に問題点があり，今後より有効で副作用の少ないNMDA受容体拮抗薬が開発されていくことが期待されている。

■参考文献

1) Dickenson AH. Central acute pain mechanisms. Ann Med 1995；27：223-7.
2) Mao J, Price DD, Mayer DJ. Mechanisms of hyperalgesia and morphine tolerance：a current view of their possible interactions. Pain 1995；62：259-74.
3) Woolf CJ. A new strategy for the treatment of inflammatory pain. Prevention or elimination of central sensitization. Drugs 1994；47 Suppl 5：1-9.
4) Duggan AW, Hendry IA, Morton CR, et al. Cutaneous stimuli releasing immunoreactive substance P in the dorsal horn of the cat. Brain Res 1988；451：261-73.
5) Duggan AW, Hope PJ, Jarrott B, et al. Release, spread and persistence of immunoreactive neurokinin A in the dorsal horn of the cat following noxious cutaneous stimulation. Studies with antibody microprobes. Neuroscience 1990；35：195-202.
6) Meller ST, Dykstra C, Gebhart GF. Acute mechanical hyperalgesia in the rat can be produced by coactivation of spinal ionotropic AMPA and metabotropic glutamate receptors, activation of phospholipase A2 and generation of cyclooxygenase products. Prog Brain Res 1996；110：177-92.
7) Ren K, Hylden JL, Williams GM, et al. The effects of a non-competitive NMDA receptor antagonist, MK-801, on behavioral hyperalgesia and dorsal horn neuronal activity in rats with unilateral inflammation. Pain 1992；50：331-44.
8) Nikolajsen L, Hansen CL, Nielsen J, et al. The effect of ketamine on phantom pain：A central neuropathic disorder maintained by peripheral input. Pain 1996；67：69-77.
9) Sang CN. NMDA-receptor antagonists in neuropathic pain：experimental methods to clinical trials. J Pain Symptom Manage 2000；19：S21-5.
10) Belgrade MJ. Following the clues to neuropathic pain. Distribution and other leads reveal the cause and the treatment approach. Postgrad Med 1999；106：127-32, 135-40.
11) Wiesenfeld-Hallin Z. Combined opioid-NMDA antagonist therapies. What advantages do they offer for the control of pain syndromes? Drugs 1998；55：1-4.
12) Mercadante S. Ketamine in cancer pain：An update. Palliat Med 1996；10：225-30.
13) 鈴木孝浩，加藤　実，佐伯　茂．帯状疱疹後神経痛に対するデキストロメトルファンの鎮痛効果．麻酔 1996；45：629-33.
14) Williams K. Ifenprodil, a novel NMDA receptor antagonist：site and mechanism of action.

Curr Drug Targets 2001；2：285-98.
15) 家田秀明．がんの難治性疼痛における NMDA 受容体拮抗薬，酒石酸イフェンプロジルの有用性とその位置づけ．緩和医療学 2006；8：49-54.
16) 吉岡大樹，柴田良仁，碇　秀樹ほか．オピオイド抵抗性のがん性疼痛に対してイフェンプロジルが奏効した一例．日本病院薬剤師会雑誌 2006；42：1195-8.
17) Gogas KR. Glutamate-based therapeutic approaches：NR2B receptor antagonists. Curr Opin Pharmacol 2006；6：68-74.
18) Chizh BA, Headley PM, Tzschentke TM. NMDA receptor antagonists as analgesics：Focus on the NR2B subtype. Trends Pharmacol Sci 2001；22：636-42.
19) 加藤英明，目時三保子，矢島義識ほか．NMDA 受容体拮抗薬イフェンプロジルのモルヒネ鎮痛補助薬としての有用性．緩和医療学 2007；2：343-53.

（植松　弘進，眞下　　節）

6 α_2 アゴニスト

はじめに

α_2 アゴニストは鎮静，鎮痛，交感神経抑制などさまざまな作用を有している。鎮痛については動物実験においてクロニジンのくも膜下投与が抗侵害刺激作用を有することが報告されて以来，さまざまな疼痛性疾患や術後鎮痛に有効であるという報告が数多くなされている[1)~6)]。わが国ではクロニジン，デクスメデトミジンが α_2 アゴニスト作用を有し，臨床的に用いられているが，癌性疼痛には使用されていないのが現状である。本項ではこれまでの報告に基づいて α_2 アゴニストについて述べることとする。

クロニジン

わが国では1970年に降圧薬として使用されるようになったが，鎮静作用もあることから麻酔領域で注目されるようになった。内服薬（カタプレス）と点眼薬しか剤形がなく，癌性疼痛に用いることはできない。欧米では硬膜外投与，くも膜下投与を行うことで癌性疼痛管理がなされている[7)~9)]。

作用機序としては，① 脊髄後角において侵害受容神経伝達物質の放出を阻害する，② 脊髄中間外側細胞柱の交感神経からの伝達を阻害する，③ 末梢において交感神経終末からのノルエピネフリンの放出を阻害する[10)]。少なくとも以上が考えられている（表1）。

1 硬膜外投与

オピオイド鎮痛薬を高用量，あるいは髄腔内投与されていても，神経障害性疼痛などを有した患者の中には十分な鎮痛が得られないことがある。また，副作用のために十分なオピオイド鎮痛薬を使うことができないことがある。その場合，硬膜外へのクロニジンの持続投与が有効であるとの報告がある。同時に嘔気・嘔吐も軽減されている。鎮静度に有意差は認められておらず，主たる副作用は血行動態の変動であり，投与中は血圧低下を認め，投与中止とともに高血圧へとリバウンドを生じることがある[10)~12)]（表2）。

表1 α_2 アゴニストの主な薬理作用と作用部位

作用	作用部位
鎮静作用	青斑核
鎮痛作用	主に脊髄，脳
麻酔薬節約作用	主に中脳より上位の脳・脊髄
交感神経抑制作用	脳幹・交感神経終末
降圧，脈拍低下作用	延髄網様体の腹外側部
血管収縮作用	血管平滑筋

（林　行雄．α_2 アゴニストの基礎―歴史的背景を含めて―．日臨麻会誌 2007；27：110-6 より引用）

表2 クロニジンの硬膜外投与による副作用

	クロニジン投与群 n=38	プラセボ投与群 n=47
【もっとも一般的な副作用】		
低血圧	17（45%）	5（11%）
起立性低血圧	12（32%）	5（11%）
失神	1（ 2%）	10（21%）
傾眠	5（13%）	10（21%）
昏迷	1（ 2%）	10（21%）
嘔気	5（13%）	10（21%）
嘔吐	4（11%）	7（15%）
口渇	6（16%）	4（ 9%）
【重篤な副作用】		
全体	14（37%）	14（31%）
錯乱/傾眠/昏迷	3（ 8%）	6（13%）
めまい/高血圧/低血圧	6（16%）	1（ 2%）
無呼吸/呼吸困難/低換気	2（ 5%）	4（ 9%）

（Eisenach JC, DuPen S, Dubois M, et al. Epidural clonidine analgesia for intractable cancer pain. The Epidural Clonidine Study Group. Pain 1995；61：391-9 より引用）

2 くも膜下投与

麻酔や術後鎮痛の報告で，脊椎麻酔の際にクロニジンを同時単回投与し，鎮痛時間の延長，知覚神経・運動神経の遮断時間の延長が報告されている[13)14)]。

また，同量のクロニジンを筋肉内注射，硬膜外投与，くも膜下投与した場合に，くも膜下投与がもっとも作用時間が延長していたことも報告されている[15)]。

表３　デクスメデトミジンの主な副作用

	デクスメデトミジン投与例 n＝1022
心血管障害（一般）	306（29.9）
低血圧	210（20.5）
高血圧	94（ 9.2）
心不全	7（ 0.7）
心拍数・リズム障害	115（11.3）
徐脈	60（ 5.9）
心房細動	20（ 2.0）
頻脈	16（ 1.6）
不整脈	8（ 0.8）
期外収縮	8（ 0.8）
心室性不整脈	6（ 0.6）
消化器障害	98（ 9.6）
嘔気	61（ 6.0）
口内乾燥	33（ 3.2）
嘔吐	19（ 1.9）
全身障害	56（ 5.5）
発熱	14（ 1.4）
血液量減少	14（ 1.4）
疼痛	14（ 1.4）
悪寒	8（ 0.8）
失神	7（ 0.7）
呼吸器系障害	47（ 4.6）
低酸素症	12（ 1.2）
無呼吸	5（ 0.5）
精神障害	36（ 3.5）
激越	17（ 1.7）
傾眠	11（ 1.1）
錯乱	10（ 1.0）
代謝・栄養障害	31（ 3.0）
口渇	13（ 1.3）
アシドーシス	7（ 0.7）
中枢・末梢神経系障害	17（ 1.7）
頭痛	6（ 0.6）

（添付文書より引用）

デクスメデトミジン

わが国では 2004 年より集中治療室における鎮静を適応として使用されている。クロニジンが α_2 部分アゴニストであることに対し，デクスメデトミジンは α_2 完全アゴニス

表4 癌性疼痛に対する α_2 アゴニスト使用量の報告

◉クロニジン		
硬膜外投与	単回投与	：100～300 μg
		：400～600 μg
		：700～900 μg
	持続投与	：30 μg/hr
くも膜下投与	単回投与	：30～150 μg
	持続投与	：8～500 μg/日
◉デクスメデトミジン		
くも膜下投与	単回投与	：3～15 μg

（小川節郎．ペインクリニックで用いる薬．東京：真興交易医書出版部；2002．p.79）

トであるため，α_2 アゴニストの有する鎮静，鎮痛，交感神経抑制などのさまざまな作用が強く発揮される。それゆえに副作用にも警戒が必要である。特に循環器系に与える影響や使用量が多くなったときには呼吸抑制も起こしうる。また，ベンゾジアゼピンとの鎮静効果の相乗作用や，オピオイド鎮痛薬との鎮痛効果の相乗作用にも注意が必要である[16]（表3）。脊椎ブロックを行う際にブピバカインに各々クロニジンとデクスメデトミジンを少量使用した場合の効果，副作用についての報告がある。知覚神経，運動神経ともにデクスメデトミジンを併用したほうが作用時間は延長していた。しかし，鎮静や循環器系への影響には有意差は認められなかった[17]。

癌性疼痛では肺癌患者に頸部くも膜下カテーテルを留置し，塩酸モルヒネ 5 mg/日に，デクスメデトミジン 15 μg/日を投与し，良好な鎮痛が得られたとの報告がある[18]。今後，投与量，作用機序，副作用，保険適用など検討の必要はあるとは思われるが，クロニジンの注射剤のないわが国では，癌性疼痛管理に有用となる可能性もあると思われる[19][20]（表4）。

■参考文献

1）Klimscha W, Tong C, Eisenach JC. Intrathecal alpha 2-adrenergic agonists stimulate acetylcholine and norepinephrine release from the spinal cord dorsal horn in sheep. An *in vivo* microdialysis study. Anesthesiology 1997；87：110-6.

2）Pan HL, Chen SR, Eisenach JC. Role of spinal NO in antiallodynic effect of intrathecal clonidine in neuropathic rats. Anesthesiology 1998；89：1518-23.

3）Mercadante S. Problems of long-term spinal opioid treatment in advanced cancer patients. Pain 1999；79：1-13.

4）Ghafoor VL, Epshteyn M, Carlson GH, et al. Intrathecal drug therapy for long-term pain management. Am J Health Syst Pharm 2007；64：2447-61.

5）Christo PJ, Mazloomdoost D. Interventional pain treatments for cancer pain. Ann N Y Acad Sci 2008；1138：299-328.

6）Smith HS, Deer TR, Staats PS, et al. Intrathecal drug delivery. Pain Physician 2008；11：S89-104.

7) Wagemans MF, Zuurmond WW, de Lange JJ. Long-term spinal opioid therapy in terminally ill cancer pain patients. Oncologist 1997；2：70-5.
8) Mercadante S. Neuraxial techniques for cancer pain：an opinion about unresolved therapeutic dilemmas. Reg Anesth Pain Med 1999；24：74-83.
9) Hassenbusch SJ, Gunes S, Wachsman S, et al. Intrathecal clonidine in the treatment of intractable pain：A phase I/II study. Pain Med 2002；3：85-91.
10) Eisenach JC, DuPen S, Dubois M, et al. Epidural clonidine analgesia for intractable cancer pain. The Epidural Clonidine Study Group. Pain 1995；61：391-9.
11) Eisenach JC, Rauck RL, Buzzanell C, et al. Epidural clonidine analgesia for intractable cancer pain：Phase I. Anesthesiology 1989；71：647-52.
12) Boswell G, Bekersky I, Mekki Q, et al. Plasma concentrations and disposition of clonidine following a constant 14-day epidural infusion in cancer patients. Clin Ther 1997；19：1024-30.
13) Tumber PS, Fitzgibbon DR. The control of severe cancer pain by continuous intrathecal infusion and patient controlled intrathecal analgesia with morphine, bupivacaine and clonidine. Pain 1998；78：217-20.
14) Santiveri X, Arxer A, Plaja I, et al. Anaesthetic and postoperative analgesic effects of spinal clonidine as an additive to prilocaine in the transurethral resection of urinary bladder tumours. Eur J Anaesthesiol 2002；19：589-93.
15) Eisenach JC, Hood DD, Curry R. Intrathecal, but not intravenous, clonidine reduces experimental thermal or capsaicin-induced pain and hyperalgesia in normal volunteers. Anesth Analg 1998；87：591-6.
16) 林　行雄. α_2 アゴニストの基礎—歴史的背景を含めて—. 日臨麻会誌 2007；27：110-6.
17) Kanazi GE, Aouad MT, Jabbour-Khoury SI, et al. Effect of low-dose dexmedetomidine or clonidine on the characteristics of bupivacaine spinal block. Acta Anaesthesiol Scand 2006；50：222-7.
18) Ugur F, Gulcu N, Boyaci A. Intrathecal infusion therapy with dexmedetomidine-supplemented morphine in cancer pain. Acta Anaesthesiol Scand 2007；51：388.
19) Fisher B, Zornow MH, Yaksh TL, et al. Antinociceptive properties of intrathecal dexmedetomidine in rats. Eur J Pharmacol 1991；192：221-5.
20) 佐伯　茂, 朝野宏子, 三宅絵里ほか. 術後管理を意識した周術期の鎮痛・鎮静—術後鎮痛, 術後鎮静の up date—. 日臨麻会誌 2006；26：508-14.
21) 小川節郎. ペインクリニックで用いる薬. 東京：真興交易医書出版部；2002. p.79.

（奥田　健太郎, 野口　隆之）

7 局所麻酔薬，その他

はじめに

19 世紀にコカインが表面麻酔に臨床使用されて以来，より安全で有効な局所麻酔薬（以下，局麻薬）が開発され，現代において，局麻薬は癌性疼痛緩和に重要な役割を担っている。加えて，痛みに関する研究が進展し，新しい薬物が癌性疼痛の治療薬として臨床応用され始めている。本項では局麻薬と今後，癌性疼痛の鎮痛補助薬として期待される薬物について概説する。

局麻薬

1 構造と分類

局麻薬は脂溶性の芳香族残基，中間鎖，そして親水性のアミノ基から構成される。中間鎖にはエステル結合（-COO-），またはアミド結合（-CONH-）を持つものがあり，それぞれエステル型，またはアミド型局麻薬と呼ばれる。主な局麻薬の構造式と特徴を，それぞれ図 1 と表に示す。

2 局麻薬の作用機序

a. ナトリウムイオン（Na^+）チャネルに対する作用

細胞外に投与された局麻薬は細胞膜を通過後，細胞質側からチャネル内の結合部位に到達する（図 2）。Na^+チャネルを構成する α サブユニットのゲート開閉状態が制限されることにより，Na^+の流入が遮断し活動電位発生が抑制される。α サブユニットには 10 種類のサブタイプが知られている。サブタイプごとに発現している組織が異なり，局麻薬の親和性も異なる[2)]。

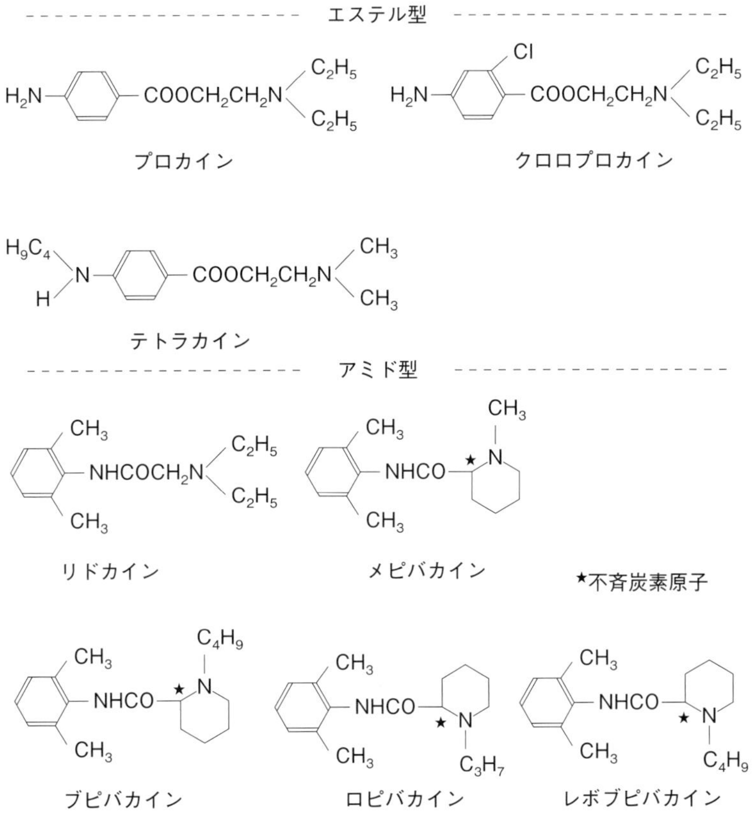

図 1　主な局麻薬の構造式

★：不斉炭素原子の位置を示す。メピバカインとブピバカインは *S*(−)と *R*(+)をともに含むラセミ体となっている。ロピバカインとレボブピバカインは *S*（−）体のみからなる。

表　主な局麻薬の物理化学的性質と臨床的な作用の特徴

局所麻酔薬	pKa	脂溶性	蛋白結合能	作用発現	作用時間	力価	主たる用途
プロカイン	8.9	100	6%	遅い	短い	1	浸・くも膜
クロロプロカイン	9.1	810	−	速い	短い	3	表・浸・末・硬
テトラカイン	8.4	5,822	76%	遅い	長い	8	くも膜
リドカイン	7.8	366	64%	速い	中等度	2	表・浸・末・硬・くも膜・全身
メピバカイン	7.7	130	78%	速い	中等度	1.5	浸・末・硬
ブピバカイン	8.1	3,420	95%	中等度	長い	8	浸・末・硬・くも膜
ロピバカイン	8.1	775	94%	中等度	長い	8	浸・末・硬
レボブピバカイン	8.1	3,420	95%	中等度	長い	8	硬

pKa：解離定数，表：表面麻酔，浸：浸潤麻酔，末：末梢神経ブロック，硬：硬膜外麻酔，くも膜：脊髄くも膜下麻酔，全身：静脈からの全身投与。

（Strichartz GR, Berde CB. Local anesthetics. In：Miller RD, editor. Miller's anesthesia. Vol 1. 6th ed. New York：Churchill Livingstone；2005. p.573-603 より改変引用）

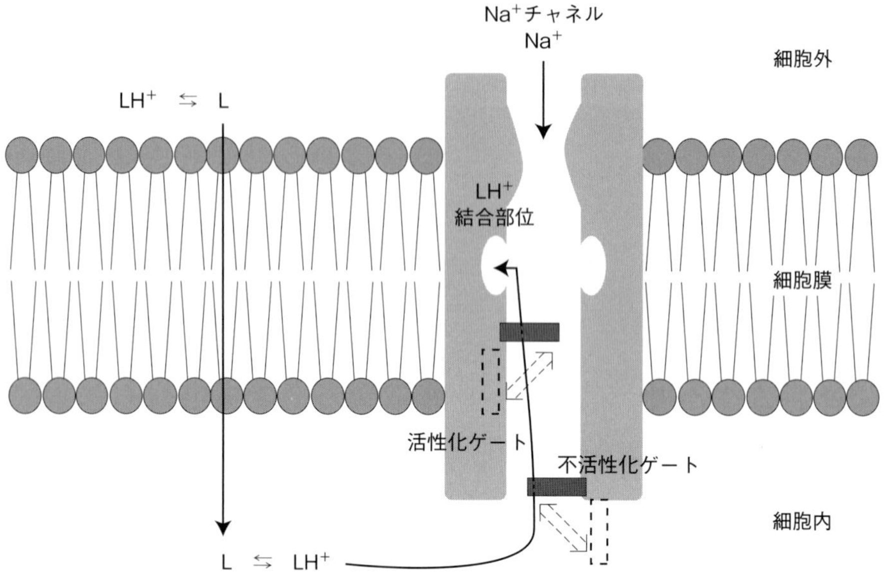

図２ ナトリウムイオンチャネルの局麻薬結合部位

局麻薬は弱い塩基であり，溶解性と安定性のために通常塩酸塩の状態で製品化されているが，生体内では電荷を持たない塩基型（非イオン型：L），あるいは陽イオン型（LH^+）として存在する。非イオン型塩基（L）が細胞膜を通過し，活性化ゲートが開いたときに細胞質側のチャネル開口部を通って，イオン化型局麻薬（LH^+）がチャネル内の結合部位に到達する。

b. use-dependent block

Na^+チャネルは静止，活性化（開放），不活性化の状態へと移行する。局麻薬は静止状態よりも，活性化と不活性化の2つの状態のチャネルに親和性が高い。反復刺激によって活性化ゲートが繰り返し開閉すると，局麻薬の阻害が増大する。これをuse-dependent blockという。すなわち，感覚神経に活動電位が繰り返し発生しているときには，局麻薬の作用が増強する。

3 麻酔作用に影響を与える特性

a. 脂溶性

一般に脂溶性が高まるほど，麻酔作用は強く作用持続時間も延長する。高い脂溶性を有する局麻薬は，容易に神経膜を通過し神経遮断も速やかである。

b. 蛋白結合

局麻薬は血中でアルブミンおよびグロブリンと結合する。蛋白質と結合していない遊離型局麻薬が，作用を発現する。血漿蛋白の減少やアシドーシスを伴っている癌性疼痛患者に対して，蛋白結合率の高い局麻薬を使用する際には，遊離型局麻薬濃度上昇に注意する。

c. 解離定数（pKa）

非イオン化型とイオン化型の局麻薬濃度比が 1：1 になる pH を解離定数（pKa）という。pKa が高い局麻薬は，非イオン化型塩基の割合が低く，細胞質内に移行しにくいため作用発現が遅い。作用発現時間には投与部位の血流量，局麻薬濃度も影響する。

d. 立体構造

局麻薬の光学異性体では構成する原子の組成と結合状態は同一であり，物理化学的性質は等しいが，立体構造の違いのため生物学的活性が異なる。メピバカインとブピバカインは *S*（−）と *R*（+）をともに含むラセミ体となっている。ロピバカインとレボブピバカインは *S*（−）体のみからなる。*R*（+）ブピバカインは心収縮力と房室伝導の抑制作用が強いため，心毒性がレボブピバカインより強いとされる。

4 癌性疼痛に対する局麻薬の使用法

オピオイドを十分に投与しているにもかかわらず，癌性疼痛のコントロールが不十分な場合，あるいはオピオイドの副作用により増量できない場合に，局麻薬を用いた鎮痛が考慮される。局麻薬による鎮痛は一時的なものばかりでなく，“痛みの悪循環”を断ち切ることにより，長期間の鎮痛効果も期待できる。局麻薬は治療的ブロックだけでなく，神経破壊薬投与や高周波熱凝固を施行する前の診断的ブロックにも用いられる。癌性疼痛患者はすでにオピオイドを投与されていることが多く，全身状態の悪化を伴うこともあり，癌性疼痛に対する局麻薬の使用法は，急性期痛や非癌性慢性痛に対する場合と異なることがある。

a. 表面麻酔

海外では，5％リドカインパッチ（貼付剤）が帯状疱疹後神経痛や狭い範囲に限局した癌性疼痛に用いられている。貼付の枚数にもよるが，リドカインの血中濃度は 0.1 μg/ml 程度であり，全身的に有害な反応は起こらない。

b. 末梢神経ブロック

痛みが限局し，痛みの原因である末梢神経が明らかな場合に，局麻薬による末梢神経ブロックは有効である。癌性疼痛患者に対する局麻薬投与量は全身状態を考慮し決定する。局麻薬による神経ブロックが有効な場合は，長期間の鎮痛効果を得るために，神経破壊薬投与や高周波熱凝固による神経ブロックを考慮する。腕神経叢，大腿神経，坐骨神経では，カテーテルを留置し，局麻薬の持続投与をすることも有効である。

c. 硬膜外ブロック

侵害受容性疼痛と神経障害性疼痛を含めた癌性疼痛に対して，硬膜外ブロックが有用であり，体動時痛にも効果が高い。硬膜外腔に局麻薬を投与することにより，知覚，運動，自律神経のすべてがブロックされるが，オピオイド投与と局麻薬濃度を調整することで，運動麻痺は軽度で，かつ十分な鎮痛が得られる。1 椎間あたり 1.5 〜 2 ml の局麻薬が必要であり，穿刺部位と麻酔領域に応じて投与量を決定する。硬膜外腔のカテーテルから 0.1％ブピバカイン 4 〜 6 ml/時で持続投与する場合には，2 〜 4 の皮膚分節に対して作用し，癌性疼痛の緩和が得られ，オピオイドの投与量を減少できる。しかしながら，カテーテルの長期留置による，深部組織膿瘍の発生と硬膜外腔の炎症や変性のため，鎮痛効果が減弱することがある。すでに大量のオピオイドを内服している場合，癌性疼痛に対する硬膜外ブロックは，術後鎮痛や非癌性慢性痛に対する投与薬物と比較して，オピオイドの投与量が多くなる。投与した局麻薬の約 10％が脳脊髄液中に移行する。硬膜外腔に投与した局麻薬は 10 〜 20 分後に血中濃度がピークに達する[3]。硬膜外腔への局麻薬投与量は脊髄くも膜下腔と比較して多量であり，血中濃度も高くなりやすい。脊髄くも膜下麻酔と比較すると効果発現は遅いが，血圧低下などの循環変動に注意する。

d. 脊髄くも膜下ブロック

脊髄くも膜下に局麻薬を投与することにより，脳血液関門を介さず中枢神経に到達でき，他の部位の神経ブロックと比較して，少量の局麻薬で広範囲の無感覚と筋弛緩を得ることができる。冷覚，温覚，痛覚，触覚，運動神経の順で麻痺する。オピオイドの経口投与による疼痛管理が不十分な，神経障害性の癌性疼痛に対して，局麻薬とオピオイドを併用した持続脊髄くも膜下鎮痛が有用である。まだわが国ではあまり使用されていないが，脊髄くも膜下腔へのカテーテルと植え込み型ポンプによる持続くも膜下ブロックを用いる場合もある。カテーテルが閉塞しにくく，オピオイドと局麻薬の投与量も少ないという利点があるため，今後の普及が期待される。癌性疼痛患者では，すでにオピオイドを服用しているため，呼吸抑制，意識障害，運動麻痺などの副作用に注意する。モルヒネ 2 〜 4 mg/日とブピバカイン 30 〜 40 mg/日をくも膜下腔に持続投与すると，癌性疼痛を緩和させ，経口オピオイドを減少させることができる[4]。局麻薬は交感神経線維も遮断するため，高位まで薬物が広がる場合には血圧低下や呼吸抑制が生じる。脊髄に直接作用するため，保存剤や添加物を含む薬物は使用しない。

e. 腹腔神経叢ブロック

腹腔神経叢ブロックは内臓痛に対して有効であり，膵臓癌などによる上腹部・背部痛にしばしば用いられる。腹部の交感神経節ブロックであり，知覚脱失や運動麻痺を起こさない利点がある。1％リドカイン 20 〜 40 ml を投与し，効果を判定後，神経破壊薬を投与する。腹腔神経叢ブロックでは，比較的大量の局麻薬を投与するため，血圧低下や局麻薬中毒に注意する。

f. 局麻薬の全身投与

癌の進展に伴い，周囲の神経や神経節が浸潤・圧迫されると，神経障害性疼痛が出現する。時間をかけて緩徐にリドカイン（1.5〜5.0 mg/kg）を静注することにより，末梢神経での自発性異所性発火と，脊髄での侵害受容ニューロンの異常興奮が抑制され，疼痛が緩和される[5)]。このときのリドカイン血中濃度は5 μg/ml 以下であるが，中枢神経症状が出現することがある。鎮痛効果は投与数十分後から見られる。

5 分離神経遮断（differential nerve block）

分離神経遮断とは,特定の神経線維を選択的にブロックすることである。神経線維は,太さと髄鞘の有無や，どのような知覚情報を伝達するかにより分類される。運動麻痺なく鎮痛だけを得るために，低濃度局麻薬と少量のオピオイドを硬膜外腔や脊髄くも膜下腔に投与する。

細い神経線維が太い神経線維よりも局麻薬に感受性が高いということが，分離神経遮断の機序の一つとして考えられてきた。しかしながら，電気生理学的研究により，痛覚を伝導する細いC線維のリドカイン感受性が，もっとも低いことが示された（図3）[6)7)]。それゆえ，神経線維の太さと局麻薬の感受性の違いだけでは，分離神経遮断の機序を説明できず，いまだに詳細は不明である。

近年，主としてC線維に存在するカプサイシン受容体 transient receptor potential vanilloid 1（TRPV1）に着目し，痛覚を伝達するC線維を選択的に遮断するという新しい方法が報告された[8)]。通常細胞膜を通過することができないリドカイン類似構造を持つ QX-314 と，TRPV1 作用薬であるカプサイシンをともに投与することにより，

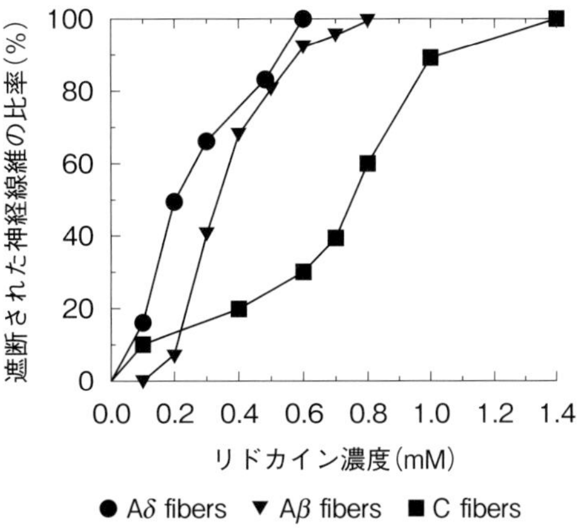

図3 各種神経線維のリドカインに対する感受性

ラット坐骨神経に対するリドカインの濃度-効果関係を示す。痛覚を伝達するもっとも細いC線維をブロックするためのリドカイン必要量が高い。

（Gokin AP, Philip B, Strichartz GR. Preferential block of small myelinated sensory and motor fibers by lidocaine : *in vivo* electrophysiology in the rat sciatic nerve. Anesthesiology 2001；95：1441-54 より引用）

QX-314が細胞膜を通過し，電位依存性Na^+チャネルをブロックする可能性が示されている。さらに，局麻薬を投与した後にカプサイシンを投与すると，運動ブロックは変わらないが，痛覚ブロックの効果のみ増大する研究成果も報告されており，今後の臨床応用が期待される[9)]。

6 代　謝

エステル型局麻薬は，血中と肝臓において，コリンエステラーゼにより加水分解されるため半減期は数分と短い。アミド型局麻薬のほとんどは肝臓で代謝される。このため，クリアランスは肝血流と肝臓における薬物代謝酵素活性に大きく左右され，重篤な肝機能障害時には作用が遷延する。

7 副作用

a. 中枢神経毒性と心毒性

Na^+チャネルブロッカーである局麻薬は神経系だけでなく，心筋にも作用し，副作用が生じる。局麻薬中毒では，まず中枢神経系の症状が起こり，次いで循環器系の症状が起きる（図4）。軟部組織に投与された局麻薬が，徐々に血中に移行する場合には，中毒症状は5～30分後に出現する。一方，血管内に誤注入された場合には，急激に中毒症状が出現する。

局麻薬中毒では，用量依存性に，初期抑制期，興奮期，後期抑制期，痙攣の順で，4相性の中枢神経系変化が起きる。投与速度が速い場合には，興奮状態から突然痙攣が発生する。痙攣に至るまでの量は，リドカイン＞ロピバカイン＞ブピバカインであり[10)]，一般に力価の高いものは，少量で中毒症状が誘発される。

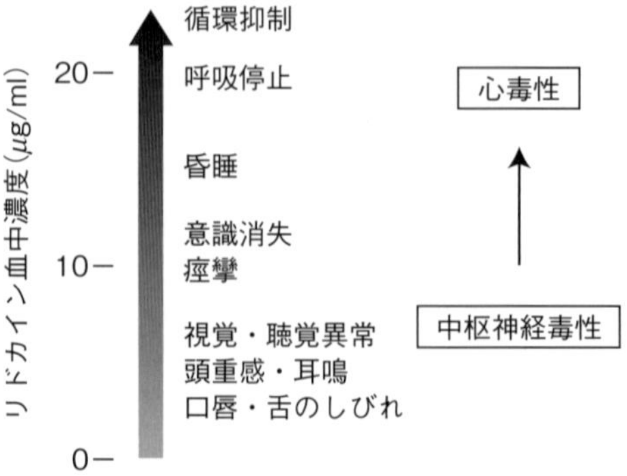

図4　リドカインの血中濃度と中毒症状

リドカインの血中濃度と中毒症状の関係を示す。中枢神経症状が現れた後に循環抑制が発生する。

過量になると心収縮が抑制され，心室伝導時間が遅延する。長時間作用型局麻薬，特にブピバカインによる心停止は蘇生が難しい。リドカインでは中枢神経毒性がまず出現し，さらに血中濃度が上昇した場合に心毒性が出現するが，長時間作用型局麻薬は中枢神経毒性と心毒性が起きる血中濃度差が小さい。すなわち，長時間作用型局麻薬では中枢神経症状出現後に，ただちに不整脈や循環抑制が生じる可能性がある。

b. 局所神経毒性

局麻薬が適量であれば神経遮断効果は可逆的であるが，過量になると不可逆的な伝導遮断が起きる。高濃度局麻薬により細胞膜が破壊されたり[11]，ミトコンドリアの損傷やアポトーシス[12]が誘導される。

c. アレルギー反応

エステル型局麻薬では，代謝産物のパラアミノ安息香酸が，アレルギー反応を惹起することがある。アミド型局麻薬によるアレルギー反応は非常にまれであるが，投与直後のアナフィラキシーや気管支喘息のような即時型アレルギー（I型）だけではなく，投与数日後の局麻薬に対する感受性の上昇と，接触性皮膚炎を症状とする遅延型アレルギー（Ⅳ型）も存在する[13]。

8 局麻薬の効果が不十分になる場合

a. 感染と炎症

感染と炎症のため，局所のpHと血流状態が変化することにより，局麻薬の効果が減弱することがある。

b. タキフィラキシー

局麻薬の頻回の反復投与によって，その効果が徐々に減弱することがある。神経内に取り込まれる局麻薬の量が減少するという薬物動態変化がその一因である。局麻薬の種類変更が有効なこともある。

その他

1 カンナビノイド

カンナビノイドとは，大麻に含まれる生理活性物質の総称であり，欧米では後天性免疫不全症候群，多発性硬化症，悪性腫瘍患者の疼痛軽減目的に臨床使用されている。CB1受容体とCB2受容体が同定されており，大麻の主たる有効成分であるδ-9テトラヒドロカンナビノール（δ-9-tetrahydrocannabinol：δ-9THC）により両受容体が活性化される。CB1受容体は主として神経系に，CB2受容体は主として免疫/炎症細胞に存在する[14]。内因性カンナビノイドは，脱分極や細胞内カルシウム（Ca^{2+}）濃度上昇によって合成が促進される。カンナビノイドはシナプス前終末のカンナビノイド受容体に結合し，興奮性と抑制性神経伝達物質の遊離を調節することにより鎮痛作用をもたらす。THCとカンナビダイオールを主成分とする製剤（CB1受容体の部分作動薬）が，一部の国で多発性硬化症と癌性疼痛に対して使用されている。半減期は100分であり，8～10回/日の口腔内スプレー投与により，1週間ほどで安定した鎮痛効果が得られる。神経損傷後の小型後根神経節ニューロンにはCB2受容体の発現が増加し，CB2受容体の特異的作動薬により，痛覚伝導が抑制される[15]。CB2受容体の特異的作動薬は，脳に作用することなく，末梢性に鎮痛効果を発揮する。CB2受容体作動薬では，大麻の主な副作用である多幸感や幻覚といった精神神経症状はないと考えられ，今後の開発が期待される。

2 ガバペンチン

ガバペンチンはγアミノ酪酸（gamma-aminobutyric acid：GABA）の誘導体であり，神経終末のCa^{2+}の細胞内流入を抑制することにより，興奮性神経伝達物質の遊離を抑制し，鎮痛効果が得られる。GABA誘導体であるが，GABA受容体は作用部位ではなく，電位依存性Ca^{2+}チャネルに結合する[16]。わが国では抗てんかん薬として承認されている。体内ではほとんど代謝を受けず，未変化体のまま尿中に排泄されるため，腎機能低下患者に投与する場合には注意が必要である。ガバペンチンは慢性痛にも有効であり，一部の国では神経障害性疼痛に対して承認されている。300～1,800 mg/日の投与は癌性の神経障害性疼痛に対しても有効である[17]。有痛性糖尿病性神経障害，帯状疱疹後神経痛，脊髄損傷，そして癌性神経障害性疼痛に対して，ガバペンチンはモルヒネの鎮痛作用も増強する[18]。傾眠，めまい，嘔吐・嘔気の順に副作用が起きるが，投与中止になることは少ない。NNT（number needed to treat：治療必要数）は高用量で3.8，低用量で5.1である[19]。同様な作用機序を持つプレガバリンも海外では神経障害性疼痛に対して用いられており，わが国での使用が期待される。

3 N型Ca^{2+}チャネル拮抗薬

N型サブタイプ電位依存性Ca^{2+}チャネルは主として神経細胞に存在し，Ca^{2+}の細胞内流入を抑制し神経伝達物質遊離を調節する。ziconotideはイモガイ（海産貝類）の毒素に含まれる物質を合成したものであり，N型Ca^{2+}チャネルをブロックする。ziconotide髄腔内投与は，難治性癌性疼痛に対し鎮痛効果があり[20]，米国食品衛生局に承認されている。効果発現は遅いが，作用持続は長く，過量投与による副作用防止のために，少量から投与し徐々に増量することが推奨されている。副作用としてめまいと嘔吐があるが，N型Ca^{2+}チャネルは神経系のみに発現しているため，心血管系に対する影響は少ない。

4 プロスタグランジン E_1（PGE_1）

プロスタグランジン E_1（prostaglandin E_1 : PGE_1）は血管平滑筋に直接作用し，血管を拡張させることにより血流を増加させる。血液凝固抑制作用もある。糖尿病性神経障害，慢性動脈閉塞症，脊柱管狭窄症などの虚血による痛みに鎮痛効果を示す。PGE_1 は帯状疱疹後神経痛に対する効果も報告されている[21]。PGE_1 の副作用として，低血圧と静脈炎がある。注射用 PGE_1 60 μg を 1 時間かけて持続静注するならば低血圧はまれである。PGE_1 による静脈炎は，ノイロトロピン®やステロイド投与によって軽減する。PGE_1 を微細な脂肪粒子中に封入し，病変部への薬物送達性を向上させたリポ製剤もある。

5 カプサイシン

カプサイシンは唐辛子の辛味の主成分であり，カプサイシン受容体 TRPV1 を活性化させる。持続投与により TRPV1 が脱感作され，痛覚伝達が抑制されるため，カプサイシンは鎮痛作用も有する。カプサイシンクリームが臨床使用されているが，1 日数回の塗布が必要であり，塗布直後の焼けるような痛みの出現後に鎮痛効果が現れる。帯状疱疹後神経痛と糖尿病性神経障害に対する NNT は 6.7 である[19]。TRPV1 は侵害受容性疼痛，神経障害性疼痛，癌性疼痛の出現に関与した受容体であり，TRPV1 をターゲットとした癌性疼痛治療薬の開発が進んでいる。

6 バクロフェン

GABA 作動性ニューロンは抑制ニューロンであり，痛覚過敏とアロディニアの発症に関与する。近年，わが国でも $GABA_B$ 受容体作動薬であるバクロフェンの髄腔内投与が，脊髄疾患や脳疾患による重度の痙縮に対して承認された。バクロフェンが脊髄後角に作用することにより，痛みを伴う筋肉の痙縮が抑制されるが[22]，鎮痙薬としてだけではなく疼痛治療薬としても注目されている。植え込み型ポンプを用いて，徐々に増量し，最終的な持続投与量を設定する。バクロフェンの硬膜外からくも膜下への移行率は低く，硬膜外投与の効果は少ない。脳血液関門を通過し難いものの，経口投与剤もある。副作用として傾眠，意識障害，呼吸抑制，全身筋緊張低下がある。

7 カルシトニン遺伝子関連ペプチド（CGRP）拮抗薬

米国では，カルシトニン遺伝子関連ペプチド（calcitonin gene-related peptide : CGRP）受容体拮抗薬である BIBN 4096（静注）と MK-0974（経口）の臨床試験が進行しており，片頭痛緩和作用が確認されている。片頭痛に対して，トリプタン製剤が多用され効果を上げてきたが，血管収縮という副作用があった。CGRP受容体拮抗薬はそのような副作用がなく，トリプタン製剤と同等の効果があり，片頭痛だけでなく，その他の疼痛緩和に対する新薬としても期待が寄せられている[23]。片頭痛時にはCGRPが上昇することが知られており，血管神経終末における感作が片頭痛発症機序の一つとして考えられている。癌性疼痛に対する効果は不明だが，今後の研究が期待される。

おわりに

癌性疼痛の治療は，オピオイド内服を中心としたWHO方式が第一選択であるが，それでもなお，鎮痛の不十分な患者が存在する。こうした患者に対して，他の鎮痛補助薬や鎮痛法を用いて，除痛を図らなければならない。癌性疼痛では多くの場合，侵害受容性疼痛と神経障害性疼痛が複合している。さらに，癌の進展により痛みの機序も変化し，部位性状も変化する。それゆえ，全身状態の変化を把握し，疼痛機序の変化に対応した疼痛管理を行わなければならない。このためには，オピオイドだけでなく，他の鎮痛薬や鎮痛法に精通した医師の増加が望ましい。今後，こうした緩和医療にかかわる医師が増え，新たな鎮痛薬・法が開発され，患者の福音となることを期待したい。

■参考文献

1) Strichartz GR, Berde CB. Local anesthetics. In：Miller RD, editor. Anesthesia Vol 1. 6th ed. New York：Churchill Livingstone；2005. p.573-603.
2) Scholz A. Mechanisms of (local) anaesthetics on voltage-gated sodium and other ion channels. Br J Anaesth 2002；89：52-61.
3) Rose FX, Estebe JP, Ratajczak M, et al. Epidural, intrathecal pharmacokinetics, and intrathecal bioavailability of ropivacaine. Anesth Analg 2007；105：859-67.
4) Sjöberg M, Nitescu P, Appelgren L, et al. Long-term intrathecal morphine and bupivacaine in patients with refractory cancer pain. Results from a morphine：bupivacaine dose regimen of 0.5：4.75 mg/ml. Anesthesiology 1994；80：284-97.
5) Mao J, Chen LL. Systemic lidocaine for neuropathic pain relief. Pain 2000；87：7-17.
6) Gokin AP, Philip B, Strichartz GR. Preferential block of small myelinated sensory and motor fibers by lidocaine：*in vivo* electrophysiology in the rat sciatic nerve. Anesthesiology 2001；95：1441-54.
7) Huang JH, Thalhammer JG, Raymond SA, et al. Susceptibility to lidocaine of impulses in different somatosensory afferent fibers of rat sciatic nerve. J Pharmacol Exp Ther 1997；282：802-11.
8) Binshtok AM, Bean BP, Woolf CJ. Inhibition of nociceptors by TRPV1-mediated entry of impermeant sodium channel blockers. Nature 2007；449 (7162)：607-10.
9) Gerner P, Binshtok AM, Wang CF, et al. Capsaicin combined with local anesthetics preferentially prolongs sensory/nociceptive block in rat sciatic nerve. Anesthesiology 2008；109：872-8.
10) Groban L. Central nervous system and cardiac effects from long-acting amide local anesthetic toxicity in the intact animal model. Reg Anesth Pain Med 2003；28：3-11.
11) Kanai Y, Katsuki H, Takasaki M. Lidocaine disrupts axonal membrane of rat sciatic nerve *in vitro*. Anesth Analg 2000；91：944-8.

12) Boselli E, Duflo F, Debon R, et al. The induction of apoptosis by local anesthetics : A comparison between lidocaine and ropivacaine. Anesth Analg 2003 ; 96 : 755-6.
13) Nettis E, Colanardi MC, Calogiuri GF, et al. Delayed-type hypersensitivity to bupivacaine. Allergy 2007 ; 62 : 1345-6.
14) Piomelli D. The molecular logic of endocannabinoid signalling. Nat Rev Neurosci 2003 ; 4 : 873-84.
15) Anand U, Otto WR, Sanchez-Herrera D, et al. Cannabinoid receptor CB2 localisation and agonist-mediated inhibition of capsaicin responses in human sensory neurons. Pain 2008 ; 138 : 667-80.
16) Gee NS, Brown JP, Dissanayake VU, et al. The novel anticonvulsant drug, gabapentin (Neurontin), binds to the alpha2delta subunit of a calcium channel. J Biol Chem 1996 ; 271 : 5768-76.
17) Ross JR, Goller K, Hardy J, et al. Gabapentin is effective in the treatment of cancer-related neuropathic pain : A prospective, open-label study. J Palliat Med 2005 ; 8 : 1118-26.
18) Gilron I, Bailey JM, Tu D, et al. Morphine, gabapentin, or their combination for neuropathic pain. N Engl J Med 2005 ; 352 : 1324-34.
19) Finnerup NB, Otto M, McQuay HJ, et al. Algorithm for neuropathic pain treatment : An evidence based proposal. Pain 2005 ; 118 : 289-305.
20) Staats PS, Yearwood T, Charapata SG, et al. Intrathecal ziconotide in the treatment of refractory pain in patients with cancer or AIDS : A randomized controlled trial. JAMA 2004 ; 291 : 63-70.
21) Kanai A, Osawa S, Suzuki A, et al. Effectiveness of prostaglandin E_1 for the treatment of patients with neuropathic pain following herpes zoster. Pain Med 2007 ; 8 : 36-40.
22) van Hilten BJ, van de Beek WJ, Hoff JI, et al. Intrathecal baclofen for the treatment of dystonia in patients with reflex sympathetic dystrophy. N Engl J Med 2000 ; 343 : 625-30.
23) Tepper SJ, Stillman MJ. Clinical and preclinical rationale for CGRP-receptor antagonists in the treatment of migraine. Headache 2008 ; 48 : 1259-68.

（田中　聡，川真田　樹人）

VIII

癌性疼痛に対する各種療法

1 神経ブロック療法

A 交感神経ブロック

はじめに

癌性疼痛管理において，内臓由来の痛みに対して内臓神経ブロックが有効である。膵癌の痛みには，腹腔神経叢ブロックが有効で，麻薬性鎮痛薬の減量が可能となることがメタアナリシスによって示されている[1]。内臓神経は交感神経幹を経由するため交感神経節ブロックの一つと位置づけられ，内臓神経求心路を遮断することによって除痛が得られると考えられている。内臓神経ブロックには腹腔神経叢ブロックのほかに下腸間膜神経叢ブロック，上下腹神経叢ブロック，不対神経ブロックなどがあり，痛みの部位によって選択する。適切に行うと，よりよい除痛が得られ，麻薬性鎮痛薬の減量が期待できる。

内臓神経の解剖

内臓痛は体性痛に比べると痛みの局在が不明瞭で，関連痛として離れた部位の皮膚や筋の痛みとして投射することがある。内臓神経求心線維は他の末梢神経と同様に一次求心線維の後根神経節に細胞体を有し，脊髄のⅠ，Ⅱ，Ⅴ，Ⅹ層に入り脊髄内を交差したのち反対側の脊髄視床路を上行する経路と，同側の後索を上行する経路とがある（図1）。内臓求心線維には迷走神経を経由する経路もあり，延髄背側にある孤束核や頸髄のC1, 2などに終止する（図2）。内臓神経の求心線維は交感神経幹を通りその手前で腹腔神経叢，上腸間膜神経叢，下腸間膜神経叢，骨盤神経叢などを形成する。内臓神経からの求心線維は脊髄に入ったのち上あるいは下方に走行してから交差する線維が多いのが特徴である。痛覚線維はA-δないしはC線維で，体性痛と異なり痛みを引き起こす刺激からの変換機序に関しては解明されていない。しかし，組織の炎症や障害による化学物質によって感作され興奮性が高まることが知られている。

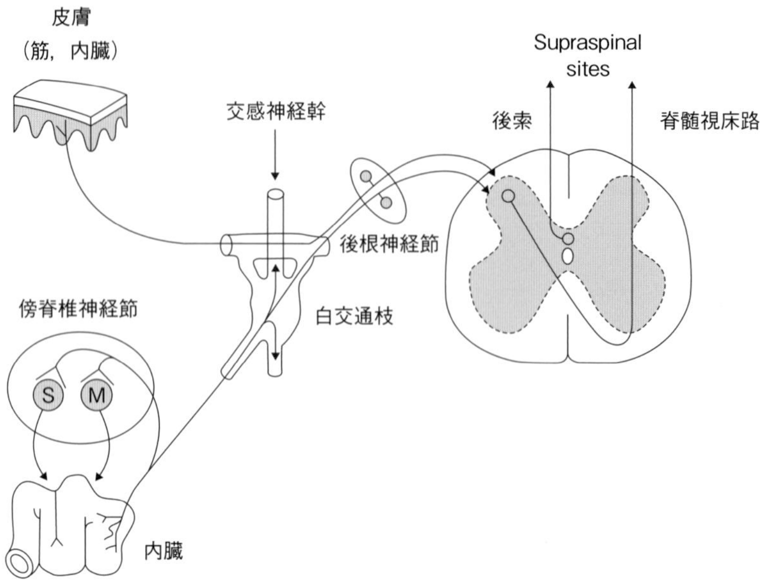

図 1　内臓神経の解剖

（McMahon SB, Koltzenburg M. Wall and Melzack's textbook of pain. 5th ed. Elsevier ; 2006. www.textbookofpain.com より改変引用）

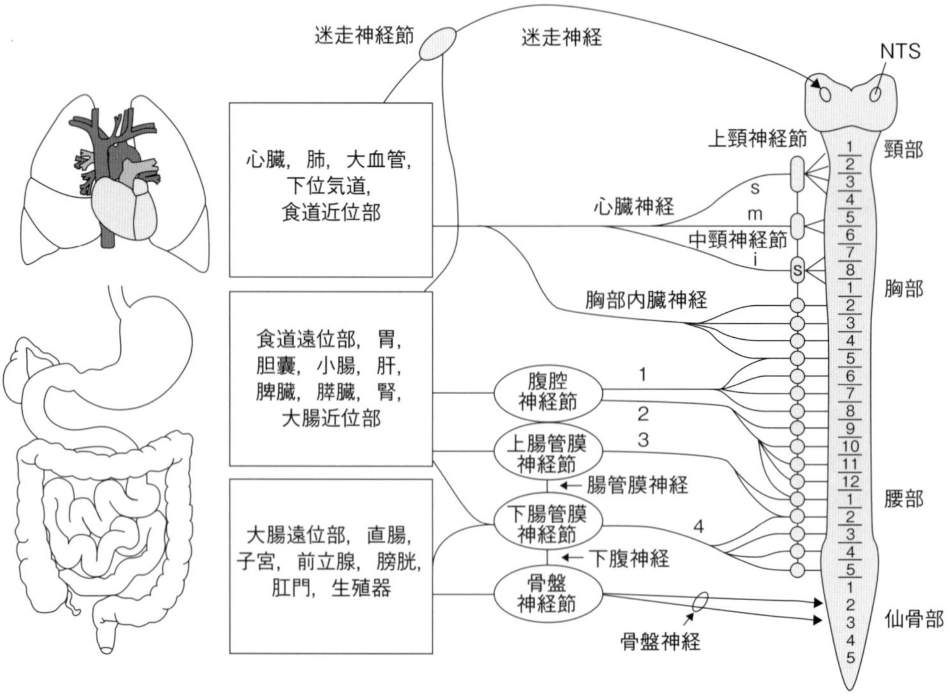

図 2　内臓神経の走行

（McMahon SB, Koltzenburg M. Wall and Melzack's textbook of pain. 5th ed. Elsevier ; 2006. www.textbookofpain.com より改変引用）

交感神経ブロックの種類

1 腹腔神経叢ブロック

上腹部の癌による内臓痛に対して適応となる。特に膵体尾部癌や，大動脈背側のリンパ節腫大による腹背部痛に対しては優れた効果を有し，質の高い鎮痛が可能となる[2)]。古典的には下大動脈前方の腹腔動脈周囲の神経叢に針先を誘導する方法であったが，塩谷らが大動脈後方の横隔膜脚背側で椎体前方のコンパートメントに針先を誘導する方法を開発し，手技が確実となった[3)]。さらに近年，経椎間板法が考案されより確実なブロックが可能となった。X線透視による方法，CTガイド下に行う方法，超音波内視鏡による方法などが考案されており，それぞれ一長一短がある。CTガイド下に行う方法は3次元的な描出が可能であるため，針先の場所や薬液の広がりを確認でき，初学者にも容易な方法である。一方，X線透視による方法は，透視下の神経ブロックに習熟していないと，針の刺入部位や角度，針の修正などの感覚がつかみにくい。詳細は他所に譲るが，本項ではX線透視による経椎間板法について概述する。

神経ブロック2週間以内のCT画像で，大動脈背側部に腫瘍による浸潤がなく薬液の拡がるスペースがあることを確認する。体位は腹臥位で行う方法と，左上側臥位で行う方法とがあるが，腹痛のある患者で腹臥位をとらせることは困難であることがあるので，著者は左上側臥位で実施している。刺入部周辺を広汎に消毒を施した後，骨盤部位に清潔敷布を置く（術者がX線透視を見ながら透視の正面性および側面性を正しく修正するためである）。術前撮像したCT画像から適切な針の刺入部位と刺入角度を算出しておく（図3）。刺入点の正中からの距離は体格によって大きく異なり，4～6 cm程度である。透視は上下方向，体に対しては側面像で針を刺入する。側面像では刺入する椎間板の上下の椎体の終板が一直線になるように管球の角度を微調整する。23Gカテラン針を用いて，1％リドカイン5～10 ml程度でブロック針（22G，12ないし14 cm）の刺入路に局所麻酔を施す。椎間孔付近で神経根に針が当たり痛みを誘発することがあるので，そのあたりでは針をゆっくりと進め，神経根に針が当たった場合には修正する。側面像で椎体中央からやや背側で椎間板内へ針を進める。針の刺入抵抗が変わることにより，椎間板内に針が進んだことが分かる。痛みの部位と，術前に撮像したCT画像を参考に最終的な針の部位を決定するが，基本的には正面像で椎体中央でブロック針が椎間板を貫くよう進める。椎間板内にブロック針を約2 cm進めたら正面像を確認し，ブロック針がベベルの尖った方向に曲がって進むことを利用して微調整する。椎体の前面まで針が進んだら，硬膜外ブロックと同様の抵抗消失法を用いて椎間板を貫いたことを判断する。造影剤を数ml注入しながら透視で薬液の広がりを確認する（図4）。血管内への造影剤の流入が見られたら針先を修正するか，刺入経路を変更する。造影剤が下大動脈の拍動と同期して動き，呼吸によって動かないことが重要である。呼吸によって動く造影像は横隔膜脚部への薬液の浸潤を意味し，不十分な効果やブロック後の肩の痛み

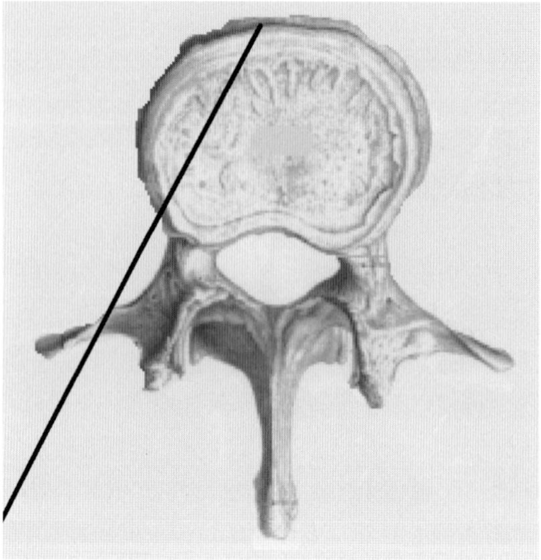

図３　経椎間板アプローチによる腹腔神経叢ブロックの模式図

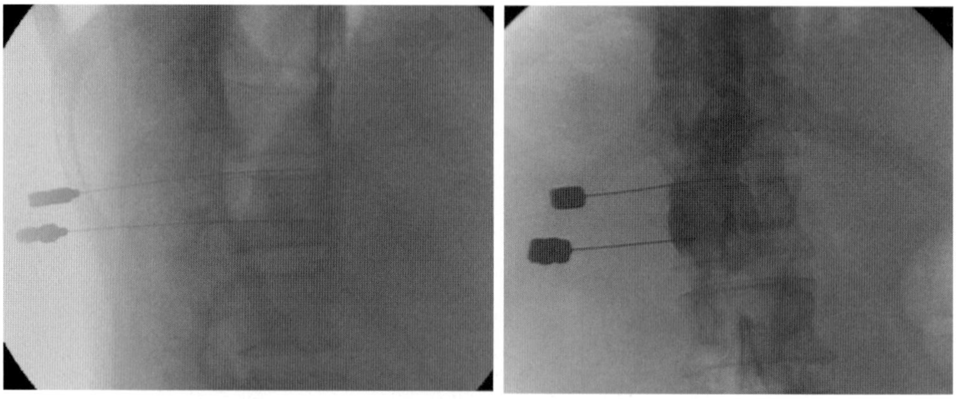

図４　腹腔神経叢ブロック：経椎間板法（T12/L1）と椎体外側法（L1）
造影剤を注入しながら透視し，血管内，横隔膜脚へ薬液流入のないことを確認する。

などの原因となりうる。2％リドカイン 5 ～ 10 ml 注入し体幹部に知覚低下のないことを確認後，無水エタノール 10 ～ 20 ml を注入する。高齢者や全身状態不良な患者では，著しい血圧低下を招いたり，起立性低血圧を来すことがありうるので，著者は症例によって診断的ブロックを行った数日後に，神経破壊薬を用いたブロックを実施している。日を替えて行う場合，診断的ブロックの際には 0.75％ロピバカイン 20 ml を用いている。ブロック針の進む方向を，針先のベベルの向きと針を微妙にたわませることによってコントロールする技術を習得することが重要である。

合併症として一時的な低血圧，下痢，アルコールによる動悸，嘔気，倦怠感などが起こりうる。アルコールの刺激によると思われる一時的な痛みの増強（肩や肩甲部）が起こることもある。飲酒による酩酊の程度を事前に聞いておき，場合によってはアルコールの注入量を減らす。きわめてまれではあるが，脊髄栄養血管にアルコールが注入されると下肢麻痺を来しうる。造影剤を注入しながらX線透視で確認することと，動脈圧以上の圧でアルコールを注入しないようにする。麻薬性鎮痛薬を投与中の患者の場合には，ブロックによる除痛によって眠気が増強する場合がある。

2 下腸間膜神経叢ブロック

横行結腸左半分とS状結腸など下部消化管由来の内臓痛に対して適応がある。腹腔神経叢ブロックと同様に，椎体外法と経椎間板法とがある。手技的には腰部交感神経節ブロックに類似するが，針先は椎体前面から1～2 cm前方に位置させ，大動脈周囲に薬液が浸潤するように行う。腹腔神経叢ブロックと異なり，コンパートメントに閉ざされた腔ではないので，安定した効果を得るのは難しい。

3 上下腹神経叢ブロック

上下腹神経叢は腰神経節の臓側枝と腹部大動脈壁周囲の交感神経叢の枝が合流して形成され，仙骨の前を下降し骨盤神経叢を形成する。直腸，膀胱，子宮などの骨盤内臓器の感覚神経は本神経叢を経由するので，同部位の神経ブロックによって効果が期待できる。上下腹神経叢はほぼ大動脈分岐部に位置する。上下腹神経叢ブロックも腹腔神経叢ブロックや下腸管膜神経叢ブロックと同様に椎体外法（図5）と経椎間板法とがある。技術的には経椎間板法のほうが容易である。経椎間板法は第5腰椎と仙骨の間の椎間板で実施する。腹腔神経叢ブロックと同様に体位は側臥位とし，X線透視の側面像を見ながら実施し，針が椎間板に入った後は，正面像を見ながら針のベベルの向きとたわみを

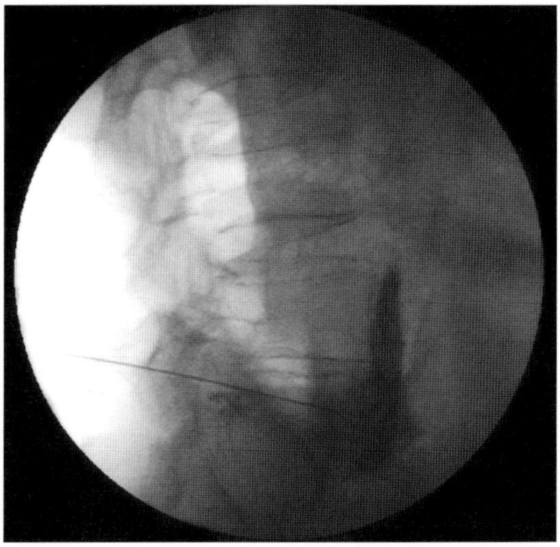

図5　椎体外法による上下腹神経叢ブロック

利用して，針先が椎体の正中で椎間板を貫くことを目指す。直腸癌の再発による会陰部痛がもっともよい適応である。

4 不対神経ブロック

不対神経節は，交感神経幹のもっとも尾側に位置する神経節で，左右の交感神経幹が仙尾骨結合部腹側付近で合流して形成される。不対神経節より広がる求心性線維の分布については解剖学的に一定の見解が得られていないが，神経ブロックに伴う臨床経験から会陰部，肛門部の知覚に関係すると考えられている。不対神経節ブロックは，不対神経節の存在する仙尾骨前面のコンパートメントに神経破壊薬を注入する方法で，Plancarte ら[4]によって初めて報告された。その後，不対神経節にアプローチするいくつかの方法が考案されている[5]が，本項ではもっとも簡便で安全性が高いと思われる経仙尾関節アプローチによる方法について述べる。

患者体位は腹臥位とする。X 線透視は C アームにて前後像とし，X 線入射角が仙尾骨結合部の仙骨下縁終板と平行になるように角度を調節する。刺入点は仙尾骨結合部の直上中央とする。皮膚消毒，局所麻酔の後，X 線透視下にブロック針（22G，6 cm）を仙尾骨結合部の間隙（仙尾靱帯）中央に刺入する。抵抗消失法でさらに針を進め，針先が仙尾骨腹側に抜けたところで抵抗が消失するので，その位置で針を固定する。造影剤（5 ml 以内）を注入し，前後像，側面像で造影剤が仙尾骨腹側のコンパートメントにのみ広がることが確認されたら，造影剤と同量の 1％リドカインを注入する（図6）。会陰部，肛門部の痛みが消失し，合併症が認められなければ，純アルコールを同量注入する。

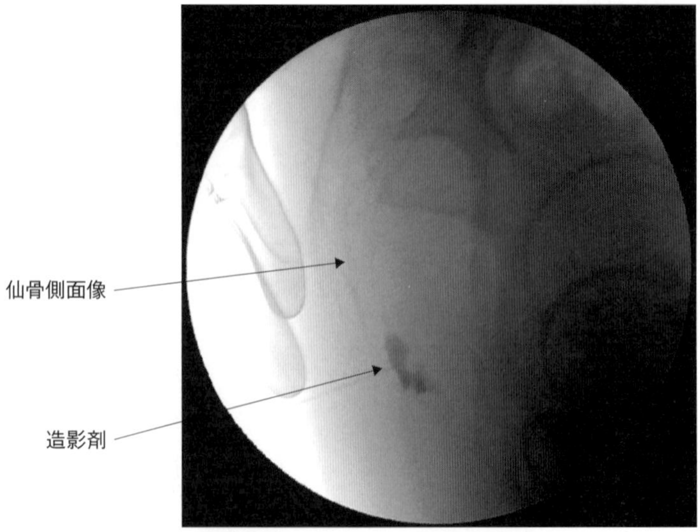

図６ 不対神経ブロック

造影剤を注入しながら透視し，血管内，横隔膜脚へ薬液流入のないことを確認する。

■参考文献

1) Yan BM, Myers RP. Neurolytic celiac plexus block for pain control in unresectable pancreatic cancer. Am J Gastroenterol 2007；102：430-8.
2) Kawamata M, Ishitani K, Ishikawa K, et al. Comparison between celiac plexus block and morphine treatment on quality of life in patients with pancreatic cancer pain. Pain 1996；64：597-602.
3) 塩谷正弘. 腹腔神経叢ブロック. ペインクリニック 1986；7：665-72.
4) Plancarte R, Amescua C, Patt R, et al. Presacral blockade of the ganglion of Walther (ganglion impar). Anesthesiology 1990；73：751.
5) Raj PP, Lou L, Erdine S, et al. Ganglion of impar block. In：Raj PP, et al, editors. Radiographic imaging for regional anesthesia and pain management. Pennsylvania：Churchill Livingstone；2003. p.238-41.

(柴田　政彦, 松田　陽一, 眞下　　節)

1 神経ブロック療法

B 知覚神経ブロック

はじめに

癌性疼痛は，全身のあらゆる部位に生じる。ここでは，疼痛部位を2つに大別し，顔面・頭部と体幹・四肢に分けて詳述する。一般的には，まず局所麻酔薬による知覚神経ブロックを行い，これが有効な場合は神経破壊薬あるいは高周波熱凝固法を用いた神経ブロックを選択する。知覚神経ブロックによって疼痛が軽減されると，オピオイドなどの薬物の投与量が削減され，患者の生活の質（quality of life：QOL）が著しく改善されるので，適用があれば積極的に行うべきである。

顔面・頭部の癌性疼痛

顔面の癌性疼痛に対しては，三叉神経ブロックを行う。前額部には前頭神経ブロック，頬部には眼窩下神経ブロックあるいは上顎神経ブロック，下顎から耳介前面部には頤神経ブロック，耳介側頭神経ブロック，下顎神経ブロックを行う。顔面の広範囲な疼痛には，三叉神経節ブロックが勧められる。後頭部に疼痛を認める場合は，後頭神経ブロックを行う。

1 三叉神経ブロック

手技的には，末梢枝ブロックである前頭神経ブロック，眼窩下神経ブロック，頤神経ブロック，耳介側頭神経ブロックが簡単で，上顎神経ブロックと三叉神経節ブロックが難しく，かつ重篤な合併症にも注意が必要である。

a. 前頭神経ブロック[1)]

1）解　剖

前頭神経は三叉神経の第1枝，眼神経の枝で，眼窩上神経と滑車上神経とに分かれる。

眼窩上神経は外側枝と内側枝に分かれ，外側枝は眼窩上切痕，内側枝は前頭切痕を通って前頭部，前額部，上眼瞼，鼻根部，内眼角部の皮膚に分布する。

2）手　技

患者をベッド上で仰臥位とし，眼窩の上壁で顔面の正中から約 2.5 cm 外側に眼窩上切痕のあることを確認する。術者は，消毒の際に薬液が眼内に入らないよう注意する。局所麻酔薬を充填した注射器のディスポーザブル針（23 あるいは 25G）を眼窩上切痕の上部で眉毛の上縁から皮膚面に対して直角に刺入する。針先が骨に当たり血液の逆流がないことを確認した後に，局所麻酔薬を眉毛に沿って左右に広がるように注入する。局所麻酔薬のみでブロックを行う場合は，0.75％ロピバカインまたは 0.5％ブピバカインなどの長時間作用性局所麻酔薬を約 2 ml 注入する。

神経破壊薬を用いる場合は，術者は滅菌手袋を着け，0.5％クロルヘキシジン・80％エタノール溶液を用いて消毒する。手技は前述のとおりに行い，2％リドカインまたは 2％メピバカイン 0.5 ml を注入し，前頭神経領域に無痛が得られ，かつ合併症がなければ局所麻酔薬注入 15 ～ 20 分後に 99.5％エタノールまたは 7 ～ 10％フェノール水溶液 0.5 ml を注入する。神経破壊薬の注入時に術者の左第 2 指を横にして眼窩上切痕のある眼窩の上壁をしっかりと押さえて薬液を左右に拡げ，抜針後も眼窩の上壁と針の刺入部を圧迫することによって，ブロック後の眼瞼腫脹や下垂を予防する。

3）合併症

眼球損傷，眼瞼腫脹，眼瞼下垂，血腫，感染など。

b. 眼窩下神経ブロック[2)]

1）解　剖

眼窩下神経は三叉神経の第 2 枝，上顎神経の枝で，眼窩下孔から出て，下眼瞼，鼻翼，上唇，鼻腔粘膜，上顎歯肉に分布する。

2）手　技

患者をベッド上で仰臥位とし，眼窩の下壁約 1 cm 下で顔面の正中から約 2.5 cm 外側に眼窩下孔を確認する。術者は消毒の際に薬液が眼内に入らないように注意する。局所麻酔薬のみでブロックする場合は，注射器につけたディスポーザブル針（23 あるいは 25G）を眼窩下孔の下方で，やや外側から皮膚面に対して垂直に刺入する。針先を眼窩下孔に刺入することなく上顎骨に当て，血液の逆流がないことを確認して 0.75％ロピバカインまたは 0.5％ブピバカインなどの長時間作用性局所麻酔薬を約 2 ml 注入する。

神経破壊薬を用いる場合は，術者は滅菌手袋を着け，0.5％クロルヘキシジン・80％エタノール溶液を用いて消毒する。鼻翼の最外縁約 0.5 cm 耳側に局所麻酔薬を浸潤して膨疹を作り，ブロック針（22G，5 cm）の刺入点とする。眼窩下孔の位置を皮膚の上から左第 2 指でしっかりと触れておく。針先を上顎骨に当てるようにやや斜め上方に向かって刺入し，骨の上を滑らせるようにして眼窩下孔に向けて進め，針先を眼窩下管内に刺入する。このとき，強い放散痛が得られる。針先が正しく眼窩下孔内に刺入されていると，術者がブロック針から手を離して，針を軽く上下動させても，針はしっかりと固定されている。2%リドカインまたは2%メピバカイン0.3～0.5 mlを注入し，無痛が得られ，かつ複視などの合併症がなければ，局所麻酔薬注入15～20分後に99.5%エタノールまたは7～10%フェノール水溶液を同量注入する。抜針後，ガーゼで眼窩下孔周囲を上からしっかりと圧迫し，ブロック後の頬部腫脹を予防する。

3）合併症

顔面腫脹，血腫，複視，眼球損傷，視力障害，上顎洞穿刺，感染など。

c．頤神経ブロック[3)]

1）解　剖

三叉神経第3枝である下顎神経の末梢枝，下歯槽神経が頤孔から出て頤神経となり，下口唇および下顎の皮膚に分布する。

2）手　技

患者をベッド上で仰臥位とし，顔面の正中から約2.5 cm外側に頤孔を確認する。局所麻酔薬のみでブロックする場合は，術者は消毒後に注射器につけたディスポーザブル針（23あるいは25G）を皮膚に対して垂直に刺入し，針先を骨に当てる。血液の逆流がないことを確認して頤孔周囲に0.75%ロピバカインまたは0.5%ブピバカインなどの長時間作用性局所麻酔薬を約2 ml注入する。

神経破壊薬を用いる場合は，術者は頤孔の位置を左第2指でしっかりと確認後に滅菌手袋を着け，0.5%クロルヘキシジン・80%エタノール溶液で消毒する。頤孔の耳側0.5 cm，上方0.5 cmから，注射器につけたディスポーザブル針（23あるいは25G）を皮膚に対して40～60°の角度で刺入し，針先を頤孔内に入れる。このとき，強い放散痛が得られる。また，術者が注射器から手を離しても，針は固定されている。2%リドカインまたは2%メピバカイン0.5 mlを注入し，無痛が得られ，かつ合併症がなければ，局所麻酔薬注入15～20分後に99.5%エタノールまたは7～10%フェノール水溶液を同量注入する。その際に，下顎部の腫脹を予防するためにガーゼで頤孔周囲を上からしっかりと圧迫する。

3）合併症

下顎部腫脹，皮下出血，感染など。

d．耳介側頭神経ブロック

1）解　剖

耳介側頭神経は三叉神経第3枝，下顎神経の枝で，卵円孔から出た後に分枝して外側後方に進み，下顎骨関節突起の内側から浅側頭動脈の後方を並行して耳介前面と側頭部に分布する。

2）手　技

患者をベッド上で仰臥位とし，術者の指で浅側頭動脈の拍動をしっかりと触知する。術者は消毒後に注射器につけたディスポーザブル針（23 あるいは 25G）を皮膚に対して垂直に刺入する。針先が皮下に刺入されたら，血液の逆流がないことを確認後に 0.75％ロピバカインまたは 0.5％ブピバカインなどの長時間作用性局所麻酔薬を約 2 ml 注入する。耳介側頭神経ブロックでは神経破壊薬を用いることはない。

3）合併症

出血，感染，局所麻酔薬の血管内注入など。

e. 上顎神経ブロック

1）解　剖

上顎神経は三叉神経の第 2 枝で，三叉神経節を起始として正円孔から頭蓋外に出る。上顎を支配し，頬部，鼻翼，上口唇，上顎粘膜・歯髄に分布する。

2）手　技

患者をベッド上で仰臥位とし，患者の外眼角と外耳道を結ぶ線とベッドのなす角度が 50 ～ 55°となるように顎を挙上させる。針の刺入点は頬骨弓下で耳珠軟骨基部から 3 cm とする（図 1）。術者は滅菌手袋を着け，0.5％クロルヘキシジン・80％エタノール溶液で消毒する。ブロック針（22G，7 cm）の刺入点に局所麻酔薬を用いて膨疹を作る。X 線透視下に，針先を皮膚に対して 60 ～ 80°の角度で外眼角に向って刺入する。あらかじめ，針の刺入点から外眼角に向って線を描いておくとよい。また，ブロック針が眼窩内に刺入されないように X 線透視下に針先の方向を修正しながら，針をゆっくり進める。針が 4.5 ～ 5.0 cm 刺入され，鼻翼あるいは上口唇部に放散痛が得られたら，ブロッ

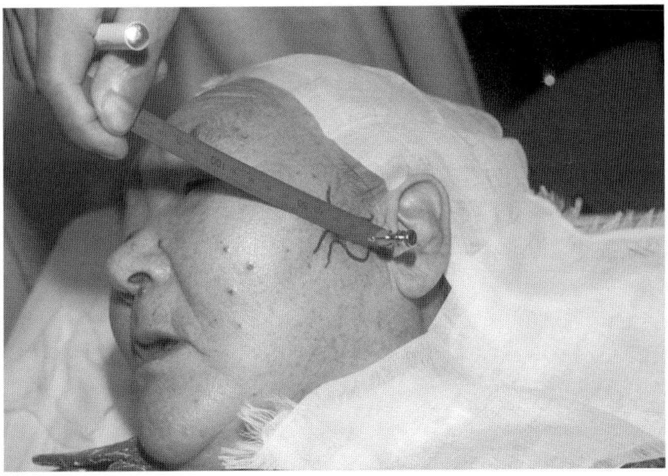

図 1　上顎神経ブロック

針の刺入点は頬骨弓下で耳珠軟骨基部から 3 cm。

ク針から造影剤0.5 mlを注入すると，正円孔から眼窩下管入口部に向かう上顎神経に沿って造影剤が描出される。2%リドカインまたは2%メピバカイン0.5 mlを注入し，頬部，鼻翼，上口唇に無痛が得られ，かつ複視や脳神経障害などの合併症がなければ，局所麻酔薬注入20分後に99.5%エタノールまたは7～10%フェノール水溶液を同量注入する。

高周波熱凝固法を行う場合は，スライター針（22G，97 mm）を用いて同様の手技で行い，電気刺激によって放散痛を確認し，局所麻酔薬（2%メピバカイン0.5 ml）によってこの反応が消失したら，凝固（90℃，90秒）を行う。

3）合併症

出血，血腫，複視，顔面神経麻痺，感染など。

f. 下顎神経ブロック[4)]

1）解　剖

下顎神経は三叉神経の第3枝で，三叉神経節を起始として卵円孔から頭蓋外に出て，下顎，舌，耳介前面，側頭部を支配する。

2）手　技

患者をベッド上で仰臥位とし，X線透視あるいは撮影を行うために肩枕を入れて患者の頭部を懸垂頭位とする。外眼角と外耳道を結ぶ線に垂直となるようにX線の管球を合わせると卵円孔が描出できる。針の刺入点は頬骨弓下で耳珠軟骨基部から2 cmとする（図2）。術者は滅菌手袋を着け，0.5%クロルヘキシジン・80%エタノール溶液で消毒する。局所麻酔薬を用いて針の刺入点に膨疹を作り，ブロック針（22G，7 cm）を皮膚面に対して垂直に刺入する。針が4.5 cm程度刺入されると，下口唇または下顎に放散痛が得られる。次に，X線透視あるいは写真によって針先が卵円孔直下であることを

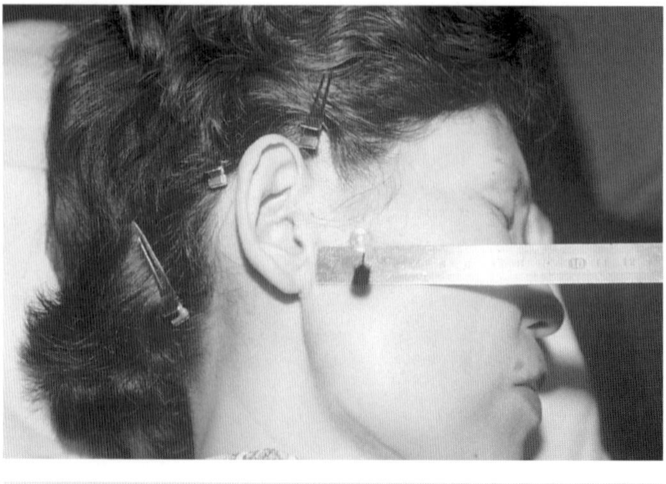

図2　下顎神経ブロック
針の刺入点は頬骨弓下で耳珠軟骨基部から2 cm。

確認する。2％リドカインまたは2％メピバカイン 0.5 ml を注入し，下顎神経領域に無痛が得られ，さらに合併症がなければ，局所麻酔薬注入 20 分後に 99.5％エタノールまたは 7 ～ 10％フェノール水溶液を同量注入する。

高周波熱凝固法を行う場合は，スライター針（22G，97 mm）を用いて同様の手技で行い，電気刺激によって放散痛を確認し，局所麻酔薬（2％メピバカイン 0.5 ml）によってこの反応が消失したら，凝固（90℃，90 秒）を行う。

3）合併症

出血，血腫，眩暈，嘔気・嘔吐，眼球振盪，顔面神経麻痺，感染など。

g. 三叉神経節ブロック

1）解　剖

三叉神経は混合性神経で，知覚性と運動性神経線維からなる。その知覚根と運動根は，ともに橋の両側で中小脳脚の前面から脳幹を出て三叉神経圧痕に行き，ここで知覚根が膨大して三叉神経節（半月神経節）となる。ここから 3 本の神経に分かれ，第 1 枝が眼神経，第 2 枝が上顎神経，第 3 枝が下顎神経となる。

2）手　技

患者をベッド上で仰臥位とし，X 線透視あるいは撮影を行うために肩枕を入れて患者の頭部を懸垂頭位とする。外眼角と外耳道を結ぶ線に垂直となるように X 線の管球を合わせると卵円孔が描出できる。針の刺入点は口角から外側に引いた線と外眼角から垂直に下ろした線との交点とする。ブロック針（22G，10 cm）の刺入方向に必要な誘導線は，刺入点と瞳孔の中心を結ぶ線ならびに刺入点と耳介前方 0.8 cm を結ぶ線とする（図 3）。術者は滅菌手袋を着け，0.5％クロルヘキシジン・80％エタノール溶液で消毒する。局所麻酔薬を用いて針の刺入点に膨疹を作る。そこから X 線透視下にブロック針を刺

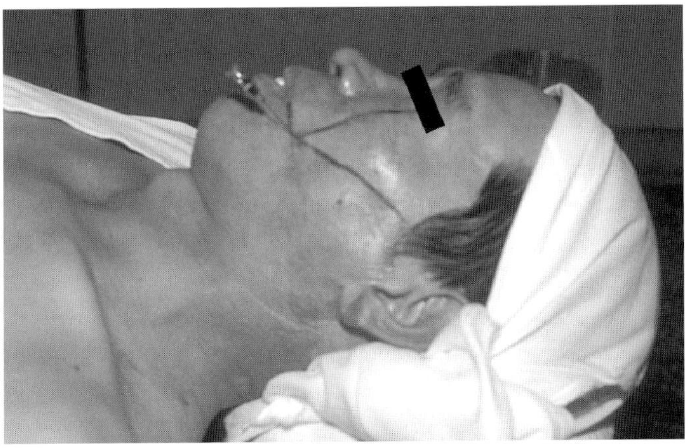

図 3　三叉神経節ブロック

針の刺入点は口角から外側に引いた線と外眼角から垂直に下ろした線との交点。

入するが，術者は針先を瞳孔に向って進め，また介助者は刺入点と耳介上部とを結んだ線にブロック針の方向が一致するように術者を誘導する。針先が下顎神経に達すると，下顎と舌に放散痛が得られる。そこからさらに針を進め，針先が卵円孔内に刺入されると，患者はブロック側の顔面全体に強い疼痛を訴える。次にブロック針の内針を抜いて脳脊髄液の逆流がないことを確認後に，2％リドカインまたはメピバカイン 0.2 ml を注入する。針先が正しい位置にあれば，局所麻酔薬注入直後からブロック側の顔面の痛覚は消失する。眼球振盪，複視，眩暈などの合併症がなければ，局所麻酔薬注入 20 分後に 99.5％エタノールまたは 7～10％フェノール水溶液を同量注入する。ブロック終了後，ベッド上で 1 時間安静臥床させる。

高周波熱凝固法を行う場合は，スライター針（22G，97 mm）を用いて同様の手技で行い，電気刺激によって放散痛を確認し，局所麻酔薬（2％メピバカイン 0.5 ml）によってこの反応が消失したら，凝固（90℃，90 秒）を行う。

3）合併症

角膜潰瘍，角膜炎，髄膜炎，脳神経障害，ghost pain など。

2 後頭神経ブロック

後頭部の疼痛に対しては，大後頭神経ブロックと小後頭神経ブロックがある。

a．大後頭神経ブロック

1）解　剖

大後頭神経は第 2 頸神経の後枝からなり，後頭隆起の高さで正中から外側約 2.5 cm を後頭動脈とともに上行して，後頭部から頭頂部の知覚をつかさどる。

2）手　技

患者をベッド上で腹臥位とし，後頭隆起の正中から約 2.5 cm 外側を針の刺入点とする。術者は消毒後に注射器につけたディスポーザブル針（23 あるいは 25G）を皮膚に対して垂直に刺入する。針先を骨に当て，血液の逆流がないことを確認して 0.75％ロピバカインまたは 0.5％ブピバカインなどの長時間作用性局所麻酔薬を約 3 ml 注入する。なお，局所麻酔薬の注入部位がコブのように膨らまないようにするには，針先を上方に向けて刺入し，薬液が骨膜の上を這うように注入すればよい。大後頭神経ブロックでは神経破壊薬を用いることはない。

3）合併症

出血，感染，局所麻酔薬の血管内注入など。

b. 小後頭神経ブロック

1）解　剖

小後頭神経は第 2，3 頸神経の前枝からなり，後頭隆起の高さで正中から外側約 5 cm を上行して，耳後部から後頭部の知覚をつかさどる。

2）手　技

患者をベッド上で腹臥位とし，後頭隆起の正中から約 5 cm 外側を針の刺入点とする。術者は消毒後に注射器につけたディスポーザブル針（23 あるいは 25G）を皮膚に対して垂直に刺入する。針先を骨に当て，血液の逆流がないことを確認して 0.75％ロピバカインまたは 0.5％ブピバカインなどの長時間作用性局所麻酔薬を約 3 ml 注入する。小後頭神経ブロックでは神経破壊薬を用いることはない。

3）合併症

出血，感染，局所麻酔薬の血管内注入。

体幹・四肢の癌性疼痛

上肢の痛みに対しては腕神経叢ブロック，胸壁の疼痛に対しては肋間神経ブロック，体幹から下肢にかけた痛みに対しては持続硬膜外ブロックが有効である。体幹の限局した疼痛に対しては，恒久的な効果を得るためにくも膜下フェノールブロックを行うことがある。また，長期臥床による筋筋膜性疼痛に対して浅頸神経叢ブロック，深頸神経叢ブロック，肩甲上神経ブロック，脊髄神経後枝内側枝ブロック，トリガーポイント注射が有効なことが多い。

1 くも膜下フェノールブロック

体幹，会陰部，下肢の癌性疼痛に対して行う。

1）解　剖

脊柱管の内壁は硬膜とくも膜が接着している。その内腔をくも膜下腔という。

2）手　技

患者をベッド上で疼痛側を下にした側臥位とし，頭部に 8 から 10 cm 程度の枕を当てた後に患者に膝を抱え込ませ，臍を覗き込ませるように背中を丸くさせる。ブロックベッドを調整して疼痛部位を支配している脊髄神経の高さが最低位となるように患者の脊柱を“くの字”に彎曲させる。次に，患者の身体がベッドから転落しないように支持板で固定する。その後にベッドを患者の背側に 45° 回転させて半側臥位とし，疼痛部位

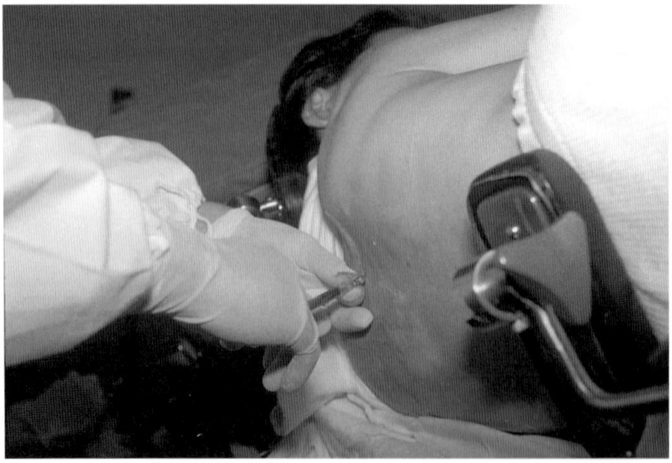

図４　くも膜下フェノールブロック
ブロックベッドを調整して疼痛部位を支配している脊髄神経の高さが最低位となるように患者の脊柱を“くの字”に彎曲させる。

を支配している脊髄後根のみが薬液によって遮断されるようにする（図４）。術者は滅菌手袋を着け，0.5％クロルヘキシジン・80％エタノール溶液で消毒する。針の刺入点は疼痛部位と一致した脊髄神経の高さとし，皮下に局所麻酔薬を浸潤する。ブロック針（22G，７～８cm）を正中接近法で刺入する。針先がくも膜下腔に達したら，内針を抜いて脳脊髄液の流出を確認する。ツベルクリン反応用注射器を用いて 10 ～ 15％フェノールグリセリンを 0.1 ml ずつ緩徐に注入する。疼痛の消失と運動障害あるいは膀胱・直腸障害などの合併症がないことを確認しながら，総量で 0.2 ～ 0.5 ml 注入する。

会陰部の疼痛に対しては，患者をベッド上で坐位とし，ベッドを疼痛側に 30° 程度傾ける。すでに導尿カテーテルが挿入されている場合は，ベッドを傾ける必要がない。L5–S1 棘間からブロック針を正中接近法でくも膜下腔まで刺入する。脳脊髄液の流出を認めたら，ツベルクリン反応用注射器を用いて 10 ～ 15％フェノールグリセリンを 0.1 ml ずつ緩徐に注入する。疼痛の消失と下肢の運動障害などの合併症がないことを確認しながら，総量で 0.2 ～ 0.5 ml 注入する。

３）合併症

神経損傷，脊髄損傷，運動障害，膀胱・直腸障害など。

2 硬膜外ブロック

１）解　剖

硬膜外腔は解剖学的に大後頭孔から仙骨裂孔に至る空間で，背面は黄靱帯，腹側は硬膜，側方は椎弓根と椎間孔からなる。硬膜外腔には脂肪組織，疎な結合組織，リンパ管，静脈叢などが存在し，硬膜外腔は陰圧を呈する。硬膜と黄靱帯との距離は部位によって異なり，もっとも狭い第５頸椎の高さでは１～ 1.5 mm，第６胸椎で 2.5 ～ 3 mm，もっとも広い第 2 腰椎では 5 ～ 6 mm である。

2）手　技

患者をベッド上で疼痛側を下にした側臥位とし，頭部に 8 cm 程度の枕を当てた後に患者に膝を抱え込ませ，臍を覗き込ませるように背中を丸くさせる。針の刺入部位は疼痛部位を支配する脊髄神経と一致した棘間とし，あらかじめ棘間をしっかりと確認しておく。術者は滅菌手袋を着け，0.5％クロルヘキシジン・80％エタノール溶液で広範囲に消毒する。正中接近法では，目的とする棘間に局所麻酔薬を浸潤させる。次に，ブロック針（22G，7 cm）を刺入して針先を棘間靱帯まで進める。ブロック針の内針を抜いて生理食塩液を入れた 5 ml のガラス注射器をブロック針に接続し，右手の母指で注射器の内筒に加圧を加えながら，左手でブロック針をゆっくり進める。針先が靱帯内にある場合は，注射器の内筒に加圧を加えても生理食塩液は注入されないが，針先が黄靱帯を通りすぎて硬膜外腔に達すると生理食塩液が急に注入される（抵抗消失法）。脳脊髄液の逆流がないことを確認後に局所麻酔薬 2 ～ 10 ml を注入する。

傍正中接近法は，正中接近法ではブロックが困難と思われる胸椎レベルで行われることが多い。針の刺入部位は目的とする棘間の外側 1 ～ 1.5 cm でやや尾側とし，針先を頭側・正中に向けて黄靱帯まで刺入して正中接近法と同様の手技で行う。

持続硬膜外ブロックのために硬膜外腔にカテーテルを挿入する場合は，Tuohy 針（16 ～ 18G，8 cm 程度）を用いて同様の操作を行う。間欠注入法では，カテーテルより局所麻酔薬 2 ～ 10 ml を注入する。精密持続注入器を用いる場合は，1 回注入法の後に局所麻酔薬を 0.5 ～ 5 ml/h で連続注入する。なお，局所麻酔薬だけでは鎮痛が不十分な場合は，モルヒネなどの麻薬を添加してもよい。ステロイドを添加することもある。

仙骨（硬膜外）ブロックでは患者の体位を側臥位あるいは腹臥位とする。腹臥位では恥骨結節部に枕を入れて殿部を挙上する。ブロックは局所麻酔薬を充填した注射器にディスポーザブル針を装着し，針先を頭側に向けて仙骨裂孔から刺入する。針先が仙尾靱帯を貫くと急に抵抗が消失するので，血液の逆流のないことを確認後に局所麻酔薬 5 ～ 10 ml を注入する。

通常，硬膜外ブロックは硬膜外腔内にカテーテルを留置し，携帯用持続注入器を用いてモルヒネを中心としたオピオイドや局所麻酔薬の持続注入を行うことが多い。また，在宅での硬膜外持続注入を行う際には，皮下植え込み型硬膜外システムが使用されている（図 5-a，b）。

3）合併症

感染，膿瘍，髄膜炎，血腫，呼吸抑制，血圧低下など。

3 浅頸神経叢ブロック

1）解　剖

上位 4 つの頸神経椎間孔を出た後に頸神経叢を構成し，脳神経や交感神経とも吻合を

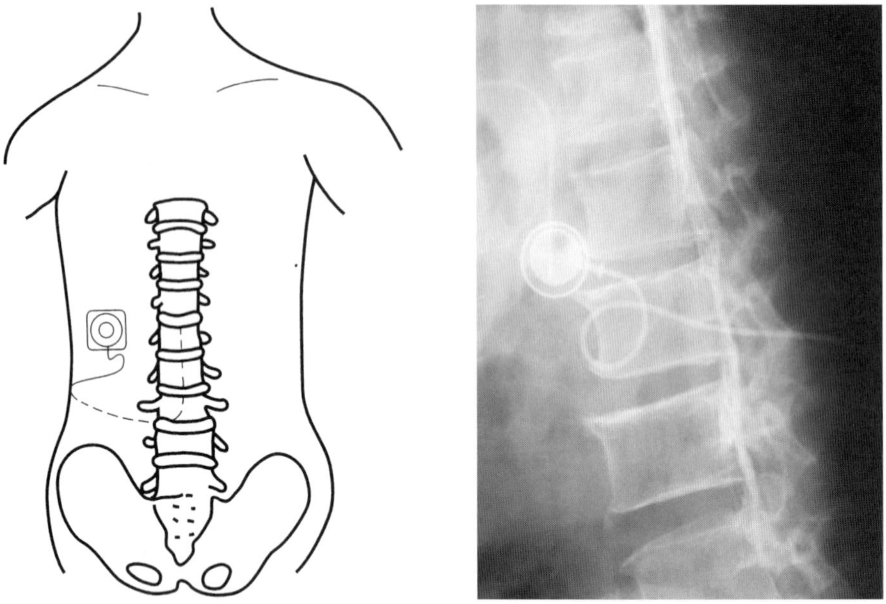

(a) 皮下植え込み型ポートを用いた持続硬膜外ブロック

(b) 皮下植え込み型ポートと硬膜外カテーテルからのＸ線造影像

図５

認める。頸神経叢の枝の一つである各種浅枝が浅頸神経叢を形成し，以下の神経が胸鎖乳突筋の後縁から皮枝として表出する。

a）小後頭神経：C_2 前枝

b）大耳介神経：C_2 および C_3 前枝

c）頸横神経：C_2 および C_3 前枝

d）鎖骨上神経：C_3 および C_4 前枝

2）手　技

患者を仰臥位とし，顔面をブロック対側にやや向ける。皮膚消毒の後，胸鎖乳突筋の後縁上で，外頸静脈が交差する点より頭側 1.5 ～ 2.0 cm を刺入点とし，皮膚を摘み上げて 25G，25 mm のディスポーザブル針を皮下に刺入させる。血管内誤投与を避けるための吸引テストを繰り返しながら 5 ml 程度の局所麻酔薬を注入すると，局所麻酔薬が胸鎖乳突筋の後縁で皮下を広がるのが確認できる。患者に頭部を挙上させると，緊張した胸鎖乳突筋の筋腹と怒張した外頸静脈を確認しやすい。0.75％ロピバカインまたは 0.5％ブピバカインなどの長時間作用性局所麻酔薬を用いる。

3）合併症

出血，感染，局所麻酔薬の血管内注入。

4 深頸神経叢ブロック

1）解　剖

上位4つの頸神経椎間孔を出た後に頸神経叢を構成し，脳神経や交感神経とも吻合を認める。頸神経叢の枝の一つである各種深枝が深頸神経叢を形成し，舌骨下筋群（甲状舌骨筋，胸骨甲状筋，胸骨舌骨筋，肩甲舌骨筋），頤舌骨筋，胸鎖乳突筋，僧帽筋，前斜角筋，中斜角筋，肩甲挙筋をつかさどる筋枝となる。

2）手　技

患者を仰臥位とする。胸鎖乳突筋や血管を前方に移動させ，頸椎横突起を触れやすくするために，肩の下に薄い枕を置いて顔面をブロック対側に45°傾ける。乳様突起と第6頸椎横突起を確認し，両者を結ぶ線を引く。乳様突起先端から約1.5 cm間隔で尾側に3か所印をつけるが，これらの点がそれぞれの頸椎の横突起に相当する。皮膚消毒の後，第2，第3，第4頸椎の横突起の0.5 cm背側を刺入点とし，25G，25 mmのディスポーザブル針を刺入する。針の刺入角度は，垂直かやや尾側方向とし，横突起側面に針が当たったことを確認して，0.75％ロピバカインまたは0.5％ブピバカインなどの長時間作用性局所麻酔薬を各々2～3 ml注入する。必ずしも放散痛を得る必要はない。局所麻酔薬の注入に際しては合併症を防ぐため，血液や髄液の逆流がないことを確認する。

3）合併症

硬膜外ブロック，くも膜下ブロック，横隔神経ブロック，舌咽神経ブロック，神経損傷，嗄声，血腫，感染，局所麻酔薬の血管内注入など。

5 腕神経叢ブロック

1）解　剖

第5～8頸神経と第1胸神経の前枝が結合することにより腕神経叢は形成される。第4頸神経や第2胸神経とも交通枝で結合されている場合もある。これらの各神経は椎間孔を出た後，第1肋骨の方向に下り上・中・下の神経幹となって収束するが，途中前斜角筋と中斜角筋の筋膜によって形成される斜角筋間腔を走行する。したがって，前斜角筋，中斜角筋，第1肋骨によって形成されるコンパートメント内に局所麻酔薬が注入されれば，腕神経叢は全般にわたってブロックされる。

2）手　技

a）透視下腕神経叢ブロック（鎖骨上アプローチ）[5)]

患者は仰臥位とし，頭部はブロックの反対側を向くように指示，腕は楽な位置とする。X線透視下に刺入点である第1肋骨と第2肋骨の交点を確認し，23G，6 cmカテラン針を鎖骨上より皮膚にほぼ直角に穿刺する。第1肋骨に針先が当たるまでゆっくりと刺

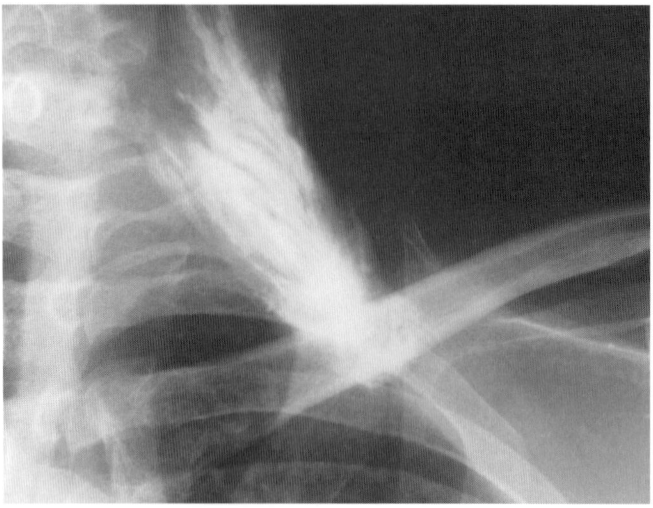

図６　鎖骨上アプローチ法を用いた腕神経叢ブロックのＸ線造影像

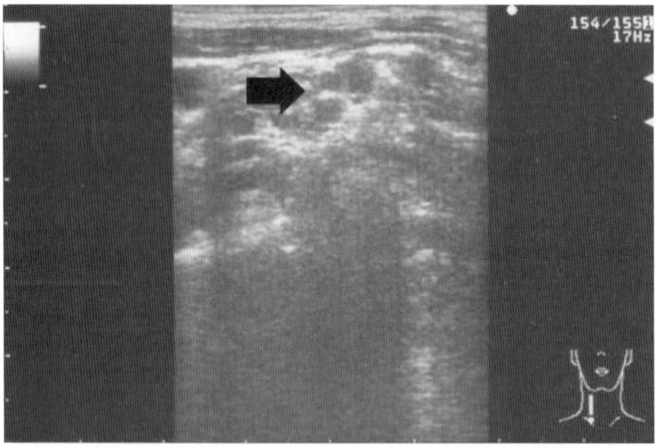

図７　超音波によって抽出された斜角筋間隙の腕神経叢

入し，造影剤による薬の広がり（図６）を確認した後に，0.75％ロピバカインまたは0.5％ブピバカインなどの長時間作用性局所麻酔薬（ステロイド添加することもある）8～10 ml を注入して終了する。

b）超音波ガイド下腕神経叢ブロック（斜角筋間アプローチ）[6)]

患者を仰臥位とし，顔面をブロック対側に向ける。術者は患側に立ち，輪状軟骨の高さで胸鎖乳突筋の外側の領域を中心にプローブを患者の皮膚に当てる。プローブと皮膚を垂直に保ち，腕神経叢を横断するような方向に向けてスキャンを行うと，図７のように腕神経叢が抽出できる。この画像を保持しながらプローブに平行に針（25G，25 mm のディスポーザブル針）を刺入すると，方向が正しければ明瞭に穿刺針が描出され，針を腕神経叢の方向へ進める。穿刺針が描出されない場合は，プローブの傾きのみを微調整するとよい。

3）合併症

神経損傷，血管穿刺，気胸，横隔神経ブロック，ホルネル徴候，局所麻酔薬中毒など。

6 肩甲上神経ブロック

1）解　剖

知覚，運動，交感神経線維を含む混合性神経である肩甲上神経は，第4～第6頸髄神経の神経根より起こり，腕神経叢の上神経幹に達する神経で，上肩甲横靱帯の下で肩甲切痕を通り，棘上窩に入る。そして，肩甲上神経は棘上筋と肩峰鎖骨関節，肩峰下包，肩関節包へ知覚枝を出し，その一部が棘下窩に至り，棘下筋および肩関節付近に至る。

2）手　技

計測して行うMooreの方法[7)]を用いることが多い。患者をベッド（もしくはイス）の端に座らせ，両手を膝の上に置かせる。頸部をやや前屈させ，背中を丸くさせて肩甲骨を触れやすくする。患者の肩甲棘および肩峰を確認し，肩峰の尖端から肩甲棘の内側端に至る線を引き，この線を二等分する点で，脊柱に平行な線を引く。この平行線と肩峰の尖端と肩甲棘を結んだ線でできた外上方角で二等分線を引き，交点より2.5 cm外上方に離れた点を刺入点とする（図8）。

術者は滅菌手袋を着け，0.5％クロルヘキシジン・80％エタノール液を用いて消毒し，刺入点に局所麻酔薬による皮膚の膨疹を作った後に，皮膚より垂直方向にブロック針（22G，5 cm）を進める。約4 cmの深さで骨面に当たるのを確認し，吸引テストを行っ

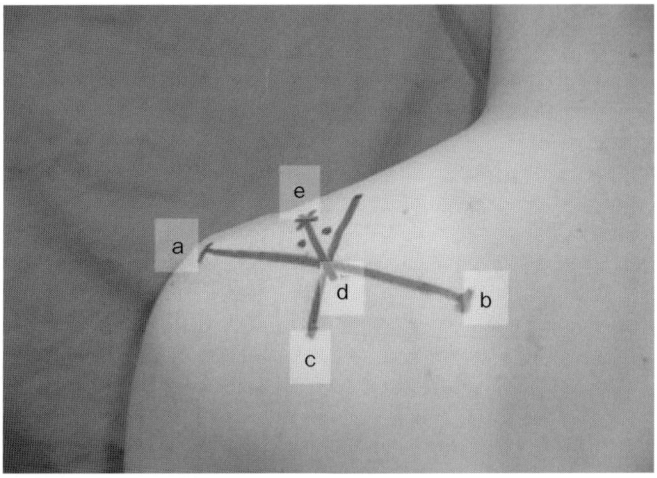

図8　肩甲上神経ブロック

a：肩峰の尖端，b：肩甲棘，c：肩甲棘と肩峰間の二等分線，d：平行線（C線）と肩峰の尖端と肩甲棘を結んだ線（a−b線）でできた外上方角の二等分線，e：交点から外上方に2.5 cm

た後に，0.75％ロピバカインまたは0.5％ブピバカインなどの長時間作用性局所麻酔薬を5～10 ml 注入する。

3）合併症

気胸，神経損傷，血腫，局所麻酔薬の血管内注入，骨膜反応（低血圧），感染など。

7 肋間神経ブロック

1）解　剖

12対の胸神経が椎間孔を出て前枝と後枝に分かれ，前枝が肋間神経となって肋骨の下縁を肋間動静脈とともに並行して，胸部と腹部の体性知覚をつかさどる。

2）手　技

患者をベッド上で疼痛側を上にした側臥位とし，通常，肋骨角あるいは後腋窩線上でブロックを行う。ブロック側の上肢を頭側に挙上させると，肋骨の位置を確認しやすい。局所麻酔薬のみでブロックする場合は，術者は消毒後に注射器につけたディスポーザブル針（23あるいは25G）を皮膚から斜め上方に刺入し，まず針先を肋骨下縁に当てる。次に，針先を少し戻し，再度針を刺入して針先を骨に当てながら肋骨下に向かわせる。この動作を繰り返すことによって，針先を肋骨下に0.5 cm 程度入れる。血液や空気の逆流がないことを確認して0.75％ロピバカインまたは0.5％ブピバカインなどの長時間作用性局所麻酔薬を約3 ml 注入する。

神経破壊薬を用いる場合は，術者は0.5％クロルヘキシジン・80％エタノール溶液を用いて消毒する。同様の手技によって針先を肋骨下に刺入し，血液や空気の逆流がなければ，2％リドカインまたは2％メピバカイン約1 ml を注入する。無痛が得られ，かつ合併症がなければ局所麻酔薬注入20分後に99.5％エタノールまたは7～10％フェノール水溶液を同量注入する。その際に，針の刺入部をガーゼでしっかりと圧迫する。

3）合併症

気胸，局所麻酔薬中毒，くも膜下ブロックなど。

8 脊髄神経後枝内側枝ブロック（高周波熱凝固法）[8)]

1）解　剖

後枝は各脊髄神経より出て背側へ向かい，外側枝と内側枝に分かれる。内側枝が関節を支配し，その枝は大部分が横突起を越えて，椎間関節を取り囲むように分布する。

2）手　技

患者の顔を患側に向けて透視台上に腹臥位とし，枕を用いて患側を上にした軽度斜位をとる。そして，目的とする椎体の終板が1本の線になるよう透視台の管球を調節し，患側の椎弓根を皮膚に目印をつける。消毒後，目印よりやや尾側を麻酔して高周波熱凝固用のスライター針を目的とする椎弓根に向けて刺入する。針先が溝に入った感触で放散痛が認められる部位を探し，放散痛が得られた部位で針を固定し，造影剤を注入し，目的の椎間関節が造影されることを確認する。2％メピバカイン 0.5 ml を注入し，合併症のないことを確認して，70 ～ 90℃で 90 秒間熱凝固する。頸部と腰部の脊髄神経後枝内側枝が対象となることが多い。

3）合併症

神経根穿刺，筋力低下（腰部後枝内側枝の高周波熱凝固では腰背筋の筋力低下を認めることがある），知覚低下，血管穿刺（頸部後枝内側枝の高周波熱凝固では椎骨動脈や頸動脈の穿刺の危険性がある），感染など。

9 トリガーポイント注射

1）解　剖

トリガーポイントは直接的な外傷や慢性的な筋肉の緊張などにより生じ，骨格筋またはその筋膜の緊張帯の中に存在すると考えられる。そのため，現在では，“圧迫や針の刺入，過熱または冷却等により関連域に関連痛を引き起こす体表上の部位”と理解されるようになった。

2）手　技

患者自身に一番疼痛の強い部位を指先で指示してもらい，その圧迫方向を確認する。その後，術者が同部を指で押さえて痛みの再現を確認し，十分な消毒を行った後に針を刺入する。刺入時の痛みを少なくするため，針は 25G ないし 27G の 3 ～ 4 cm のディスポーザブル針を使用する。針先を皮下から筋膜に進め，筋膜を貫いたところで針先を固定し，デキサメタゾン 添加局所麻酔薬 5 ～ 10 ml を注入する。トリガーポイント注射には，塩酸ジブカイン配合薬（ネオビタカイン®）を推奨する報告が多い[9]。

3）合併症

神経損傷，血管穿刺，感染，局所麻酔薬中毒など。

■参考文献

1）北島敏光，奥田泰久．神経ブロックの手技，三叉神経ブロック，前頭神経ブロック．ペインクリニック 1999；20：S200-1.
2）北島敏光，奥田泰久．神経ブロックの手技，三叉神経ブロック，眼窩下神経ブロック．ペインクリニック 1999；20：S202-4.
3）北島敏光，奥田泰久．神経ブロックの手技，三叉神経ブロック，おとがい神経ブロック．ペインクリニック 1999；20：S205-6.
4）奥田泰久．神経ブロック―わかりやすい手技―，脳神経ブロック，下顎神経ブロック．ペインクリニック 2006；27：S312-8.

5）羽尻裕美．神経ブロック—わかりやすい手技—，腕神経叢ブロック，透視下腕神経叢ブロック．ペインクリニック 2006；27：S422-7.
6）中野　範，神原政仁，池田和世ほか．超音波を利用する神経ブロック，超音波ガイド下神経ブロックの実際，腕神経叢ブロック．ペインクリニック 2008；29：1466-73.
7）Moore DC. Block of the suprascapular nerve. Regional block. 4th ed. Springfield：Charles C Thomas；1975. p.300-3.
8）大瀬戸清茂．脊髄神経後枝内側枝高周波熱凝固法．若杉文吉監修．ペインクリニック，神経ブロック法．第2版．東京：医学書院；2000. p.252-6.
9）森本昌宏．トリガーポイントとは．トリガーポイント—その基礎と臨床応用—．森本昌宏編．東京：真興交易医書出版部；2006. p.17-25.

（山口　重樹，北島　敏光）

1 神経ブロック療法

C 脊髄鎮痛法：硬膜外鎮痛法，くも膜下鎮痛法

はじめに

癌性疼痛を伴う患者の3～5%の人が，オピオイドの全身投与を行っても十分な鎮痛効果が得られずに，激しい痛みに苦しんでいるとされている。このような患者さんには，大量のオピオイド，複数の鎮痛補助薬，あるいは鎮静薬の使用を余儀なくされる。患者さんは必然的に多種類の薬物を大量に投与されることになり，その副作用に苦しみ，また強い眠気などで生活の質（quality of life : QOL）は失われてしまう。

癌の痛みを取り除くということは，癌患者さんのQOLを回復させるためのものであり，痛みを取り除くために使用される大量のオピオイドや鎮痛補助薬によってQOLが損なわれるのでは意味がない。いかにQOLを回復しながら，かつ痛みを取り除くかがポイントとなる。

本項では，癌性疼痛の治療としての脊髄鎮痛法について述べる。欧米の文献では硬膜外腔と脊髄くも膜下腔への鎮痛薬の投与を総じて“脊髄鎮痛法 spinal analgesia”として書しているものが多い。いずれも脊髄近傍へ直接鎮痛薬を投与して痛みの軽減を図るものである。日本で硬膜外腔鎮痛法，脊髄くも膜下腔鎮痛法というと，手術後に局所麻酔薬を主体に行われている術中・術後鎮痛法のイメージが強く，血圧の低下，下肢の運動障害などを連想する。しかしながら，癌性疼痛における脊髄鎮痛法は使用する薬物がオピオイド主体となるため，血圧低下や運動障害を起こすことなく鎮痛できるということを知っていただきたい。

脊髄鎮痛法の歴史とメカニズム

まず，オピオイド（モルヒネ）は哺乳類では脊髄後角にあるμ受容体に直接作用して鎮痛効果を現すと1981年にYakshらが報告した。その以前から脊髄くも膜下麻酔ではモルヒネが使用されていたが，1980年代中ごろ～1990年にかけて癌性疼痛に対するくも膜下オピオイド（モルヒネ）投与が盛んになり，その有用性が数多く報告されて

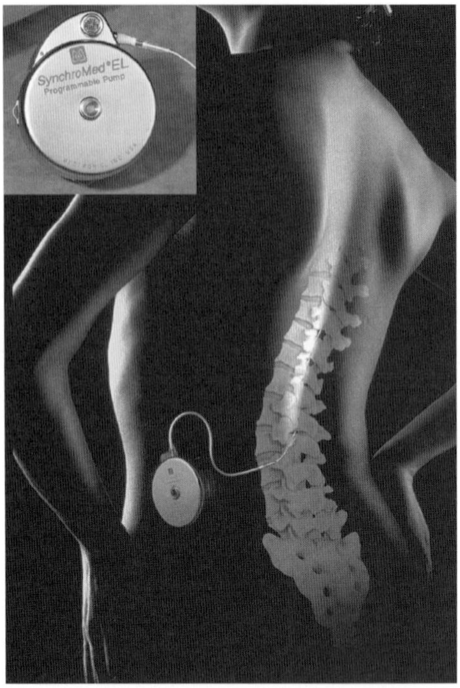

図 1　Medtronic 社製　SynchroMed® pump

いる。その一方で合併症の危険性が検証されていない点からネガティブな見解も多かった。1990年代に入ると,欧米では皮下植え込み型脊髄くも膜下腔注入ポンプ(implantable intrathecal pump : IT pump) が開発され, QOL の向上と安全性が飛躍的に高まり難治性の癌性疼痛の治療法のひとつとして確立し, 今では非癌性の慢性痛にもその使用が拡大している (図1)。代表的な報告とレビューを年表にした (表1)。一方, わが国では癌性疼痛に対する脊髄鎮痛法に関してはまだまだ歴史が浅く, その報告も少ない。IT pump は特定の施設で, 特定の脊髄疾患に対してのバクロフェン (baclofen) 投与用に認可されているにすぎない。

薬物の選択

脊髄鎮痛法で, モルヒネを使用する場合とフェンタニルを使用する場合ではその投与量が異なる。モルヒネは水溶性であるため組織への移行が緩徐で脳脊髄液(cerebrospinal fluid : CSF) にとどまって鎮痛効果を長時間にわたって発揮するが, 上位中枢まで移行して, 眠気や, まれではあるが呼吸抑制を起こすこともある。一方フェンタニルは脂溶性が高く, すぐに組織に移行して体循環に移行するため持続時間は短いものの, CSF を介した副作用は少ないとされている[1]。

脊髄鎮痛法は単回投与で行う場合と, 持続投与で行う場合とがある。癌性疼痛では,

表 1　脊髄鎮痛法の歴史

Review title		内容
Tung A. Intrathecal morphine for intraoperative and postoperative analgesia. JAMA	1980	術中，術後の疼痛管理にくも膜下モルヒネは有効。
Siegfried J. Neurosurgical treatment of cancer pain. Recent Results Cancer Res	1984	これから薬物が進歩したとしても，癌性疼痛には神経破壊やくも膜下モルヒネは必要である。
Slattery PJ. Newer methods of delivery of opiates for relief of pain. Drugs	1985	硬膜外・くも膜下腔へのオピオイド投与は有効だが，適正な薬剤の報告を待ちたい。
Ventafridda V. Intraspinal morphine for cancer pain. Acta Anaesth Scand Suppl	1987	412 名：硬膜外 vs くも膜下 重篤な合併症はくも膜下症例に多い。
Payne R. Role of epidural and IT narcotics and peptides in the management of cancer pain. Med Clin North Am		IT オピオイドは両側・下腹部から下の領域の痛みに有効。投与されたオピオイドは CSF に広く分布して鎮痛効果をもたらすが，ルーチン使用にはまだまだ研究が必要。
Gustafsson LL. Spinal opioid analgesia, A critical update. Drugs	1988	IT モルヒネは静脈投与に比べ，効力がはるかに強い。ただ，臨床経験にしか基づいていない。
Ferrer-Brechner T. Anesthetic techniques for the management of cancer pain. Cancer	1989	癌性疼痛に麻酔科の技術は有用。IT/epidural の適応は余命 2 ～ 3 カ月が適当かと…。
Lubenow TR. Intraspinal narcotics for treatment of cancer pain. Semin Surg Oncol	1990	経口 opioid 投与でコントロールを失敗したときは，IT/epidural 投与を検討する。
Fedder SL. Intrathecal administration of morphine for pain of malignant origin. Surg Gynecol Obstet		IT morphine（特に植え込み型ポンプ）は安全で，鎮痛効果が強く，患者の QOL を確実に改善する。
Koeller JM, Understanding cancer pain. Am J Hosp Pharm		癌患者への opioid 投与は，全身投与よりも IT/epidural のほうが副作用も少ない。
Lindley C. Overview of current development in PCA. Support Care Cancer	1994	PCA と IT/epidural を組み合わせることによって鎮痛治療が飛躍的に進歩した。
Ricci V. Continuous spinal analgesia in home care of oncologic pain. Minerva Med	1995	経口 opioid では在宅に帰すことができなかった患者 18 名が，IT morphine により在宅移行することができた。
Bejjani GK. IT granuloma after implantation of a morphine pump. Surg Neurol	1997	植え込み型 IT pump は癌患者よりも余命の長い慢性痛患者に多く使用されるようになった。合併症に肉芽腫がある。

（次頁へ続く）

表 1　脊髄鎮痛法の歴史（続き）

Review title		内容
Paice JA. Clinical realities and economic considerations. J Pain Symptom Manage	1997	IT morphine は経口よりもはるかに治療効果が高く副作用が少ない。QOL を向上させる。
Mercadente S. Controversies over spinal treatment in advanced cancer patients. Support Care Cancer	1998	IT/epidural morphine の有用性，危険性などの overview。
Mercadante S. Problems of long-term spinal opioid treatment in advances cancer patients. Pain	1999	IT での治療は経口で除痛困難な症例に適応すべき。IT であれば必要量も少なく，閉塞などの問題も起きない。morphine が第一選択。bupivacaine では 60 mg/日を超えなければ問題ない。
Osenbach RK. Neuraxial infusion in patients with chronic intractable cancer and noncancer pain. Curr Pain Headache Rep	2001	癌性疼痛ではすでに常識だが，慢性痛，特に FBSS には適応がある。IT に投与できる morphine 以外の adjuvant について説明。
Lordon SP. Interventional approach to cancer pain. Curr Pain Headache Rep	2002	癌患者の 90%が通常の疼痛治療で除痛できるが，10%の人は IT 治療や神経破壊が必要。
Doggrell SA. Intrathecal ziconotide for refractory pain. Expert Opin Investig Drugs	2004	癌と AIDS 患者の難治性疼痛に IT 投与された Ca ブロッカーである ziconotide が有効。
Smith TJ. An implantable drug delivery system for refractory cancer pain provides sustained pain control, less drug-related toxicity, and possibly better survival compared with comprehensive medical management. Ann Oncol	2005	IT pump 使用群のほうが一般的疼痛治療群よりも，除痛率，ADL 改善率，コスト改善率，6 カ月生存率が高かった。

持続的な痛みや動作時痛などが多く，また癌の治療効果が上がらないかぎり進行性に経過するため，ほとんどが持続投与となる。

では，持続投与するオピオイドはモルヒネとフェンタニルのどちらが適しているか。モルヒネはバイオアベイラビリティー（bioavailability）が 30％前後と低いため，経口薬から皮下・静脈内投与にした場合，約 1/3 の投与量で等鎮痛用量となる。さらに，硬膜外腔に投与した場合は静脈内 1 日投与量の 1/10 の 1 日投与量で，脊髄くも膜下腔では 1/100 の 1 日投与量で等鎮痛を得られるとされている[2)]。一方フェンタニルは脂溶性が高いため，経皮吸収型フェンタニル貼付剤の投与量と皮下・静脈内投与では同量が必要となり，硬膜外腔・脊髄くも膜下腔でも同量が必要となる。ただし，等鎮痛用量は個人差が大きいため，投与経路を変更してから痛みを観察して増減量することを忘れてはならない。

通常，脊髄鎮痛法ではオピオイド単独ではなく，溶媒を局所麻酔薬とする。もっとも報告が多いのがブピバカイン（bupivacaine）で，併用すると動作時痛を軽減する[3]ことや，モルヒネ単独よりも鎮痛効果が高いことが報告されている。欧米では神経障害性疼痛への効果を期待してクロニジン（clonidine）やバクロフェン（baclofen）を併用することが多い。わが国では clonidin と baclofen がないため，モルヒネと局所麻酔薬を併用することが多い。Van Dongen らは脊髄くも膜下腔投与で，モルヒネ単独投与群と比較してブピバカインを併用した群で有意にモルヒネ量の増加を抑えることができたと報告している[4]。フェンタニルを使用する場合は，経皮投与と同量を硬膜外腔，くも膜下腔へ投与するが，わが国ではフェンタニルの濃度は 50 μg/ml しかないため高濃度の薬液を調整するのには不向きで，癌性疼痛のように今後増量が予想される症例での使用には適さない。そのため本項ではモルヒネを使用した脊髄鎮痛法について概説する。

脊髄鎮痛法の適応と禁忌

オピオイドが全身投与され，副作用も十分に抑えられて，かつ痛みもうまくコントロールされている場合にはあえて脊髄鎮痛法を選択する必要はない。しかしながら医師が，今後痛みが増強して全身投与では疼痛管理できないことが予見されるときには，患者さんや家族によく説明してインフォームドコンセント（informed consent）を得たうえで実施することもある。

その適応は，硬膜外腔鎮痛では皮膚分節と一致する部位で限局している場合，脊髄くも膜下腔鎮痛法では痛みが胸部以下の場合，またはオピオイドの全身投与では鎮痛効果が不十分でその副作用が患者さんの QOL を著しく妨げている場合などである。硬膜外腔鎮痛法，脊髄くも膜下腔鎮痛法のいずれを選択するか，その臨床適応を表２に示した。痛みの範囲が脊髄神経支配領域の一部に限局している場合は硬膜外腔鎮痛法を，広範囲または複数部位に点在する場合は脊髄くも膜下腔鎮痛法を選択する。硬膜外腔鎮痛法で

表２　脊髄鎮痛法の適応

	硬膜外腔鎮痛法	脊髄くも膜下腔鎮痛法
痛みのある部位	限局	広範囲または複数
神経支配領域	胸部脊髄神経以下の痛み	胸部脊髄神経以下の痛み
薬液（オピオイド）	モルヒネ・フェンタニル	モルヒネ・フェンタニル
薬液（局所麻酔薬）	ブピバカイン，ロピバカイン レボブピバカイン	ブピバカイン
必要薬液量（volume）	3 ～ 5 ml/hr を維持しながらオピオイドは濃度で調整する。	0.1 ～ 1.0 ml/hr でオピオイドは濃度調整する
1 日必要量	約 100 ml	ポンプの種類によるが，3 ～ 20 ml

は持続投与量が3～5 ml/hrを維持するために必要な薬液量が100 ml/日近くなり，薬液充填が2～3日に1回となるため在宅での管理には向かない。脊髄くも膜下腔鎮痛法では，薬液がCSFの中を拡散するために容量は少量で，オピオイドの濃度で調節すればよく，（充填するポンプの大きさによるが）薬液充填も1週間に1回となり，在宅疼痛管理への移行に適している。

脊髄鎮痛法の禁忌は，通常の硬膜外麻酔や脊髄くも膜下麻酔の禁忌とほぼ同じで，出血傾向がある場合，全身感染または敗血症がある場合が禁忌となる。免疫が抑制されている患者では，除痛の有益性と合併症の危険性をよく検討して決める。

脊髄または硬膜外腔に浸潤・転移した腫瘍の患者の場合，カテーテルを留置したことによって腫瘍からの出血や硬膜外血腫を形成する可能性などが考えられるが，往々にして脊髄の腫瘍では激しい痛みを伴うため脊髄鎮痛法が必要となることも少なくない。その場合は透視下またはCTなどで腫瘍の位置を確認したうえで，腫瘍のないところからアプローチして頭側にカテーテルを持っていくことを推奨する[5)]。

硬膜外腔鎮痛法

硬膜外腔にカテーテルを留置してモルヒネと局所麻酔薬を持続投与する方法である。

硬膜外腔へのカテーテル留置に際しては，その手技に熟練している麻酔科医またはペインクリニック医師に依頼することが望ましい。

1 硬膜外腔の解剖

脊髄の硬膜は弾性組織を含む強力な線維組織でできており，脊髄を包む最外側にある膜である。硬膜外腔は脊柱管の骨や靱帯と硬膜の間にある空間で，疎な脂肪組織や静脈叢がある。頭側は大後頭孔に始まり，尾側は仙骨裂孔に終わり，背側に広く，腹側では硬膜と椎体後面が接近していてあまり空間がなく，側面では脊髄神経に沿って各椎間孔の出口に終わる（図2）。

2 インフォームドコンセント

硬膜外腔カテーテル留置にあたっては，硬膜外腔血腫，硬膜外腔膿瘍などの合併症が起こる可能性について説明し，同意書を作成する。筆者の所属する癌研有明病院で使用している硬膜外腔カテーテル留置および皮下植え込み型アクセスポート設置術の説明書・同意書を参考1に示す。皮下植え込み型アクセスポートについては＜脊髄鎮痛法の工夫と対策＞の項目で説明する。

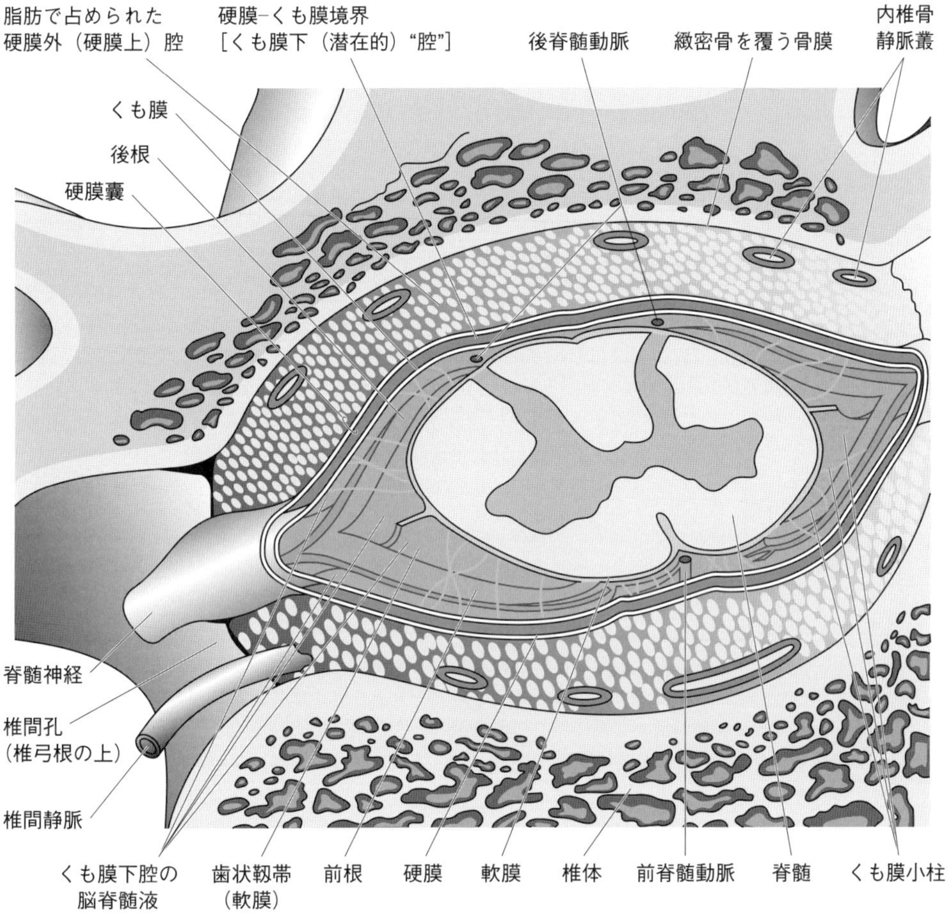

図２ 硬膜外腔と脊髄くも膜下腔の解剖

（佐藤達夫，坂井建雄監訳．臨床のための解剖学．東京：メディカル・サイエンス・インターナショナル；2008. p.510 より改変引用）

3 留置位置

痛みがある部位の皮膚分節（dermatome：図３）および臓器分節（表３）の脊髄神経支配を参考に，鎮痛薬を投与したい脊髄神経レベルにカテーテルの先端が位置するように留置する。透視下にカテーテルの位置を確認するのが理想だが，そうでない場合は目的とする脊髄神経レベルを硬膜外腔穿刺針の刺入点とする。

硬膜外腔カテーテルが留置される部位を図４に示した。

4 臨床使用

デバイスは，手術麻酔に使用する硬膜外腔カテーテルキットを使用する。カテーテルはなるべく抜けないように背部にテープでしっかりと固定する。縫合糸で固定する施設

《参考 1》硬膜外腔カテーテル留置および皮下植え込み型アクセスポート設置術：説明文書

1. 硬膜外腔カテーテル留置および皮下植え込み型アクセスポート設置術とは

1）概要

脊髄は背骨の中にある太い神経で，脳とつながっています。我々が普段手足を動かしたり，呼吸をしたり，排尿，排便，食事をするなどあらゆる体の動きは，脳からの命令をこの「脊髄」が伝えています。一方でわれわれがなにかに触った時，形や冷たさなどの感覚や，体をぶつけたとき，傷を負ったときに生じる「痛い感覚」を脳につたえているのもこの「脊髄」です。この「脊髄」は脊髄液の中に浮いている状態で，脊髄液を包むようにしてくも膜（蜘蛛の巣のような）という薄い膜とその外側にある硬膜という硬い膜に覆われています。「硬膜外腔」は文字通り硬膜の外側にある空間を指します。「硬膜外腔カテーテル留置」とは，ここに鎮痛薬を投与するための「カテーテル」という太めのシャープペンシルの芯程の太さで非常に柔らかい管を背中の皮膚からと，「ポート」と呼ばれる小さな注入タンクを前胸部から皮下に植え込む手術のことです。

2）必要性

がんを患う患者さんの中で，7 割の方にがんに関係する痛みが出現するとされています。この痛みを軽くするまたは取り除くための痛み止めは数多くあり，ほとんどのかたが飲み薬や貼り薬で痛みを軽くすることが可能です。しかし，がんの痛みの中には大量の飲み薬や貼り薬，点滴をしても十分に軽くすることのできない強い痛みが出現することがあります。また，大量の痛み止めを使用するとその副作用（強い眠気や吐き気など）のために日常生活を送ることができなくなることもあります。そういった患者さんでは，より少ない鎮痛薬の量で痛みを軽くするために，脊髄の近くに直接痛み止めを投与する必要性が出てきます。この治療法は，「通常の痛み止め治療では軽減することのできない，痛む場所が比較的一部分に限局している（腰，上肢，胸部，腹部，下肢など）強い痛み」に対して行われるものです。

3）方法

硬膜外腔にカテーテルを留置するときは，カテーテルを通す注射針を腰の高さから硬膜外腔に穿刺します。まず X 線透視室の台で横向きに休んでいただきます。カテーテルを挿入する部位（背中）から，ポートを植え込む部位（前胸部）まで消毒します。次に X 線で体の中を透視しながら穿刺する場所と方向を決めます。局所麻酔のもとカテーテルを通す専用の針を硬膜外腔まで進め，カテーテルを硬膜外腔に留置します。目的部位への挿入の確認は，カテーテルから造影剤を注入して行います。カテーテル挿入部より約 30 cm 離れた胸の皮膚を 3 ～ 5 cm 程切開して，ポートを入れるための皮下ポケットを作成します。次に挿入部から皮下ポケットの所まで皮下組織を剥離して，皮下トンネルというボールペンの芯ほどの道筋を作って，カテーテルを通します。そして，カテーテルとポートを接続して，ポートを皮下ポケットに入れ，皮膚を縫合して手技を終了します。これらの処置は十分に経験を積んだ当院の麻酔科・ペインクリニック医師，放射線科医師またはその指導の下で，高精度 X 線透視装置を用いて行われます。所要時間は約 40 分～ 60 分です。

4）有害事象（合併症，不具合）

硬膜外腔カテーテル留置に伴う危険性として，以下のものがあげられます。このような危険が起こらないように細心の注意が払われますし，万が一生じた場合にも最善の対処を行いますが，事前に「絶対にない」とは言い切れないものとしてご理解ください。

① 頭痛（約半数）：（10％未満）硬膜よりも深い脊髄くも膜下腔に針先が刺入された場合に一時的に起こります。これは脊髄液が漏れることによって起こりますが，数日の安静で改善する方がほとんどです。1 週間以上続く場合は血液を硬膜外腔に注入することで改善させる治療を行うこともあります。若い方ほど出現しやすいことがわかっています。

② 硬膜外膿瘍（1％未満）：硬膜外腔に菌が感染して起こります。これまでポートを設置した方で当院での感染例はありません。起こった場合はカテーテルを抜いて抗生物質を投与します。稀ではありますが重篤な場合は脊椎の手術で膿を取り出さなくてはならない場合があります。

③ カテーテルの感染（10％未満）：原則としてカテーテルを抜去するとともに，場合により抗生剤などの投与が必要となります。
④ 神経損傷（稀）：通常は数日で軽快します。しかし極めて稀に神経症状の残る場合があります。
⑤ 硬膜外血腫（稀）：硬膜外腔に血の塊ができて神経を圧迫することがあります。重篤な場合は脊椎（背骨）を一部切除する手術が必要なこともあります。脳梗塞や心臓病で血が固まりにくいお薬を飲まれている場合は事前に申し出てください。
⑥ 使用する薬剤によるもの（稀）：一過性のものがほとんどですが，稀に重篤になる場合もあるため，局所麻酔剤，X 線造影剤，抗生剤で気分が悪くなった経験のある場合には必ず申し出て下さい。
⑦ 留置針の固定による皮膚のかぶれ（稀）：テープなど固定材料の変更や皮膚用薬剤の使用などで対処します。
⑧ 注入薬剤の皮下漏れ（稀）：器具の損傷や留置針はずれによって起こり得ます。腫れによる痛みや皮膚炎を起こす可能性があります。

2. 硬膜外腔カテーテルおよび皮下植え込み型アクセスポートを挿入留置することの利益と不利益

硬膜外腔カテーテル治療を受けることにより，大量の鎮痛薬を少なくすることができます。医療用麻薬を大量に使用することによっておこる眠気がこれまでよりも改善します。カテーテルを留置することで持続的に痛み止めを投与できるので，1 日になんども痛みで苦しむことが少なくなります。また，ポートを皮膚の下に設置することでカテーテルが誤って引き抜かれたりして，何度も硬膜外腔にカテーテルを入れ直さなくて済みます。ポートを設置することにより入浴は可能となります。一方，本治療を受けることによる不利益としては，体内に異物が挿入されているという精神的ストレス，ポート留置に関連する有害事象の発生の可能性があること，持続的に薬液を投与する外付けのポンプの携帯の必要性，等があります。

3. 代替法（その他の方法）

代替法としては，①現在の鎮痛薬の量（飲み薬・点滴）で対処し続ける。②脊髄くも膜下腔カテーテル留置で対処する，の 2 つの方法が挙げられます。①は，大量の鎮痛薬を使用しているために副作用を抱えながら治療を継続することになります。今回の治療を検討した理由が“現在の鎮痛方法では痛みが取れずなんとか痛みを軽減したいから”である場合は意味のないものとなります。上記合併症の頻度と現在の痛みの程度をよく考えた上で決めてください。②の脊髄くも膜下腔カテーテル留置の場合は，硬膜外腔カテーテル留置約 1/10 の鎮痛薬量で済みます。胸よりも下にある広範囲な痛みに対しては②のほうが適しているでしょう。しかしながら術後の一時的な頭痛が約半数の方に出現します。また，胸部よりも上の肩や上肢の痛みに対しては②よりも硬膜外腔投与のほうが適しています。このようにそれぞれの鎮痛方法で利点や欠点がありますが，硬膜外腔鎮痛方法は，飲み薬，点滴で大量の痛み止めを使用しても取り除くことのできない痛みを軽減する可能性のある治療方法と考えていただきたいと思います。

もあるが，定まった方法がないのが実状である。

硬膜外腔にモルヒネを投与した場合，硬膜外では経口投与量（1 日投与量）の 1/30 の量が等鎮痛用量とされているが，これはあくまで目安である。実際の投与では，1/30 の量で開始して患者の痛みを再評価しながら増減することが望ましい。**表 4** に初期設定量を示す。これは，モルヒネの経口投与で約 300 mg/日に相当する。年齢や全身状態に合わせて適宜増減し，なるべく少量から開始して痛みに合わせて迅速に増量することが望ましい。

また，モルヒネの投与量を調節して，局所麻酔薬は低濃度で使用する。高濃度のものを使用した場合，交感神経ブロックによる血圧低下や運動神経ブロックによる脱力が起

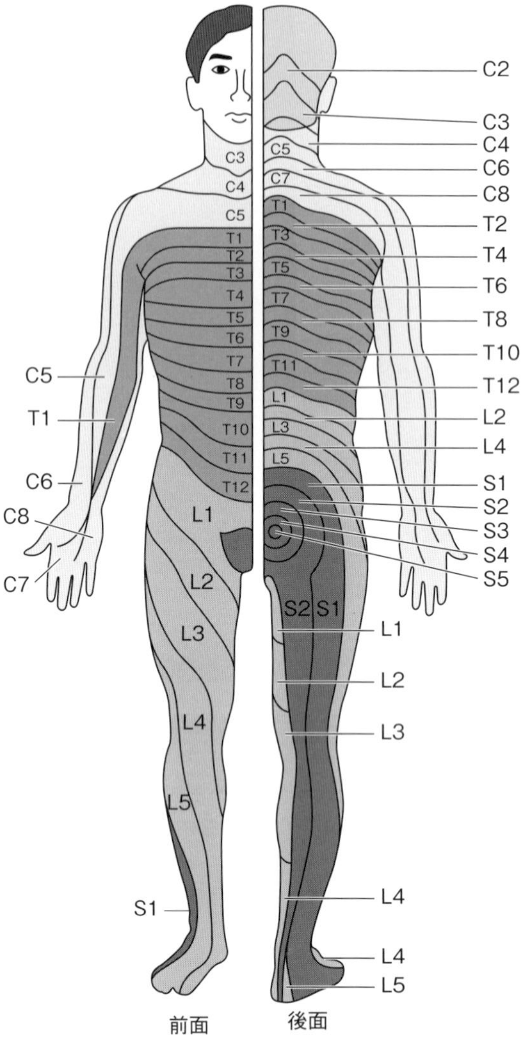

図3　皮膚分節（デルマトーム）

デルマトームを参考に，疼痛部位から硬膜外腔または脊髄くも膜下腔カテーテル先端の位置をどこにするか計画を立てる。

（佐藤達夫，坂井建雄監訳．臨床のための解剖学．東京：メディカル・サイエンス・インターナショナル；2008. p.54 より改変引用）

こる可能性があるので，QOL の向上を目指した癌性疼痛管理には適さない。

5 合併症

硬膜外腔に挿入されたカテーテルの手技に伴う合併症は，手術麻酔のそれと同じであり，硬膜外血腫，硬膜外膿瘍，神経損傷などがあるがまれである。硬膜外腔に投与されたオピオイドによる副作用は，全身投与のそれと同じであり，嘔気・嘔吐，便秘，排尿障害，皮膚瘙痒などである。

遅発性呼吸抑制はオピオイドを使用していない患者に初めて硬膜外腔投与した場合に

表３　臓器の支配神経

臓器	知覚神経の脊髄中枢	交感神経の節前線維
頭頸部	C2-C3	T1-T5
気管，気管支	T2-T7	T2-T7
胸膜	C3-T12	T1-T12
心臓	T1-T5	T1-T5
食道	T5-T8	T2-T8
胃	T6-T9	T5-T11
小腸	T6-T11	T6-T11
結腸	T9-T12，L1-L2，S2-S4	T8-L4
肝臓・胆囊	T5-T9	T6-T11
膵臓	T6-T10	T5-T11
脾臓	T6-T8	T6-T8
腎臓・尿管	T10-L2	T10-L2
精巣・卵巣	T10	T10-T11
膀胱	T11-L1，S2-S4	T11-L2
前立腺	T10-T11，S2-S4	T11-L1
子宮	T10-L1，S2-S4	T10-L1
上肢	C5-T2	T2-T10
下肢	L1-S3	T10-L3

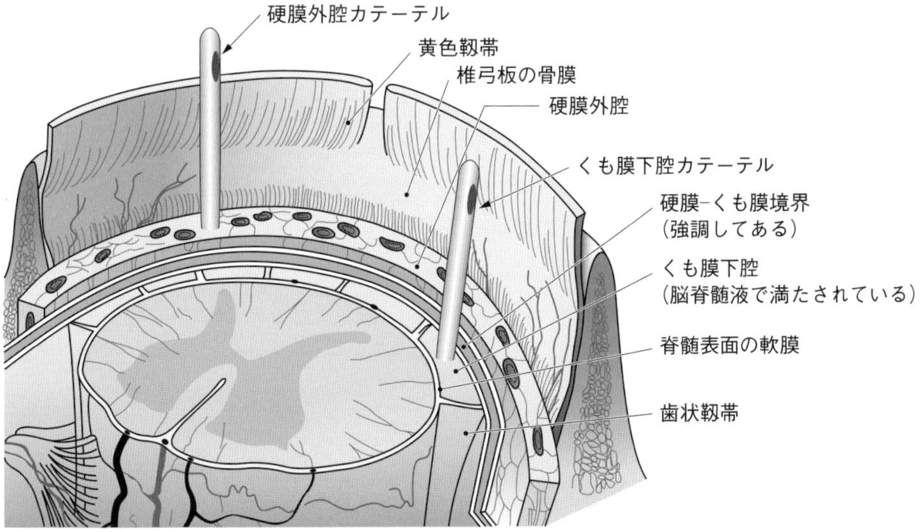

図４　硬膜外腔カテーテルおよび脊髄くも膜下腔カテーテル

（佐藤達夫，坂井建雄監訳．臨床のための解剖学．東京：メディカル・サイエンス・インターナショナル；2008. p.505 より改変引用）

表４　脊髄鎮痛法におけるモルヒネ濃度の初期設定

	モルヒネ濃度	ブピバカイン濃度	持続投与量
硬膜外腔	0.1 mg/ml	0.05%	3～5ml/hr
	調整例：機械式またはディスポーザブルバルーン式　4 ml/hr 総充填量が 300 ml の場合， ○モルヒネ注射剤　30 mg（3 ml） ○ブピバカイン（0.5%）　30 ml ○生理食塩液　267 ml		
脊髄くも膜下腔	0.1 mg/ml	0.05～0.10%	0.1～1.0 ml/hr
	調整例：機械式またはディスポーザブルバルーン式　0.5 ml/hr 総充填量が 100 ml の場合， ○モルヒネ注射剤　10 mg（1 ml） ○ブピバカイン（0.5%）　10 ml ○生理食塩液　89 ml ※シリンジタイプやディスポーザブルタイプでは 60 ml 以下の規格が多いが，分かりやすくするために 100 ml 充填での調整例を示した。		

脊髄くも膜下腔に投与する局所麻酔薬のブピバカインでは多くの報告があり 0.05～0.15%（または 60 mg/日以下）で行われているが，ロピバカインの濃度に関してはこれからの臨床報告を待ちたい。

注意が必要であるが，癌性疼痛患者では先行投与されているオピオイドがあることが多く，呼吸抑制が起こることはほとんどない[6]。

また，長期にカテーテルを留置した場合，硬膜外腔が癒着したり結合組織が増えて注入ができなくなることがある。徴候としては，注入圧が高くなってカテーテルの刺入部から薬液が漏出したり，注入自体ができなくなることで分かる。その場合，カテーテルを別の部位から再挿入するか，またはオピオイドの全身投与に切り替える。また，注入圧が高くならなくても癒着や結合組織が多くなると，硬膜外腔に投与されたオピオイドが脊髄に浸透することができなくなり，結果として全身投与と同等の用量が必要となってしまうこともある。

脊髄くも膜下腔鎮痛法

1 脊髄くも膜下腔の解剖

脊髄くも膜下腔は，脊髄を覆っている軟膜とくも膜の間にある空間で脳脊髄液によって満たされている（図 1，図 4）。

2 インフォームドコンセント

適応は硬膜外腔と同じく，鎮痛薬の全身投与では管理できない癌性疼痛である。硬膜外腔と異なる点は頭痛を起こす可能性が高い点である。カテーテルを留置するためのガイド針（髄液ドレナージ用またはTuohy針）で硬膜を穿刺するため脳脊髄液の喪失が多く，脊髄くも膜下穿刺後頭痛（低脊髄圧症候群）を起こすこと，感染した場合は髄膜炎を来す可能性があることを説明しなくてはならない。癌研有明病院で使用している同意書を参考2に示す。これらの危険性があることを前提に患者や家族，そして主治医と相談し検討し，痛みをとることが患者の利益を得るために優先されると判断したうえで実施する。

《参考 2》脊髄くも膜下腔カテーテル留置および皮下植え込み型アクセスポート設置術：説明文書

1. 脊髄くも膜下腔カテーテル留置および皮下植え込み型アクセスポート設置術とは

1）概要

「脊髄」とは背骨の中にある太い神経で，脳とつながっています。我々が普段手足を動かしたり，呼吸をしたり，排尿，排便，食事をするなどあらゆる体の動きは，脳からの命令をこの「脊髄」が伝えています。一方でわれわれがなにかに触った時，形や冷たさなどの感覚や，体をぶつけたとき，傷を負ったときに生じる「痛い感覚」を脳につたえているのもこの「脊髄」です。この「脊髄」は脊髄液の中に浮いている状態で，くも膜（蜘蛛の巣のような）という薄い膜とその外側にある硬膜という硬い膜に覆われています。「くも膜下腔」は文字通りくも膜の下の脊髄液で満たされている場所を指します。「脊髄くも膜下腔カテーテル留置」とは，ここに鎮痛薬を投与するための「カテーテル」という太めのシャープペンシルの芯程の太さで非常に柔らかい管を背中の皮膚からと，「ポート」と呼ばれる小さな注入タンクを前胸部の皮下に植え込む手術のことです。

2）必要性

がんを患う患者さんの中で，7割の方にがんに関係する痛みが出現するとされています。この痛みを軽くするまたは取り除くための痛み止めは数多くあり，ほとんどの方が飲み薬や貼り薬で痛みを軽くすることが可能です。しかし，がんの痛みの中には大量の飲み薬や貼り薬，点滴をしても十分に軽くすることのできない強い痛みが出現する人もいます。また，大量の痛み止めを使用するとその副作用（強い眠気や吐き気など）のために日常生活を送ることができなくなってしまいます。そういった患者さんでは，より少ない鎮痛薬の量で痛みを軽くするために，脊髄の近くに直接痛み止めを投与する必要性が出てきます。この治療法は，「通常の痛み止め治療では軽減することのできない，胸より下（背中，おなか，脚，お尻，陰部など）に出現する強い痛み」に対して行われるものです。

3）方法

脊髄くも膜下腔にカテーテルを留置するときは，カテーテルを通す注射針を腰の高さから脊髄腔に穿刺します。まずX線透視室の台で横向きに休んでいただきます。カテーテルを挿入する部位（背中）から，ポートを植え込む部位（前胸部）まで消毒します。次にX線で体の中を透視しながら穿刺する場所と方向を決めます。局所麻酔をしたあとで，カテーテルを通す専用の針をくも膜下腔まで進め，その針を通してカテーテルをくも膜下腔に挿入します。適正な位置にあるかどうかの確認は，カテーテルからの脊髄液の漏出と造影剤注入によって行います。次に，カテーテル挿入部より約30～50 cm離れた胸の皮膚を3～5 cm程切開して，ポートを入れるための皮下ポケットを作成します。次に挿入部から皮下ポケットの所まで皮下組織を剝離して，皮下トンネルというボールペンの芯ほどの道筋を作って，カテーテルを通します。そして，カテーテルとポートを接続して，ポートを皮下ポケットに入れ，皮膚を縫合して手技を終了します。これらの処置は十分に経験を積んだ当院の麻酔科・ペインクリニック医師，放射線科医師またはその指導の下で，高精度X線透視装置を用いて行われます。所要時間は約40分～60分です。

4）有害事象（合併症，不具合）

脊髄くも膜下腔カテーテル留置に伴う危険性として，以下のものがあげられます。このような危険

（次頁へ続く）

が起こらないように細心の注意が払われますし，万が一生じた場合にも最善の対処を行いますが，事前に「絶対にない」とは言い切れないものとしてご理解ください。

① 頭痛（約半数）：一時的に起こります。これは脊髄液が漏れることによって起こりますが，数日の安静で改善する方がほとんどです。1週間以上続く場合は血液を硬膜外腔に注入することで改善させる治療を行うこともあります。若い方ほど出現しやすいことがわかっています。
② 髄膜炎（10％未満）：脊髄に菌が感染して起こります。これまでポートを設置した方で当院での感染例はありません。起こった場合はカテーテルを抜いて抗生物質を投与します。
③ カテーテルの感染（10％未満）：原則としてカテーテルを抜去するとともに，場合により抗生物質などの投与が必要となります。
④ 神経損傷（稀）：通常は数日で軽快します。しかし極めて稀に神経症状の残る場合があります。
⑤ 出血（稀）：硬膜外腔や脊髄くも膜下腔に血の塊ができて神経を圧迫することがあります。重篤な場合は脊椎（背骨）を一部切除する手術が必要なこともあります。脳梗塞や心臓病で血が固まりにくいお薬を飲まれている場合は事前に申し出てください。
⑥ 使用薬剤によるもの（稀）：一過性のものがほとんどですが，稀に重篤となる場合もあるため，局所麻酔剤，X線造影剤，抗生剤で気分が悪くなった経験のある場合には必ず申し出て下さい。
⑦ 留置針の固定による皮膚のかぶれ（稀）：テープなど固定材料の変更や皮膚用薬剤の使用などで対処します。
⑧ 注入薬剤の皮下漏れ（稀）：器具の損傷や留置針はずれによって起こり得ます。腫れによる痛みや皮膚炎を起こす可能性があります。

2. 脊髄くも膜下腔カテーテルおよび皮下植え込み型アクセスポートを挿入留置することの利益と不利益

脊髄くも膜下腔カテーテル治療を受けることにより，鎮痛薬の量を少なくすることができます。医療用麻薬を大量に使用することによっておこる眠気が改善します。カテーテルを留置することで持続的に痛み止めを投与できるので，1日になんども痛みで苦しむことが少なくなります。また，ポートを皮膚の下に設置することでカテーテルが誤って引き抜かれたりして，何度も脊髄くも膜下腔にカテーテルを入れ直さなくて済みます。ポートを設置することにより入浴は可能となります。点滴や硬膜外腔ではポートに穿刺した針につなげる持続注入ポンプの交換が毎日または3日に1回ですが，脊髄くも膜下腔では5日から7日で交換になります。一方，本治療を受けることによる不利益としては，体内に異物が挿入されているという精神的ストレス，ポート留置に関連する有害事象の発生の可能性があること，持続的に薬液を投与する外付けのポンプ（軽量）の携帯の必要性，等があります。

3. 代替法（その他の方法）

代替法としては，①現在の鎮痛薬の量（飲み薬・点滴）で対処を続ける，②硬膜外腔カテーテル留置で対処する，の2つの方法が挙げられます。①は，大量の鎮痛薬を使用しているために副作用を抱えながら治療を継続することになります。今回の治療を検討した理由が“現在の鎮痛方法では痛みが取れずなんとか痛みを軽減したいから”である場合は意味のないものとなります。上記合併症の頻度と現在の痛みの程度をよく考えた上でお決めください。②の硬膜外腔カテーテル留置の場合は，脊髄くも膜下腔カテーテル留置と比べて約10倍の鎮痛薬量を必要とします。また痛みの取れる範囲が限局される点や，携帯するポンプが300 ccと重くなる点，薬液交換が2日から3日に1回と頻度が多くなる点が本治療に劣る点です。このようにそれぞれの鎮痛方法で利点や欠点がありますが，脊髄くも膜下腔鎮痛方法は，飲み薬，点滴で大量の痛み止めを使用しても取り除くことのできない激しい痛みを，軽減できる可能性のある治療方法のひとつと考えていただきたいと思います。

3 留置位置

目的とする癌性疼痛のある部位をデルマトーム（図3）で確認して，先端をなるべくその近傍に位置させる。カテーテルの迷走を避けるために，透視下で行うことが望ましい。脊髄くも膜下カテーテルが留置される部位を図4に示した。

4 臨床使用

疼痛治療を目的とした脊髄くも膜下カテーテルは市販されていない。筆者は硬膜外カテーテルで代用している。径の細いものよりも径の太いもののほうが脊髄くも膜下腔内で迷走しにくいため，目的とする分節までカテーテルを送りやすい。しかし，径が太い分だけ術後頭痛を来すことは多い。

脊髄くも膜下腔にモルヒネを投与した場合，硬膜外腔に必要な量の1/10の量，経口で必要な量の1/300の量で同等の鎮痛効果が得られるといわれている。これもあくまで目安でしかないため，この量を参考に開始したら，過量投与・過少投与となる可能性を念頭に入れ，痛みに応じて適宜増減することが必須である。表4に示した初期設定量（モルヒネ0.1 mg/ml）で0.5 ml/hrで設定すると，モルヒネ1日量は1.2 mgとなり，経口に換算すると360 mg/日に相当する。

タイトレーション（鎮痛を得る適正な投与量まで増量すること）後も患者の状態に合わせて用量調節することを忘れてはならない。痛みが増強した場合，1.2～1.5倍量を目安に増量する。

5 合併症

もっとも多い合併症は，頭痛である。麻酔や髄液採取で穿刺する針と異なり，径の太い（17G）ものを使用するため，低脊髄圧症候群を起こすことが多い。対策としては，2日間は頭位置を低くした状態でベッド上安静の指示や，穿刺後の輸液，難治性の場合はブラッドパッチ（硬膜外腔に自家血液を注入する方法）を行う。

ミオクローヌスは，急にモルヒネを増量した場合や，総投与量が多くなった場合に起こるとされているが，個人差が大きい。症状が発現した場合，モルヒネの総投与量を減量して経過を観察する。痛みが強くなった場合は，局所麻酔薬の濃度を上げることで対応する。

動物実験での脊髄くも膜下鎮痛法では脱髄や脊髄損傷の報告がみられているが，ヒトでは組織学的な報告も含めてまれであるとされている[7)]。

脊髄鎮痛法後の既存薬物の減量

上記脊髄鎮痛法を実施してモルヒネまたはフェンタニルを投与した場合，劇的に痛みが改善することが少なくない。痛みが改善されたにもかかわらず全身投与されているオピオイドをそのまま投与し続けると，相対的な過量投与となる。強い眠気や呼吸回数の減少などの症状が現れる。そのため，大量のオピオイドを全身投与されている患者では，脊髄投与されているオピオイドを開始すると同時に，全身投与されているオピオイドを1日に半分量ずつ減量する。退薬兆候（冷や汗，振戦，不安，下痢など）に対しては，それまで使用していたレスキュー（短時間作用のオピオイド）で対処しながら，漸減していく。

また，脊髄鎮痛法を必要とする患者の多くは鎮痛補助薬を多種多量使用していることが少なくない。併用している局所麻酔薬が神経障害性疼痛の一部を取り除いてくれるので，可能であれば鎮痛補助薬も漸減する。

脊髄鎮痛法の工夫と対策

上記脊髄鎮痛法を実施する場合，通常はカテーテルが皮膚から直接出て，外づけのPCAポンプまたは持続投与用のポンプに接続することになる。硬膜外腔または脊髄くも膜下腔に留置されたカテーテルが直接皮膚の外に出ているため，日常生活における入浴は感染の危険からできなくなる（保護してシャワー浴は可能）。カテーテルをなにかに引っかけて抜いてしまったり，断裂したときは再度入れなおさなくてはならない。これではQOLは著しく障害されてしまう。カテーテルを皮下に植え込み，アクセスポートと接続する（図5）と，この障害は解決される。

皮下植え込み型アクセスポート（以下，皮下ポート）の設置は，基本的に中心静脈栄養用カテーテルの植え込み（以下，CVポート）と同じ原理である。接続するカテーテルが静脈内ではなく，硬膜外腔・脊髄くも膜下腔に留置してあるだけの違いである。

おわりに

脊髄鎮痛法は，WHOで提唱されている一般的な疼痛治療法では除痛困難な症例に対して適応がある。決して新しい治療法ではなく，半世紀にわたって行われている疼痛治療のひとつである。海外での報告を見るとモルヒネと一緒にバクロフェンやクロニジンといった鎮痛補助薬の脊髄投与が可能であるためモルヒネ投与量が10 mg/日以下の報告が多いが，わが国ではモルヒネと局所麻酔薬のみの投与となるために，モルヒネの投与量がどうしても多くなる。また2009年現在，わが国ではIT pumpを使用することはできないため，患者のQOLを最大限考えたうえで可能な脊髄投与法は，筆者が紹介した皮下植え込み型アクセスポートの設置が限界である。

近年，緩和ケアがクローズアップされ，便利なオピオイド製剤が相次いで発売されたために癌性疼痛で苦しむ患者の多くが救われるようになった。しかしながら，難治性の癌性疼痛患者は昔と変わらず存在する。オピオイドの全身投与で軽減できない痛みがあるとき，鎮静を行うことを考える前に脊髄鎮痛法の適応がないかを検討していただきたい。

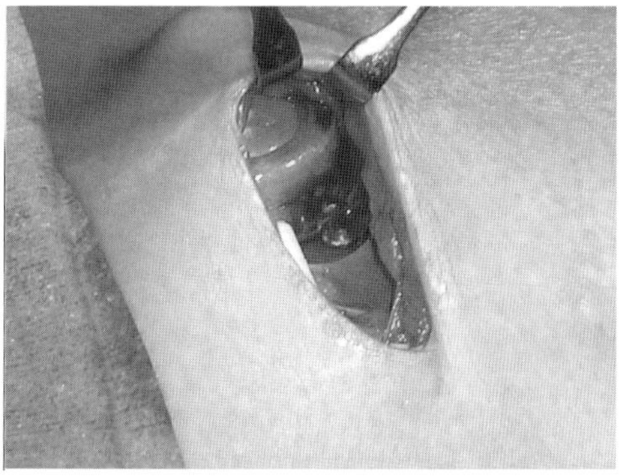

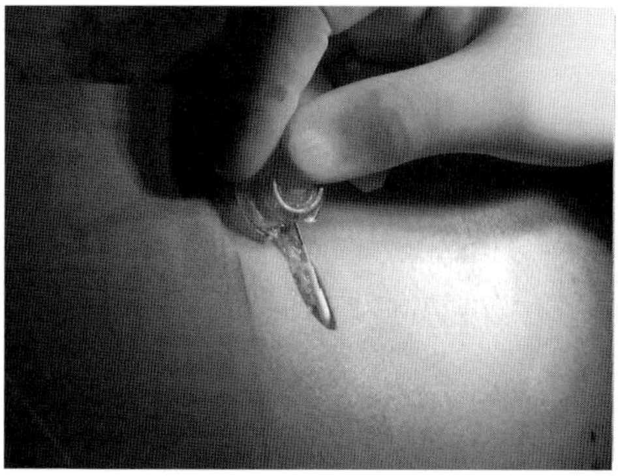

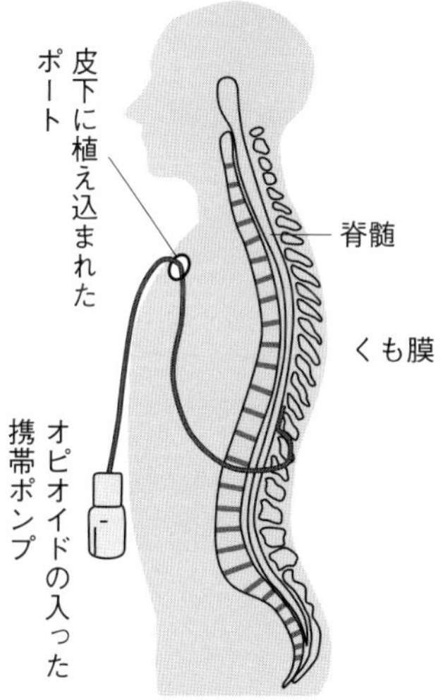

図5　皮下植え込み型アクセスポート

皮下植え込み型アクセスポートと硬膜外腔または脊髄くも膜下腔カテーテルとを接続する。
植え込まれたポートに外づけの注入ポンプまたはPCAポンプを接続して，オピオイドと局所麻酔薬の持続注入を行う。

■参考文献

1) Sabbe M, Yaksh T. Pharmacology of spinal fluid opioid. J Pain Symptom Manage 1990；5：191-203.
2) Kalso E, Heiskanen T, Rantio M, et al. Epidural and subcutaneous morphine in the management of cancer pain：a double-blind cross-over study. Pain 1996；67：443-9.
3) Siddall PF, Molloy AR, Walker S, et al. The efficacy of intrathecal morphine and clonidine in the treatment of pain after spinal cord injury. Anesth Analg 2000；91：1493-8.
4) Van Dongen RT, Crul BJ, van Egmond J. Intrathecal coadministration of bupivacaine diminishes morphine dose progression during long-term intrathecal infusion in cancer patients. Clin J Pain 1999；15：166-72.
5) Rathmell JP, Roland T, DuPen SL. Management of pain associated with metastatic epidural spinal cord compression：Use of imaging studies in planning epidural therapy. Reg Anesth Pain Med 2000；25：113-6.
6) Carr DB, Cousins MJ. Spinal route of analgesia：opioids and future options. In：Neural

blockade in clinical anesthesia and management of pain. 3rd ed. Philadelphia : Lippincott-Raven ; 1998. p.915-87.
7) Sjöberg M, Karlsson PA, Nordborg C, et al. Neuropathologic findings after long-term intrathecal infusion of morphine and bupivacaine for pain treatment in cancer patients. Anesthesiology 1992 ; 76 : 173-86.

（服部　政治）

2 持続皮下注射法

はじめに

癌性疼痛の薬物療法は，近年使用可能な薬物が増加し，薬物を種々の経路で投与できるようになってきた。持続皮下注射法は，静脈の確保を必要とせず，薬物を皮下に少量持続的に投与する方法である。

持続皮下注射法は，消化管疾患や終末期患者の経口摂取不能例に選択できる，薬物の投与方法の一つである。

利点と欠点

持続皮下注射法の利点は，経口摂取が不可能な終末期の患者をはじめ，化学療法中で吐気の強い患者でも投与が可能なことである。持続皮下注射法は，薬物が皮下から毛細血管やリンパ管を経由し血液中に入るので，経口投与より効果発現は早く，薬物の微量調節が可能である。持続皮下注射法は持続静脈内注射法と同じように，肝での初回通過効果（first pass effect）が低いために生物学的利用能が高くなるので，経口投与に比べて持続の投与量が少なくてよい。持続皮下注射法は静脈内投与法に比べ，血液濃度の上昇が緩徐なので安全であり，投与経路が静脈路ではないので他の薬物と混入することがなく，投与速度をより一定に保つことができる。モルヒネの持続皮下投与の場合は，同力価の経口薬よりも安価である。携帯型持続注入器を使用すれば，在宅での使用も可能である。

持続皮下注射法の欠点は，注射針を皮下に留置し薬物を投与するので，金属アレルギーがある患者には実施困難な場合もあり，皮膚刺激の強い薬物が使用できないことである。

適　応

持続皮下注射法の適応症例は，経肛門的投与および貼付剤を使用する場合とほぼ同様である。しかし，坐剤の使用より簡便であり，貼付剤のように皮膚の状態で吸収率が変化することはなく，血中濃度は一定である。

癌性疼痛治療における持続皮下注射法は，悪性腫瘍による消化管の通過障害，閉鎖，嚥下困難などの経口摂取が困難な症例だけでなく，化学療法などによる吐気の強い薬物療法中の患者にも適応となる。

準備薬物と器具

持続皮下注射法に使用する薬物を以下に示す。鎮痛薬ではモルヒネ，フェンタニル，ケタミン，鎮静薬ではミダゾラム，消化管閉塞にはオクトレオチド，譫妄にはハロペリドールなどが用いられる。

持続皮下注射法に使用する器具を図1に示す。皮膚消毒は，消毒用アルコール綿で行う。皮下に使用する注射針は，刺激が少なく固定性のよい27Gの翼状針を用いる。金属アレルギーがある患者には，非金属製の留置針を使用するなどの工夫が必要である。

投与の実際

持続皮下注射の針の穿刺部位は，固定しやすく日常動作に支障が少ない前胸部がよい。その他の部位では腹部や大腿部が適応となる。図2のように，翼状針の固定には刺入部が観察可能な透明のテープを使用する。針糸での固定は必要ない。注射針の差し替えは，1週間を目安にする。発赤や硬結が出現したときは，穿刺部位を変更する。持続投与には，バルーン式の携帯型持続注入器を使用するか，疼痛調整が困難な症例には，流量の微調整が可能な機械式の注入器を使用する。入浴時は留置針を一時的に抜去するか，持続注入器を接続部から外し，皮下刺入部をカテーテルごと防水フィルムで覆い清潔に保つ必要がある。

ここでは，癌性疼痛に使用する代表的な薬物のモルヒネとフェンタニルについて述べ

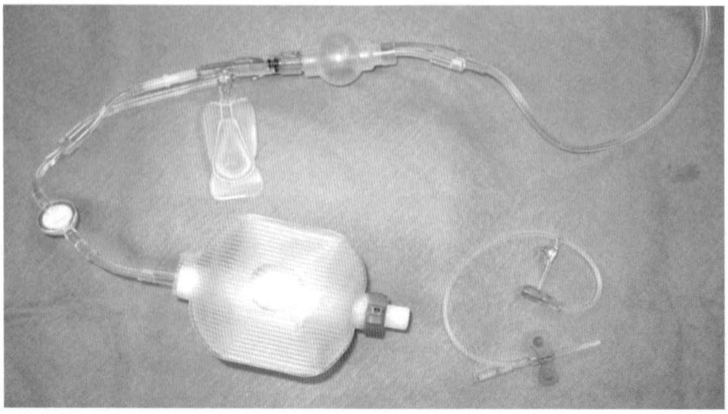

図1　持続皮下注射法に使用する27G翼状針と携帯型持続注入器

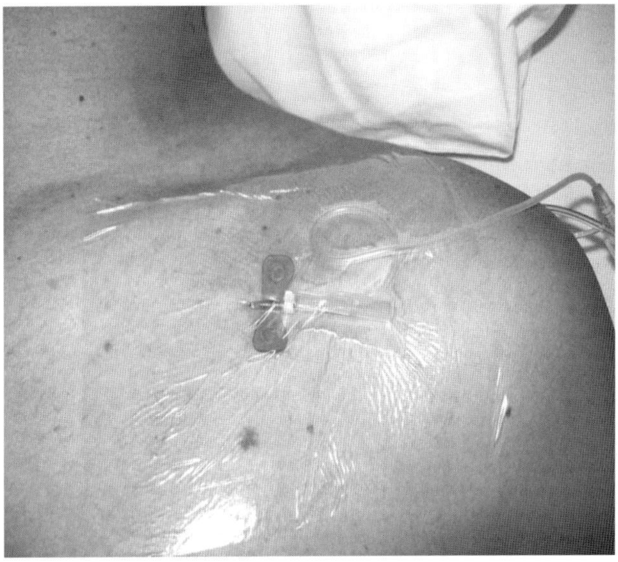

図２　左前胸部の皮下に27G翼状針を穿刺し，透明のフィルムで覆い固定したようす

る。

持続皮下注入時のモルヒネ投与量は，経口モルヒネから変更する場合は1/2から1/3量に減量する。経口投与されたモルヒネは，消化管より吸収され肝臓で70％がモルヒネ-3-グルクロン酸抱合体（M-3-G）とモルヒネ-6-グルクロン酸抱合体（M-6-G）に代謝される[1]。経口モルヒネが60 mgであれば，20 mgから30 mgの注射用モルヒネを生理食塩液で全量24 mlに希釈する。1 ml/時の持続注入器を用い，1日量として使用する。誤投与を避けるためにも，複雑な希釈や投与方法は用いないことが望ましい。

モルヒネの副作用として，呼吸抑制に注意する。持続皮下注射時は，投与後90分以内に呼吸抑制が出現する[2]。

腎障害がある患者には，フェンタニルに変更する。モルヒネの持続投与は，腎障害があると代謝産物が排泄できずに体内に蓄積し，呼吸障害や意識障害を引き起こす[3]。一方，フェンタニルの代謝産物であるノルフェンタニルは活性がないので，モルヒネに比べ安全である。

ま と め

癌性疼痛の薬物療法は，できるかぎり簡便な経路として経口投与を行う。しかし，消化管疾患や終末期では，経口摂取が不能なことも多い。持続皮下注射法は，経口摂取できない癌患者にも安全に選択できる薬物の投与方法の一つである。携帯型注入器を用いた持続皮下注射法は，在宅医療にも使用可能であり，今後の緩和医療に重要な手段となる。

■参考文献

1) Mercadante S. The role of morphine glucuronides in cancer pain. Palliat Med 1999；13：95-104.
2) Gustein HB, Akil H. Opioid analgesics. In：Brunton LL, editor. Goodman & Gilman's the pharmacological basics of therapeutics. 11th ed. New York：McGraw Hill；2006. p.547-90.
3) Andersen G, Christrup L, Sjogren P. Relationships among morphine metabolism, pain and side effects during long-term treatment：an update. J Pain Symptom Manage 1997；13：262-7.

（廣田　一紀，比嘉　和夫）

3 持続静脈内注射法

はじめに

癌性疼痛の薬物療法は，WHO 方式癌性疼痛治療法では経口投与が基本とされている。しかし，癌患者は，消化管疾患や終末期で経口摂取不能症例も多い。非経口的な薬物の投与方法は，坐剤，皮下，静脈内，貼付，硬膜外腔やくも膜下腔による経路がある。持続静脈内注射法は，効果発現が早く薬物を一定濃度に保つことができる。癌性疼痛治療における持続静脈内注射法は，経口摂取が困難な症例に選択できる薬物の投与方法の一つである。

利点と欠点

持続静脈内注射法の利点は，薬物が血液中に直接入るために効果発現は早く，薬物の微量調節が可能なことである。持続静脈内注射法は，消化管疾患で食事や飲水が不可能な症例，化学療法の副作用などで嘔吐，下痢が激しい症例や終末期で嚥下機能が低下した患者にも，薬物の投与が可能である。静脈内患者自己調節鎮痛法（intravenous patient controlled analgesia : IV-PCA）は特に，患者自身で痛みの調節ができるので，強度な痛みも軽減することができる。IV-PCA 使用時に携帯型持続注入器を用いると，患者負担を軽減し，疼痛管理ができる。

持続静脈内注射法の欠点は，静脈路の確保が必要なことである。点滴の漏れや注射針の事故抜去により，鎮痛薬の投与が中断する。持続静脈内注射法は，薬物が直接血管内に入るために血中濃度が上昇しやすいので注意が必要である。特に静脈ラインの側管から投与する場合は，可能なかぎり穿刺部に近い部位より投与する。主ルートの流量の変化があると，薬物の投与量が不安定になりやすい。痛みが大きく変動する場合は，IV-PCA の流量設定が困難になることが多いので，持続投与量や 1 回注入量の微調節が可能な機械式注入器が必要となる。

表 1 持続静脈内注射時の使用薬物

薬効	薬物
鎮痛	モルヒネ，フェンタニル，ケタミン，リドカイン
鎮静	ミダゾラム
譫妄	ハロペリドール

適 応

持続静脈内注射法の適応症例は，持続皮下注射法とほぼ同様である。悪性腫瘍による消化管の通過障害，閉鎖，嚥下困難などの経口摂取が困難な症例だけでなく，化学療法などによる吐気の強い薬物療法中の患者も適応となる。

準備薬物と器具

持続静脈内注射法に使用する薬物を，表 1 に示す。鎮痛薬ではモルヒネ，フェンタニル，ケタミン，鎮静薬ではミダゾラム，譫妄にはハロペリドールなどが用いられる。

持続静脈内注射法に使用する器具を図 1 に示す。持続静脈内注射法は，経口摂取困難例が対象になるので，ほとんどの患者で静脈路が確保してある。主なルートの側管からの注入として使用する方法と，主なルートに使用するボトルに混入する投与方法がある。持続静脈内注射法を選択する患者は，重症例も多いので，側管からの投与であれば注入量が正確なシリンジポンプや輸液ポンプを使用することが望ましい。

投与の実際

持続静脈内注射法の薬物は，ここでは癌性疼痛に使用する代表的なモルヒネとフェンタニルについて述べる。

持続静脈内注射法は持続皮下注射法と比較し，同等の鎮痛効果が得られるといわれている[1)]。しかし，注入量が多くなると持続静脈内注射法が安定した血中濃度を保つことができる。持続静脈内注射法は持続皮下注射法と同様に，経口モルヒネの維持量の 1/2 から 1/3 を 1 日量とする。経口投与からの変更ではなく，静脈内投与から始める場合の初期設定では，モルヒネの濃度は 1 mg を 1 ml に希釈しておくと誤投与が少ない。初期投与量は，1 日 10 mg くらいから開始する。必要な投与量の決定をタイトレーション（至適用量設定）という。タイトレーションとして，モルヒネ 2 ～ 3 mg を 5 分間隔で，痛みが軽減するか眠気が出現するまで投与する方法がある[2)]。維持量が決定すれば，突出痛に対するレスキューは持続投与の 1 時間分を 1 回量として注入する。持続皮下注

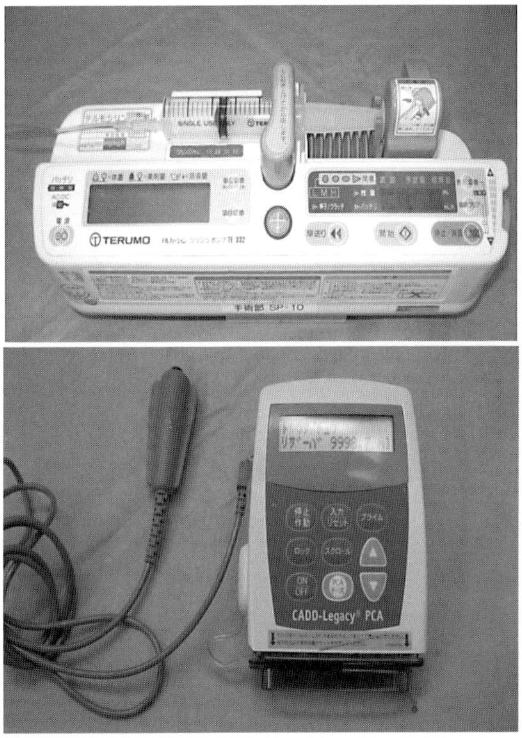

図 1　持続静脈内注射に使用するシリンジポンプ（上）と携帯型精密輸液ポンプ持続・PCA タイプ（下）

射法に比べて，維持やレスキューの投与量が多くても，安定した効果が得られる。

モルヒネの静脈内投与は，他の投与法と比較し，血中濃度が上昇しやすいために呼吸抑制に注意が必要である。モルヒネの呼吸抑制は，静脈内投与開始 5 〜 10 分以内で生じる[3]。

IV-PCA での呼吸管理中に，呼吸抑制を起こす危険因子は，高齢，鎮静薬や入眠剤の併用，睡眠時無呼吸症候群などがある[4]。

持続皮下注射法と同様に，腎障害がある患者ではフェンタニルに変更する。持続投与の場合は，フェンタニルの力価はモルヒネに比較し 50 〜 60 倍といわれている。経口モルヒネからフェンタニルへの持続静脈内注射法に切り替える場合は，まずモルヒネの 1 日静脈投与量に換算したうえで，フェンタニルの 1 日静脈内投与量を算出する。例えば，経口モルヒネ投与量が 1 日 120 mg であれば，モルヒネの静脈投与量は 40 〜 60 mg/日なので，約 1,000 μg/日のフェンタニルが必要となる。持続静脈内注射法で，レスキューの必要がなければ，より患者への負担がかからないフェンタニルパッチへの移行を考える。

まとめ

癌性疼痛の薬物療法は，可能なかぎり経口投与を行う。しかし，終末期患者の中には，経口摂取不能症例も多い。持続静脈内注射法は，経口摂取できない癌患者にも有効に薬物を投与できる方法である。

■参考文献

1) Nelson KA, Glare PA, Walsh D, et al. A prospective, within-patient, crossover study of continuous intravenous and subcutaneuos morphine for cronic cancer pain. J Pain Symptom Manage 1997；13：262-7.
2) Auburn F, Monsel S, Langeron O, et al. Postoperative titration of intravenous morphine in the elderly patient. Anesthesiology 2002；96：17-23.
3) Gustein HB, Akil H. Opioid analgesics. In：Brunton LL, editor. Goodman & Gilman's the pharmacological basics of therapeutics. 11th ed. New York：McGraw Hill；2006. p.547-90.
4) Etches RC. Respiratory depression associated with patient-controlled analgesia：A review of eight cases. Can J Anaesth 1994；41：125-32.

（廣田　一紀，比嘉　和夫）

4 放射線治療

はじめに

一般に骨転移病巣を治療しても延命効果は期待できず，すべての骨転移病巣が放射線治療の適応となるわけではない。ただし，放射線治療により疼痛や神経症状を緩和することが可能であり，患者のQOLの向上において放射線治療が重要な役割を担う。適応の判断においては，症状や予後，薬物療法とのバランスなどを総合的に判断する必要がある。

疼痛緩和目的の放射線治療

原発巣や骨転移の部位にかかわらず，有痛性骨転移に対し放射線治療を施行することで高確率に疼痛緩和が得られることに関してはコンセンサスがある。この効果は，骨組織に浸潤した腫瘍のボリュームを減少させて，神経や骨膜の圧迫をとるだけでなく，腫瘍からの疼痛原因物質（サイトカインなど）の放出の抑制も関与している可能性がある。ただし肺癌の骨転移では他の原発巣の骨転移と比較してやや低い疼痛緩和率が報告されており，注意が必要である。

骨転移を有する患者の予後は短い場合が多いため，線量分割としては可能なかぎり短期間で終えるものを用いることが望ましい。現時点でもっとも用いられている線量分割は30Gy/10分割/2週であるが，20Gy/5分割/1週，8Gy/1分割などの線量分割を用いても治療成績（疼痛緩和率，疼痛緩和が得られるまでの期間，疼痛再燃率）には差が生じないとされる[1)2)]。

放射線治療によっていったん緩和された疼痛が再燃した場合には，再放射線治療で初回治療と同等の疼痛緩和率が報告されている。

Jeremicら[3)]は8Gy/1回での放射線治療後に4Gy/1回での再放射線治療を施行し，74%（80/109症例）で疼痛緩和を得たと報告している。

骨転移が広範囲に及ぶ場合には半身照射や放射線同位元素（ストロンチウム89など）を用いた内照射の有効性が報告されている[4)~6)]。

脊椎転移による脊髄圧迫に伴う神経症状を予防または改善する目的での放射線治療

脊椎に転移を有する場合には，脊髄圧迫による神経症状が出現し，患者の生活の質（QOL）を著しく低下させるおそれがあるため注意を要する。

従来は神経症状が出現していても歩行可能な症例であれば放射線治療が推奨されてきた。しかし近年では除圧手術法の進歩もあり，除圧術＋術後照射群と照射単独群を比較した無作為比較対照試験（randomized controlled trial : RCT）の結果，除圧術＋術後照射群にて stopping rule が働くほど神経機能予後が優れていることが報告された。この試験では 101 人中 69 人が治療開始前の時点で歩行可能であったが，治療前歩行可能症例において歩行不能になるまでの平均期間は除圧術＋術後照射群で 153 日，照射単独群で 54 日と有意差が認められた。また治療開始から 30 日以内の死亡率に関しても除圧術＋術後照射群で 6％，照射単独群で 14％と有意差をもって除圧術＋術後照射群が優れていた。

神経症状を有する脊髄転移に関しては，放射線治療を施行する前に必ず除圧術の適応を慎重に検討するべきと思われる[7)8)]。

放射線治療を選択した場合の症状改善率は線量分割法に依存しないとされているが，疼痛緩和目的の場合と異なり照射期間が短くなるほど症状の再増悪率は高くなるとされ，予測される予後に応じた適切な線量分割の選択が求められる。

Maranzano ら[9)]は予後 6 カ月以内と予測される脊椎転移脊髄圧迫症例において 2 種類の線量分割法での RCT を施行した。8Gy×2 回/1 週群（途中で 6 日間休止）と 5Gy×3 回＋3Gy×5 回/2 週群（途中で 4 日間休止）間で，照射後歩行可能である率が 68％と 71％，膀胱直腸機能保持率が 90％と 89％と，有意差が見られなかった。症状増悪までの期間中央値もともに 3.5 カ月と差が見られなかった。この study が予後 6 カ月以内と予測される症例のみを対象としている背景には，それ以上の予後が見込まれる症例に対してはもっと分割回数を増やして治療するべきとのコンセンサスがあることに注意しなければならない。この study において照射前に歩行可能であったもののうち照射後も歩行可能であったのは 90％（166/184 症例），照射前に歩行不能であったもののうち照射後歩行可能まで改善したものは 29％（26/92 症例）であった。膀胱直腸障害に関しては照射前に障害がないもののうち照射後も機能が維持されていた率は 98％（242/246 症例）で，照射前に膀胱直腸障害があったもののうち照射後に正常化したものは 14％（4/25 症例）であった。

Rades ら[10)]は脊椎転移脊髄圧迫に対して放射線治療を施行した 1,304 症例において線量分割ごと（8Gy/1 分割，20Gy/5 分割，30Gy/10 分割，37.5Gy/15 分割，40Gy/20 分割）の治療成績を retrospective に調査したところ，各群間で運動機能改善率の有意差は見られなかった。2 年後再発率に関しては照射期間が長い群ほど低いという結果であった。

また，Nakamura ら[11)]は，肝細胞癌の椎体転移においては，局所制御に高線量を要する傾向があると報告している。

病的骨折予防目的の放射線治療

荷重がかかる支持骨に溶骨性骨転移が存在する場合には，放射線治療を施行することが病的骨折の予防につながるとの考えのもとに，無症状でも積極的に放射線治療を行う施設が多い。ただし現状では骨転移への放射線治療による病的骨折の予防効果は全く証明されておらず，一方で大線量投与により骨折の頻度がむしろ増したという報告もあることは留意するべきである。

Tong ら[12]は 40.5Gy/15 分割と 20Gy/5 分割との RCT において病的骨折の頻度が前者で 18％（13/74 症例），後者で 4％（3/72 症例）と大線量照射群で病的骨折が多かったと報告している。また先に挙げた Steenland ら[1]が行った RCT での病的骨折率は，24Gy/6 分割群で 2％（10/578 症例），8Gy/1 分割群で 4％（24/579 症例）であり，8Gy×1 回照射群で有意差をもって病的骨折の頻度が高かった。

切迫した骨折を回避する確実な方法は予防的内固定術である。固定術後には術後照射が広く推奨されているが，これに関しても有効性を支持するエビデンスは存在しない。

まとめ

A）疼痛緩和目的

高率に奏効する。短期間で終了する線量分割法でも同等の治療成績。

放射線治療後の疼痛再燃時には再放射線治療も有効。

骨転移が広範囲に及ぶ場合は半身照射も有効。

B）脊髄圧迫に伴う神経症状の予防および改善目的

すでに神経症状が出現している場合，歩行可能な症例でもまずは除圧術の適応を検討する。

除圧術の適応がない場合には可及的早期に治療を開始する。

短期間で終了する線量分割法を用いた場合にも症状改善率は同等だが，長期生存した場合の神経症状再増悪率は高くなる。

C）骨折予防目的

現時点では治療意義は不明。

■参考文献

1）Steenland E, Leer JW, van Houwelingen H, et al. The effect of a single fraction compared to multiple fractions on painful bone metastases：a global analysis of the Dutch Bone Metastasis Study. Radiother Oncol 1999；52：101-9.

2）Bone Pain Trial Working Party. 8Gy single fraction radiotherapy for the treatment of metastatic skeletal pain：randomized comparison with a multifraction schedule over 12 months of patient follow-up. Radiother Oncol 1999；52：111-21.

3）Jeremic B, Shibamoto Y, Igrutinovic I. Single 4Gy re-irradiation for painful bone metastasis following single fraction radiotherapy. Radiother Oncol 1999；52：123-7.

4) Salazar OM, Rubin P, Hendrickson FR, et al. Single-dose half-body irradiation for palliation of multiple bone metastases from solid tumors. Final Radiation Oncology Group report. Cancer 1986；58：29-36.

5) Salazar OM, DaMotta NW, Bridgman SM, et al. Fractionated half-body irradiation for pain palliation in widely metastatic cancers：comparison with single dose. Int J Radiat Oncol Biol Phys 1996；36：49-60.

6) Quilty PM, Kirk D, Bolger JJ, et al. A comparison of the palliative effects of strontium-89 and external beam radiotherapy in metastatic prostate cancer. Radiother Oncol 1994；31：33-40.

7) Patchell R, Tibbs PA, Regine WF, et al. Direct decompressive surgical resection in the treatment of spinal cord compression caused by metastatic cancer：a randomized trial. Lancet 2005；366：643-8.

8) Loblaw DA, Laperriere NJ. Emergency treatment of malignant extradural spinal cord compression：an evidence-based guideline. J Clin Oncol 1998；16：1613-24.

9) Maranzano E, Bellavita R, Rossi R, et al. Short-course versus split-course radiotherapy in metastatic spinal cord compression：Results of a Phase Ⅲ, Randomized, Multicenter Trial. J Clin Oncol 2005；23：3358-65.

10) Rades D, Stalpers LJ, Veninga T, et al. Evaluation of five radiation schedules and prognostic factors for metastatic spinal cord compression. J Clin Oncol 2005；23：3366-75.

11) Nakamura N, Igaki H, Yamashita H, et al. A retrospective study of radiotherapy for spinal bone metastases from hepatocellular carcinoma（HCC）. Jpn J Clin Oncol 2006；37：38-43.

12) Tong D, Gillick L, Hendrickson FR, et al. The palliation of symptomatic osseous metastases. Cancer 1982；50：893-9.

（中川　恵一）

5 脳神経外科的インターベンション

はじめに

近年多くの癌性疼痛は，さまざまな麻薬製剤，硬膜外持続麻酔などの進歩やこれらの啓蒙などにより，十分コントロールされる機会が増加している。しかし一方でこれらの疼痛緩和効果が十分でない，あるいは副作用などのために用いることが困難な状況が残されているのも事実であり，癌性疼痛の約15％がこれに当てはまるとされている。このような場合に脊髄や脳に対して操作を加えることで十分な除痛効果が得られる場合が少なくない。中枢神経系への外科的侵襲ということで，しばしば医療者の側がこのような方法を躊躇する場合があるが，10年前と比較してもより低侵襲で精度の高い手術が行えるようになっており，疼痛の程度や分布に応じてさまざまな癌性疼痛の脳神経外科的緩和法がある。また，日本や欧米のような先進国でしか入手できない薬物が使用できない途上国などでは，外科的疼痛緩和のほうに分があることも忘れてはならない。外科的疼痛緩和のため紹介されてくる患者の多くは，全身状態も非常に悪化した状況になってからのことが多いが，もう少し早期に積極的に外科的除痛治療を考慮すべきではないかと考えている。癌性疼痛に対する外科的治療には，侵害性刺激上行路の遮断，脳下垂体への介入，より上位の疼痛認知機構への介入，持続髄腔内薬物投与などがある。本項ではそれぞれについて概説し，その適用について説明したい。

侵害刺激上行路の遮断

侵害性刺激の主たる上行路である外側脊髄視床路は，脊髄レベルでは前側索を上行し，橋・中脳などの脳幹までは他の神経路と独立して存在している。この上行路を遮断することで対側の温痛覚が消失する。もっとも一般的なものはX線透視下で上位頸髄レベル側方からの経皮的穿刺により脊髄視床路のみを選択的に凝固・遮断するのが経皮的コルドトミーである[1]（図1）。主たる適応はC5以下のレベルにある一側性の癌性疼痛であるが，両側性の場合には1～2週間間隔をあけて両側のコルドトミーを行うことも可能である。この場合，夜間呼吸抑制や尿閉などの合併症が問題となることがある。全身麻酔に耐えられない場合には顕微鏡下で直接脊髄視床路を遮断することも可能であ

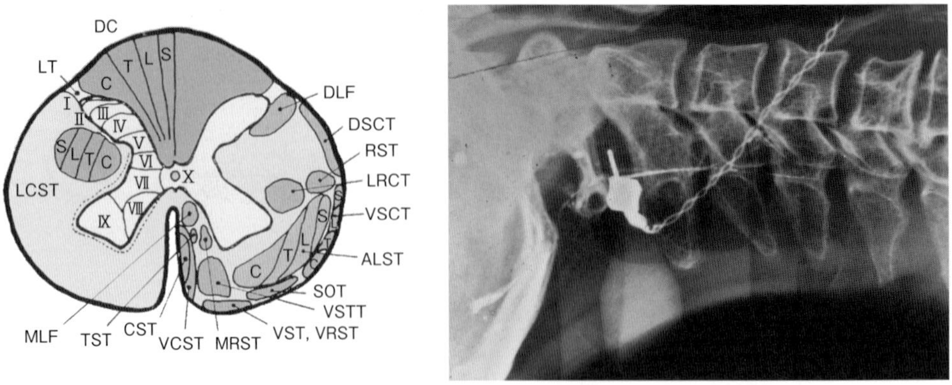

図１　上位頸髄の断面図（左）と経皮的コルドトミーの術中Ｘ線写真（右）
ALST で示された部分が外側脊髄視床路

る。顔面や頸部などの痛みでは中脳の脊髄視床路を定位脳手術によって凝固することもある[2)]。これは定位脳手術や MRI 画像などの進歩によって脳室造影などの侵襲的検査を行わずに，低侵襲で行えるようになっている。

一方，内臓痛の上行路は脊髄後索のもっとも深部にあるとされている。Nauta ら[3)]は臨床症例で脊髄後索深部を 16G 針で穿刺して遮断するという方法で内臓痛がとれることを報告した。この臨床効果はいくつかの追試でも確認されている[4)5)]。結局，脊髄の正中上には前方から脊髄視床路の前交連，中心管周囲灰白質，後索内の内臓痛伝導路が配列していることになる。この手術は全身状態の許す症例では，全身麻酔下に限局的椎弓切除により特別の装置を用いずとも行うことができる。いずれにせよ内臓痛が中心の癌性疼痛には，このような外科的治療も積極的に考慮する価値がある。

癌性疼痛は一般には侵害性疼痛とされるが，神経叢などに癌が浸潤して生じる神経障害性疼痛の要素を含んでいる場合がある。このような場合には脊髄後根進入部遮断術（dorsal root entry zone-tomy：DREZ-tomy）が適応となる。DREZ-tomy は，脊髄後根進入部では後根神経節からの疼痛の経路が後根の外腹側に分布し，同部から脊髄内に入ることで，深部感覚や運動線維を犠牲にせずに脊髄後角の疼痛神経細胞を破壊できるという理論的背景に基づいている[6)]。癌性疼痛では骨盤内臓器侵潤による会陰部や正中部の痛み，パンコースト腫瘍の腕神経叢への浸潤による痛みには，よい適応である。

定位的帯状回凝固術

前頭葉内側面の帯状回は末梢の痛覚刺激に反応し，同部の破壊によって，痛み自体は感じるが苦痛ではないという状態が生じることが古くから知られていた（図２）。しかし技術的な問題と，効果が長時間持続しないことなどから，わが国ではあまり行われることはなかった。近年 MRI による計測技術などの進歩によって正確かつ効果的に治療が行われるようになっている[7)8)]。広範な疼痛で精神的にも過大な影響を及ぼしている

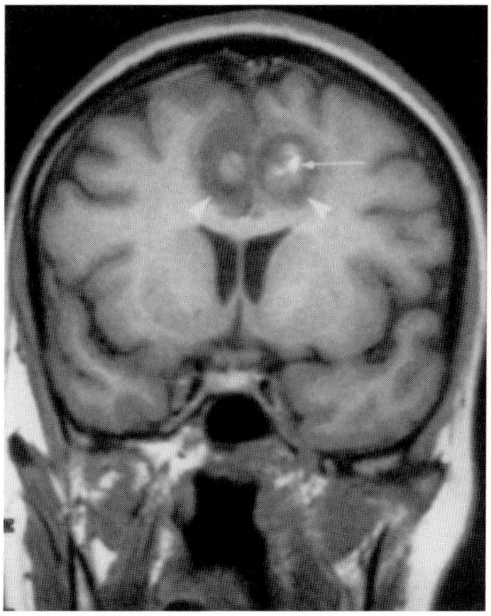

図２　帯状回凝固術の MRI

場合に適応を考慮してもよい。

脳下垂体へのガンマナイフ照射

かつて，難治性疼痛の代表である癌性疼痛の治療に下垂体アルコールブロックが積極的に行われていた時代がある。この方法は最初ホルモン依存性の癌の進行を抑える目的で始められた。しかし，その後除痛効果があることが分かり，ホルモン依存性癌でない場合でも高率に除痛が得られることも判明し，広く行われるようになったという経緯がある[9]。しかしその侵襲性やホルモンの副作用のため長らく注目をされることがなくなった。近年では，直達手術ではなく脳下垂体に対して，ガンマナイフによる定位放射線照射によって癌性疼痛が非侵襲的に除痛されることが報告され[10][11]，癌性疼痛の新しい治療として注目されている（図３）。高線量のガンマ線を下垂体に集中的に照射するが，尿崩症などの合併症は出現しない。１～２日の入院で可能であり，ほとんど侵襲度もない。効果はほぼ直後から出現する。

髄腔内薬物治療

脊髄髄腔内に薬物を投与して除痛を得る方法は古くから行われているが，慢性的治療としては体内植え込み型ポンプを植え込む必要がある（図４）。このような植え込み型ポンプと手術のオピオイド製剤による癌性疼痛の治療とその効果は確立され，有効性が

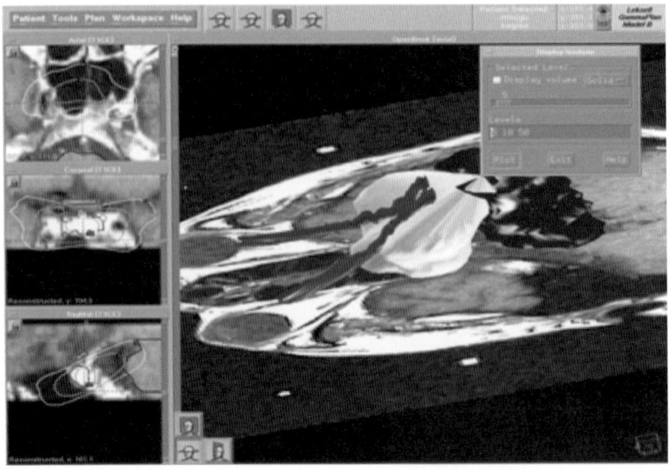

図３　ガンマナイフの下垂体への照射

140～180Gyが集中的に下垂体へ照射されるが，視路などへの影響は出ないように線量計画を行う。

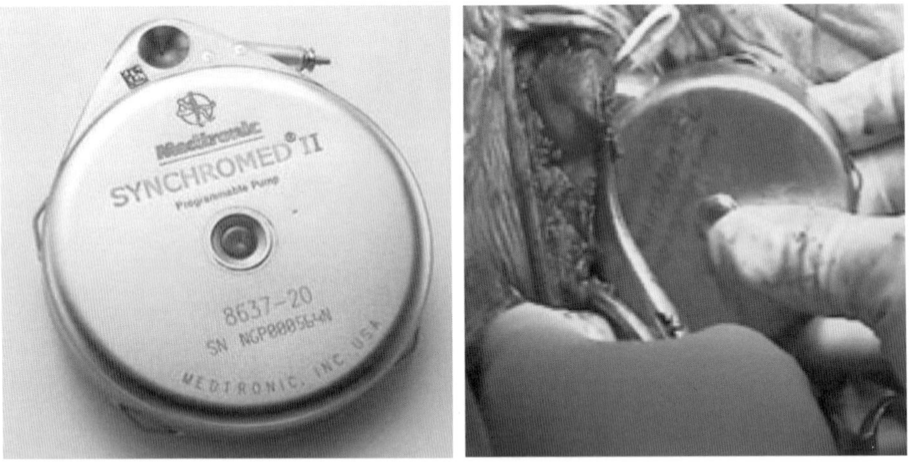

図４　髄腔内薬物投与植え込み型ポンプ

十分に示されている[12)13)]。一方でわが国では，このような持続注入用植え込みポンプが，2006年からバクロフェンによる痙縮のコントロールを目的として保険適用となったが，疼痛への使用は大幅に遅れている。使用される薬物はモルヒネを代表としてさまざまなオピオイド製剤が用いられるが，癌性の神経障害性疼痛に対してはクロニジンやケタミン，オクトレオチド，バクロフェンなどが用いられる。本法の適用となるのは各種の癌性疼痛を始め，慢性痛では主として体幹や正中部の痛みに対してで，原因疾患としては頻回腰椎手術後，骨粗鬆症による腰背部痛なども挙げられる。その安全性はすでに十分確立されており，手術侵襲も少なく，今後癌性疼痛だけでなくさまざまな難治性疼痛の治療に不可欠なものと考えられる。

表　各種外科的除痛法の適応と特徴

	手術名	適応	特徴
侵害疼痛上行路遮断術			
脊髄レベル	経皮的コルドトミー	一側の C5 以下の疼痛	低侵襲
	直視下コルドトミー	一側の C5 以下の疼痛	特殊な機器が不要・全身麻酔が必要
	選択的脊髄後根進入部遮断術	神経障害性疼痛	全身麻酔が必要
橋レベル	定位的橋脊髄視床路遮断術	一側の頭頸部の疼痛	技術的に高難易度
中脳レベル	定位的中脳脊髄視床路遮断術	一側の頭頸部の疼痛	技術的に高難易度
内臓性疼痛上行路遮断術	脊髄後索深部遮断術	内臓痛	全身麻酔が必要
大脳の手術	定位的帯状回破壊術	心因反応を伴った痛み	施設が限られる
下垂体への手術	下垂体アルコールブロック	骨転移，広範な痛み，モルヒネに反応する痛み	副作用が問題
	下垂体ガンマナイフ	骨転移，広範な痛み，モルヒネに反応する痛み	低侵襲・施設が限られる
髄腔内薬物持続投与	モルヒネなど	広範な痛み	現時点ではわが国で認可されていない

まとめ

各種癌性疼痛の脳神経外科的治療のまとめを表に示す。これらには非常に古い歴史があり[14)]，癌性疼痛を含めて，多くの難治性疼痛では脳神経外科的手法によらなければコントロールされない疼痛が存在することは明らかであり，これらの実際を歴史的背景をも含めて知識として携えておくことは，癌性疼痛管理に従事する医療者としてきわめて重要なことと考えられる。

■参考文献

1) 平　孝臣，高倉公朋．経皮的コルドトミーと Central Cord Lesioning．ペインクリニック 1997；18：765-71.

2) Bosch DA. Stereotactic rostral mesencephalotomy in cancer pain and deafferentation pain. A series of 40 cases with follow-up results. J Neurosurg 1991；75：747-51.

3) Nauta HJW, Hewitt E, Westlund KN, et al. Surgical interruption of a midline dorsal column visceral pain pathway. J Neurosurg 1997；86：538-42.

4) Kim YS, Kwon SJ. High thoracic midline dorsal column myelotomy for severe visceral pain due to advanced stomach cancer. Neurosurgery 2000；46：85-90.

5) Hwang SL, Lin CL, Lieu AS, et al. Punctate midline myelotomy for intractable visceral pain caused by hepatobiliary or pancreatic cancer. J Pain Symptom Manage 2004；27：79-84.
6) 平 孝臣，堀 智勝，高橋研二ほか．痛みに対する脊髄後根進入部手術．神経研究の進歩 2002；46：467-76.
7) Wong ET, Gunes S, Gaughan E, et al. Palliation of intractable cancer pain by MRI-guided cingulotomy. Clin J Pain 1997；13：260-3.
8) Hassenbusch SJ, Pillay PK, Barnett GH. Radiofrequency cingulotomy for intractable cancer pain using stereotaxis guided by magnetic resonance imaging. Neurosurgery 1990；27：220-3.
9) Levin AB, Katz J, Benson RC, et al. Treatment of pain of diffuse metastatic cancer by stereotactic chemical hypophysectomy：long term results and observations on mechanism of action. Neurosurgery 1980；6：258-62.
10) 林 基弘，平 孝臣．難治性疼痛に対するガンマナイフ手術．医学のあゆみ 2002；別冊 Radiosurgery の最前線-現況と展望：76-80.
11) Hayashi M, Taira T, Chernov M, et al. Gamma knife surgery for cancer pain-pituitary gland-stalk ablation：a multicenter prospective protocol since 2002. J Neurosurg 2002；97（5 Suppl）：433-7.
12) 平 孝臣．プログラマブルポンプによる髄腔内薬物慢性投与による疼痛コントロール．BRAIN and NERVE：神経研究の進歩 2008；60：509-17.
13) 平 孝臣．求心路遮断痛に対する各種の治療法 髄腔内薬物注入 ドラッグポンプの詳細と臨床応用．ペインクリニック 2008；29：223-33.
14) Burchiel K. Surgical management of pain. New York：Thiem；2002.

（平　　孝臣）

6 緩和ケアにおけるリハビリテーション(理学療法)

はじめに

緩和ケアにおけるリハビリテーションは近年注目されている。その目的，内容は終末期患者の日常生活能（activities of daily living : ADL）と生活の質（quality of life : QOL）を考慮して選択されるものである。癌性疼痛管理においても薬剤療法，放射線療法，ブロック療法だけでなく，光線療法を含むリハビリテーションも重要であり，このセクションでは,緩和ケアにおけるリハビリテーションの位置づけ（目的と内容）と，疼痛管理におけるリハビリテーションとして光線療法を中心に紹介する。

緩和ケアにおけるリハビリテーションの目的[1]

緩和ケアにおけるリハビリテーションの目的は，“余命の長さにかかわらず，患者とその家族の要求（デマンド）を十分に把握したうえで，その時期におけるできるかぎり可能な最高のADLを実現する”ことに集約される。

リハビリテーションの内容[1]

終末期癌患者のリハビリテーションの内容は，生命予後によって2つに分かれると考えられている。生命予後が長めの月単位と考えられる患者ではDiezの分類でいう維持期リハビリテーション，短めの月単位～週単位，日単位の患者では緩和的リハビリテーションに相当する。図に示すように維持期リハビリテーションでは，癌の増悪，増大による痛みに伴い，機能障害，能力低下が進行しつつある患者において，速やかに効果的な手段により，痛みのコントロールだけでなくADLや移動能力などを増加させることを目的とする。痛みのコントロールと，ADLや歩行へのアプローチがQOL向上に果たす役割は大きい。この時期，痛みのコントロール，ADL，基本動作の向上，廃用性萎縮予防，浮腫改善，嚥下改善などが含まれ，症状コントロールがうまくいけば，在宅への移行も可能となる。しかし，ある時期まではADL維持改善を見ることができるが，

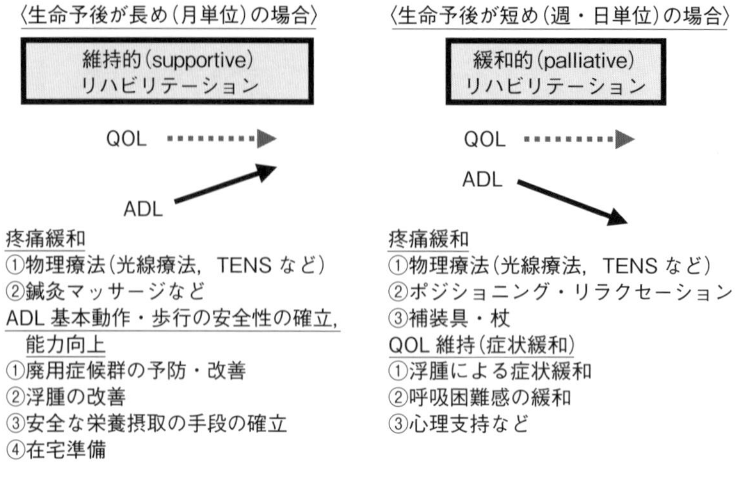
〈生命予後が長め（月単位）の場合〉
維持的（supportive）
リハビリテーション
QOL
ADL
疼痛緩和
①物理療法（光線療法，TENS など）
②鍼灸マッサージなど
ADL 基本動作・歩行の安全性の確立，
能力向上
①廃用症候群の予防・改善
②浮腫の改善
③安全な栄養摂取の手段の確立
④在宅準備
〈生命予後が短め（週・日単位）の場合〉
緩和的（palliative）
リハビリテーション
QOL
ADL
疼痛緩和
①物理療法（光線療法，TENS など）
②ポジショニング・リラクセーション
③補装具・杖
QOL 維持（症状緩和）
①浮腫による症状緩和
②呼吸困難感の緩和
③心理支持など

図　進行癌患者のリハビリの目的

病状の進行とともに ADL が下降していく時期が必ず訪れる。それ以降は緩和的リハビリテーションに目的を修正していく必要がある。そのギアチェンジの時期は，患者・家族とのコミュニケーションのなかでタイミングを図る必要がある。緩和的リハビリテーションでは，患者・家族のデマンドを尊重しながら，身体的（痛みなど），精神的，社会的にも QOL の高い生活が送れるようにすることを目的とする。この時期，症状のコントロールが第一に考えられる。ADL は多くが下降する時期であり，QOL の維持が主目的となる時期である。いつまで介入するかは，患者との信頼関係から緩和ケアに必要な手技である“手当て”の一つでもあり，患者にデマンドがあるかぎり，たとえ生命予後が日単位でも心理支持的な目的で介入を継続すべきであると考える。

疼痛管理目的のリハビリテーション

物理療法として，光線療法，温熱冷却療法，TENS（経皮的電気神経刺激療法）などの活用，ポジショニング，補助具の使用が挙げられる。今回当院で行っている光線療法について記述する。

光線療法は，体に優しい治療として疼痛治療，創治療などを中心に認められてきている。緩和医療における光線療法の利用は，癌治療の副作用に対する治療を含め，期待するところが大きいと考える。また“手当て”としての効果も期待でき，緩和ケアにおける重要な治療になりうると考える。

癌患者が抱える痛みには，① 癌自体によるもの（狭義の癌性疼痛），② 癌治療によるもの，③ 癌とは直接関係のないものなどに分類される。

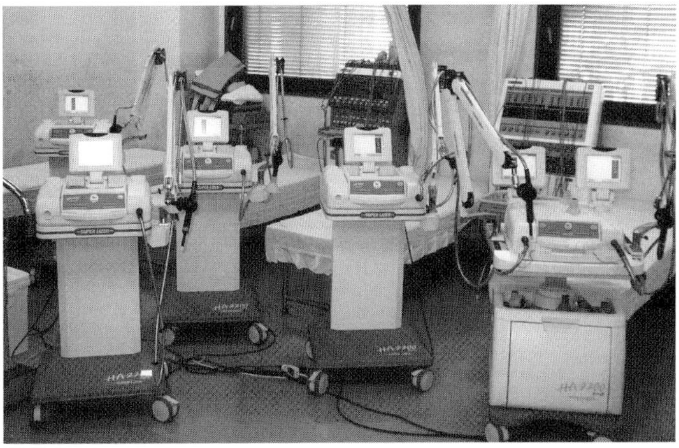

写真　光線療法〔直線偏光近赤外線治療器（東京医研社製）〕

緩和医療における実際の使用例

当院で使用している光線療法は，写真に示す直線偏光近赤外線治療器（東京医研社製スーパーライザー）であり，その使用経験を説明する。

1 筋筋膜性疼痛

頭頸部癌手術後の頸部痛または腰痛，肩こりなど骨転移によるものもあれば，転移のない変形であっても筋膜性疼痛は起こりうる。それらに対してはオピオイド使用より光線療法のほうが有用であり，非侵襲的治療として優先される。

2 神経障害性疼痛

癌患者の痛みのなかにしびれ，冷感，筋萎縮，アロディニアなどを伴う神経障害性疼痛をたびたび経験する。オピオイドも効果が薄く，抗うつ薬，抗痙攣薬などを使用するが，それらと併行して光線療法を使用すると有効な例が見られる。

3 リンパ浮腫

婦人科，乳癌術後などリンパ浮腫を示す症例が見られる。それらに対してエアマッサージ器と併用し，腋窩，鼠径部に光線療法を行うことで，効果が上がりやすい例を経験する。

4 放射線性粘膜炎，化学療法副作用

頭頸部癌の放射線治療において，咽頭部の放射線びらんによる痛みと摂食障害は大きな問題であり，Bensadoun ら[2)]によると，低出力レーザー治療は，放射線治療に関連する口腔粘膜炎の程度と期間を減らすとあり，また，骨髄移植，化学療法に誘発された粘膜炎のコントロールに有望な理学療法といえるかもしれないとの文献もある。

5 褥　瘡

癌患者の褥瘡は，栄養状態の改善が難しく治療困難な場合が多く，予防マット，ドレッシング剤とともに光線療法を創部に使用し，創治癒を促す効果が見られる例がある。

6 皮膚潰瘍

腫瘍による皮膚潰瘍，副作用によるものも含め治癒促進を期待し使用している。

ま と め

緩和ケアにおけるリハビリテーションは，患者の余命から ADL 改善または QOL 維持のどちらが主目的になるかを検討する必要性がある。癌性疼痛に関するリハビリテーションでは，光線療法は有用な方法の一つとして考えられる。

今後緩和医療において，光線療法は体に優しい疼痛治療法であり，また癌治療における副作用の改善に期待できる治療として，また効果に付随する“手当て”の効果も期待できるものと考えている。

■参考文献

1) 辻　哲也. 緩和ケアにおけるリハビリテーション. 辻　哲也編. がんのリハビリテーション. 東京：メヂカルフレンド社；2007. p.156-62.

2) Bensadoun RJ. Low-energy He/Ne laser in the prevention of radiation-induced mucositis. A multicenter phase 3 randomized study in patients with head and neck cancer. Support Care Cancer 1999；7：244-52.

（吉澤　明孝，行田　泰明）

7 心理療法

はじめに

がん対策基本法に基づき，癌診療にかかわるすべての医師が緩和ケアの基本を習得することを目標に各地で研修会が行われている。精神症状のケアは身体症状のケアと並ぶ研修の柱とされており，癌患者の心理療法の重要性がうかがわれる。山室は“患者の痛みの訴えを total pain として把握して，患者・家族が担わざるを得ない苦痛・苦悩への対応が不可欠である”としている[1)]。疼痛治療においても，癌患者のおかれた状況と病期〔緩和ケアの病期(表 1)[2)]〕を理解し，その時々の心理への配慮がなければ，十分な効果を上げることができない。

一般に，外来や病棟で行われる癌患者への心理療法は，精神神経科領域の器質的精神病やうつ病など精神病に対するアプローチとは異なり，また，脳転移による脳機能障害や認知症を併発した例を除く，精神活動としては正常の患者を対象とする。本項では，まず癌患者の心理状態を理解し，そのうえで診察と面談におけるコミュニケーションの技法を紹介し，治療ケアを必要とする対象をスクリーニングするための評価法を挙げ，最後に“スピリチュアルペイン（霊的苦痛）”の考え方と対応を紹介する。

癌患者の心理

1 告知後の心理過程[3)]

癌患者の心理を理解するための拠り所として，精神科医エリザベス・キューブラー・ロスの“死にゆく過程のチャート”が著名である（図 1）。言うまでもなく，告知後の患者の心理過程を，第 1 段階：否認と隔離，第 2 段階：怒り，第 3 段階：取引き，第 4 段階：抑うつ，第 5 段階：受容という 5 つの段階でとらえたものである。加えて，ロスは患者はどの段階にあっても希望を持っていると述べている。これらの患者心理を理解して癌性疼痛治療を行うことが大切である。

表 1　緩和ケアの病期（いわい分類 2007）

		[I]A	[I]B	[II]A	[II]B	[III]A	[III]B	[IV]A	[IV]B
分類		積極的治療期				緩和ケア期			
分類	病期	[I] 診断/根治期		[II] 進行/再発期		[III] 末期		[IV] 終末期	
分類	病期	[A] 前期	[B] 後期	[A] 前期	[B] 後期	[A] 前期	[B] 後期	[A] 前期	[B] 後期
分類	病態	確定前	早期/進行	局所/孤立性	多発/再燃	臓器障害	臓器不全	呼吸・循環不全	心肺停止
分類	定義	初診から検査中または診断まで	規約上の根治，一般に“治った”といわれる状態	遺残または再発病変は局所性で治療により治癒の可能性がある	多発性または切除不可能な病変，治療により延命効果が期待できる	生命を脅かす合併症があるが，治療により代償されている	代償不可能となった臓器障害または悪液質	回復不可能で重篤な呼吸・循環障害	呼吸・循環が停止しようとする時期（臨死期）
分類	判断の目安		術後根治度 AB	C		摂食障害，胸腹水，出血，感染，黄疸，上位対麻痺，腸閉塞，尿閉，呼吸困難，脳圧亢進，悪液質		乏尿 低酸素 脈拍微弱	下顎呼吸
分類	判断の目安		薬物・放射線の奏効度　CR	PR-NC	PD				
記録	年月日								
記録	理由								
参考臨床像	症状	検査・治療関連		治療関連・局所症状（疼痛・麻痺）		臓器症状		全身症状	
参考臨床像	痛みの心理	“痛みがなければ”				“せめて痛みだけでも”			
参考臨床像	ADL	社会生活		歩行		臥床		対話	
参考臨床像	目標 治療	早期診断治療		根治	延命	機能代償	症状緩和	苦痛緩和/日常性の維持	
参考臨床像	目標 ケア	闘病を支える				社会生活	自立	水入らず/充足感	
参考臨床像	療養の場	外来/一般病棟				緩和ケア病棟			
参考臨床像	療養の場					多床室		個室	
参考臨床像	療養の場					在宅ケア			
参考臨床像	予後	年〜月				月〜週		日	時間

（佐藤　智編著．在宅がん緩和治療ハンドブック．大阪：メディカ出版；2009．p.12-13 より引用）

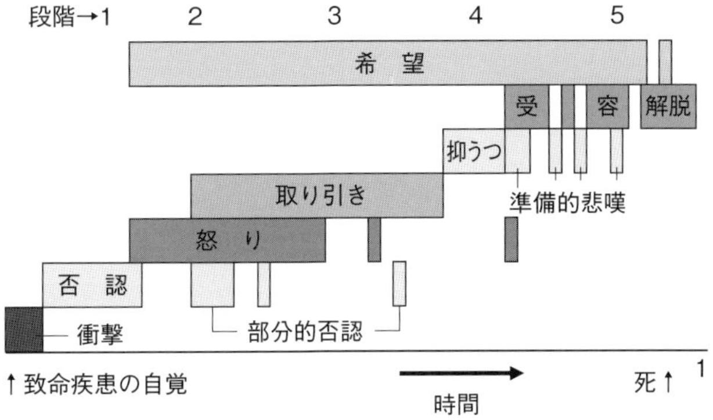

図1　告知後の心理過程

(E・キューブラー・ロス著, 川口正吉訳. 死ぬ瞬間, 死にゆく人々との対話. 東京：読売新聞社；1971 より引用)

2 悲哀の仕事 (mourning work)[4)〜6)]

患者は，癌に罹患したことでさまざまな危機を体験し，悲哀の仕事を行ってきたと考えられる。危機は喪失に対する脅威あるいは喪失に直面して引き起こされるパニック状態である。一方, 悲哀は喪失に伴って経験される落胆や絶望などの心の状態と考えられ, さまざまな情緒状態や防衛機制が繰り返される。この一連の過程は“悲哀の仕事(mourning work)”と呼ばれ，“否認”“現実検討”“抑うつ”“再適応”のプロセスをたどる。

ある患者は，癌化学療法を選択するために余命を知りたいと話し，数カ月の命と伝えられても，それを受け入れ治療を継続している。一方では，緩和ケアが中心になったときに深い悲しみに耐えきれず，抑うつ，適応障害，うつ病に移行する患者もいる。患者とともに危機体験と悲哀の仕事（プロセス）を振り返り，患者自身が経験した悲しみを受け入れ，危機を克服したことを心の糧にできるようにかかわることが必要だと考えられる。また，抑うつが続くときは，精神科医師や心理療法士へのコンサルテーションを勧めている。

面接技法

1 傾　聴[7)]

辞書には“聴く”は“耳を立てて注意して聞く，明らかに聞く”とあり，“聞く”は音を耳に感じることとある。カウンセリングにおける傾聴は，カール・ロジャーズが提唱した積極的傾聴 active listening であり，人間尊重の態度に基づいて相手の話を徹底

表2　積極的傾聴の技術

①　話し手のペースに合わせる
②　感情に焦点を合わせる
③　受け止めた言葉を話し手に返す
④　間と沈黙も大切
⑤　説得・アドバイスにならないよう

して聴こうとする聴き方を指すといわれる。積極的傾聴の基本的な態度として，以下の3点が大切である（表2）。① 共感：あたかも“自分が相手であったら…”と考えながら話を聞くこと。② 無条件の肯定的関心：どんな話でも関心を持って聴くこと。医学的な会話だけでは患者を十分に理解することはできない。③ 自己一致：聞き手が，自分らしく自分に素直に聴くこと。話を聞きながら生まれる疑問や気持ちは押し殺さなくてもよい。

2 SHEARE[8)]

SHEAREとは，悪い知らせを伝えられる際の患者の意向の4構成要素“supportive environment 支持的な場の設定”“how to deliver the bad news 悪い知らせの伝え方”“additional information 付加的な情報”“reassurance and emotional support 安心感と情緒的サポート”の頭文字である。癌医療において，医師が患者に悪い知らせを伝える際の，効果的なコミュニケーションを実践するための態度や行動を示しているという。SHEAREを時系列に並べ替えたものが表3であり，面談の際に気をつけるべき要点が示されている。

評価と診断

1 つらさと支障の寒暖計

内富，藤森らが開発した“ケアが必要な気持ちのつらさを同定する方法”として標準化された質問である。つらさと支障の寒暖計は，2問の質問からなっており，簡便に実施できることが特徴である（図2）。また，うつ病や適応障害など，ケアが必要な気持ちのつらさのスクリーニング法として良好な性能を持つことが示されている。最近1週間を平均した，気持ちのつらさと，気持ちのつらさによる日常生活の支障を10点満点で尋ねる。つらさ4点以上，かつ，支障3点以上の場合（片方の点数がいくら高くても，もう一方が低い場合は該当しない），“ケアが必要である気持ちのつらさである可能性が高い”という。実際に使ってみると，不安・抑うつのアセスメントツールとしては，疼痛アセスメントのVAS，NRAに匹敵する有用性があると考えられる。

表３　悪い知らせを伝えるコミュニケーション技術

準備	事前に重要な面談であることを伝える
	・家族の同席を促す
	・プライバシーが保たれた部屋，十分な時間を確保する
	・面談の中断を避ける
	・身だしなみや時間遵守など，基本的な態度に配慮する
STEP1	面談を開始する
	・時候の挨拶から始め，聴くスキルを用いる
[起]	・病気への認識を確認する
	・心の準備ができているか把握する
	・患者の使う語彙に注意し，何をどの程度伝えるか考慮する
STEP2	悪い知らせを伝える
	・警告となる言葉をかけ心の準備を促す
[承]	・悪い知らせは明確に伝える
	・感情を受けとめ，気持ちをいたわる
	・患者の言葉を待つなど共感的な態度は信頼関係を促進する
STEP3	治療を含め今後のことについて話し合う
	・治療と日常生活への病気の影響について話し合う
[転]	・専門家を紹介することも有効である
	・初診ではセカンドオピニオンについて説明することが望ましい
STEP4	面談をまとめる
	・要点をまとめ，患者の理解を確認する
[結]	・説明に用いた紙を渡す
	・責任を持って診療にあたることを伝える

■ケアが必要な気持ちのつらさを同定する

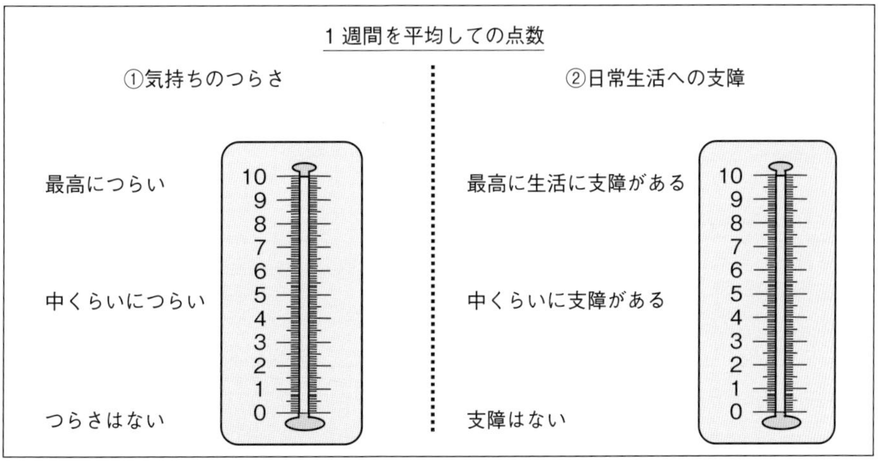

つらさ≧4点　かつ　支障≧3点　の場合，ケアが必要である可能性が高い

図２　つらさと支障の寒暖計

2 村田理論[9)〜12)]

村田（京都ノートルダム大学人間科学部）は，スピリチュアルペインを“自己の存在と意味の消失から生じる苦痛”と定義し，生きる意味の存在を“時間存在”“関係存在”“自律存在”としてとらえることで，終末期の“こころのケア”の可能性を広げようとした。これは特定の宗教に立脚したスピリチュアルケアではなく，存在論（時間存在，関係存在，自律存在）に基づいてスピリチュアルペインをアセスメントし，それぞれのスピリチュアルケアの方向性を明確に示すことができるという特徴がある（図3）。臨床の現場では，漠然としがちなスピリチュアルペインを3要素に分けてとらえるので比較的分かりやすく，そこから対応の仕方が見えてくるので有用である。次に実症例を示す。

かつて著者（三浦）が所属した“消化器内科病棟”におけるスピリチュアルペインに対する医療や看護は手探り状態であった。その中で医師も看護者も，患者や家族と向き合ったが，その例として，ある患者は，“膵癌だって信じられない。誤診ではないか”と怒りをあらわにした。膵癌だと告知されたことで，“定年後の将来構想がなくなってしまう。本当に生きられないのだろうか”と，自分の将来展望を喪失した。これが“時間存在の喪失”である。また，ある患者は，“子どもは自分のことを覚えているだろうか。せめて小学校に上がるまで見届けたい”と尋ねてきたが，これが“関係存在の喪失”である。また，終末期衰弱が激しくなると，“一人でトイレに行くこともできない。情けない”と落胆していったが，これが“自律存在の喪失”であると理解される。このように，3本の柱のどれかが折れそうになったとき，患者のこころは悲哀に満ち，自分の命が消滅すること，死にゆくことの不安や恐怖にさいなまれ，“こころの痛みとしてスピリチュアルペイン”が表現されると考えられる。

われわれは，癌告知を受けた患者が死にゆく恐怖と対峙するとき，何を提供できるのか検討した。そこで，看護者が，医師と患者（家族）との病状説明の場に同席し，その

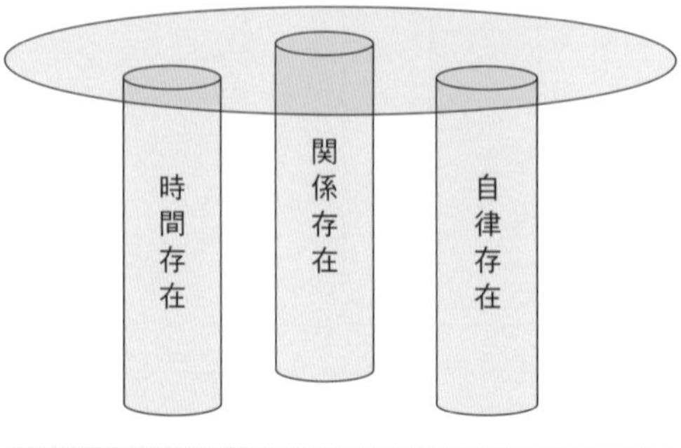

図3 存在を支える3つの柱

村田理論の小澤による概念図
（小澤竹俊．医療者のためのスピリチュアルケア．東京：日本医事新報社；2008．p.67より引用）

場で，説明された内容，患者や家族の意思決定とその時々の“こころのようす”をとらえるよう努めた。また，余命告知はしないまでも転移については真実告知をするように努めたり，医師による告知が行われたあと，看護者ができるだけ患者の傍に寄り添うことにした。その際は，患者の話していることを真剣に聴き，その意向に誠意をもって従い，例えば“痛いからモルヒネを増やしてほしい”“腹水で苦しいから腹水穿刺をしてほしい”など，患者の声を医師に伝え，患者の願いを叶えようとした。その結果，患者は自分のおかれた状況を話すようになり，安楽になるために看護者と交渉するようになった。この行為が，“自律存在の柱を太く”したように考えられる。さらに，家族の面会も付き添いも自由にして，患者にとって残り少ない時間を家族とともに過ごせるように配慮したが，これで“関係存在の柱が太く”なり，患者は人生の回想をするようになった。その結果，患者は家族や医療者にもお別れの言葉や感謝の言葉を伝えるようになった。このようなことが，“死を超えて未来を確信し，時間存在の柱を太くしていた”のではないかと考えられる。

おわりに

緩和ケアには，症状緩和に加えて“こころのケア”が期待されている。医師，看護師などの緩和ケアの従事者は，専門職として特殊性を活かし，患者の苦しさやつらさを共感できるチーム医療を目指すことが大切である。そしてチーム医療の目標は，同僚看護師の言葉であるが“この苦しみがいつまでも続くならば，もう…”と，死を願うことさえある患者が生きる意欲を取り戻すことにあると考えられる。

■参考文献

1）山室　誠．がん患者の痛みの治療．東京：中外医学社；1997．p.147．
2）佐藤　智編著．在宅がん緩和治療ハンドブック．大阪：メディカ出版；2009．p.11-3．
3）E・キューブラー・ロス著，川口正吉訳．死ぬ瞬間，死にゆく人々との対話．東京：読売新聞社；1971．
4）保坂　隆．ナースのためのサイコオンコロジー．東京：南山堂；2002．
5）小島操子．看護における危機理論・危機介入．改訂2版．京都：金芳堂；2008．
6）秋元典子監修．ターミナルを生きる　患者と家族の心を支える看護．東京：学研；2006．p.78-98．
7）三島徳雄，新小田晴美．看護に活かす積極的傾聴法．大阪：メディカ出版；1999．
8）藤森麻衣子，内富庸介編．がん医療におけるコミュニケーション・スキル（続）．悪い知らせをどう伝えるか．東京：医学書院；2009．
9）村田久行．スピリチュアルケアを学ばれる方へ．臨床看護 2004；30：1025-9．
10）小澤竹俊．医療者のためのスピリチュアルケア．東京：日本医事新報社；2008．
11）三浦浅子，大西和子．進行性膵がん患者の死の受容過程の分析―告知を受けた4名の Retrospective Study―．三重看護学誌 2009；11：53-64．
12）小川朝生．内富庸介編著．緩和ケアチームのための精神腫瘍学入門．大阪：医薬ジャーナル社；2010．

（佐藤　　智，三浦　浅子）

8 癌の痛みに対する漢方治療

はじめに

痛みは，癌に罹患した人々にとって，不安や恐怖を覚えるもっともつらい症状の一つである。西洋医学的には，WHO が発表した癌性疼痛治療に対するラダーはよく知られているが，非ステロイド性抗炎症薬（nonsteroidal anti-inflammatory drugs : NSAIDs）による胃腸障害や，オピオイドによるさまざまな副作用がしばしば患者を苦しめる。また，放射線治療や化学療法なども癌に対して攻撃的効果があるが，鎮痛薬の副作用とともに，これらの西洋医学的治療は，同時に人間の生命力や抵抗力（免疫力）である“正気”を障害し，気血両虚や陰陽両虚と呼ばれる状態に陥ることがあり，それがさらに癌の浸潤を助長させる可能性があることも考慮に入れるべきである。西洋医学によって癌を直接攻撃するとともに漢方薬を応用することは，西洋薬のさまざまな副作用を軽減するとともに，“正気”の保護や免疫系，造血系，内分泌系，脾胃（胃腸）機能の改善などにも効果があり，癌性疼痛治療の一翼を担うことができると信じている（表 1）。

中医学的には，癌性疼痛の発生も通常の痛みと同様に気血の“不通則痛”（通じざれば則ち（すなわ）痛む）の理論（表 2）で成り立っており，漢方薬によって気滞（気のうっ滞）の改善や瘀血（おけつ）（血のうっ滞）などの末梢循環障害を改善することによって，さまざまな疼痛も緩和されると考える。

表 1　漢方治療の役割

1．存在意義	・現代医学の治療の弱点を補完する ・健康回復と健康増進を担う ・現代医学で得られぬ治療効果を期待できる
2．優位点	・個人差を重視し，心身両面に作用する ・作用が穏やかで，副作用が少ない ・全身の状態を総合的に診る ・診断病名にこだわらずに患者の愁訴に正面から向き合う
3．漢方に有用な病気	・体質に基づく病気…高血圧，糖尿病，アレルギー ・慢性の治りにくい病気…慢性疼痛，腎臓病，肝炎，リウマチ ・体質の弱点…胃腸が丈夫でない，風邪を引きやすい

表２ “不通則痛・通則不痛”―素問・挙痛論―

（通じざれば則ち痛み，通ずれば則ち痛まず）

●疼痛の発生・進展・転帰の判断に対しての理論的根拠

▼

気滞・瘀血による疼痛の治療だけでなく，寒邪・熱邪・湿邪の侵入，飲食の不摂生，結石・痰飲・外傷などが原因で起こる気血の運行障害による痛みの治療にも重要な役割を果たしている。

表３ 気・血・水

それぞれの相互作用が健康状態を規定する。

気：元気・気力・気分・気合い
　→気虚・気滞・気逆
血：全身を循環する赤い体液様因子
　→瘀血・血虚
水：血以外の無色の体液様因子
　→水毒（水滞）

癌性疼痛の病因

気血は，漢方医学的には人体の生命活動，維持に欠かせない大変重要な物質である（表3）。気は体内のエネルギーの根源であり，血はこのエネルギーや栄養分を末梢に運ぶ役割を有している。気は陽で，人間の臓器の活動を促進しかつ血を運搬する“推進作用”や，身体を温める“温煦作用”，病気を防ぐ“免疫作用”などがある。血は陰で，末梢に栄養分を運ぶ栄養作用や組織を潤す滋潤作用があり，気と血は相互依存の関係にある。気がなければ血の運行ができなくなり，血がなければ気の流れが途絶えることによって上記の“不通則痛”の理論によってさまざまな痛みが発症する。中医学における“気行血則行，気滞血則凝，不通則痛（気行れば血すなわち行る，気滞れば血すなわち凝る，通ぜざればすなわち痛む）”の理論に通じる。また，すべての組織や器官の活動は血の滋養作用によっており，癌によって血の滋養作用が少なくなれば気の推進作用が弱くなり，気血の運行障害を引き起こし痛みが出現する。

“瘀血”とは，身体内の循環障害（うっ血状態も示す），血腫，腫瘍などを示す。さまざまな原因により気血の運行障害を引き起こし，症状としては固定性の激痛が多く，血管の怒張や内出血を呈することが多い。

癌性疼痛の漢方治療

癌性疼痛の治療を行う場合は，虚実（体力のない場合とある場合）の判断が必要である。癌に罹患しても，初期でまだ体力のある場合（実証）は，癌の抑制や疼痛の軽減などの“祛邪法”を行い，例えば桂枝茯苓丸や桃核承気湯などの駆瘀血薬や浮腫を取り除く五苓散や防已黄耆湯など，気血の流れを阻んでいるものを取り除き，正常な流れを回復する治療を行う。また末期などで体力が落ちている場合（虚証）は，“扶正法”を行い，十全大補湯や補中益気湯などの補剤を用いて，補気，養血，温養などの補法（足りない要素を補う）としての治療を行う。どちらの場合でも，常に考えなければならないことは，脾胃（消化器）の保護であり，脾胃の機能を良好に保ち食事が摂れるようにすることで漢方薬治療の効果を上げることができる[1)]（表4）。

表４　癌の漢方治療

・体力がある場合…まず「祛邪法」
・清熱・解毒・活血・化痰・散結・通便・利水
・続いて…「扶正法」
・補気・養血・滋陰・温養など
・体力がない場合…「扶正法」を優先
・（術後患者，末期患者）
・常に考えることは→脾胃の保護（必ず摂食）

〔菅沼　栄．いかに弁証論治するか（続編）．第１版．千葉：東洋学術出版社；2007. p.244-5 より引用〕

癌性疼痛治療の実際

1 モルヒネなど鎮痛薬の補助療法として

附子は鎮痛成分（メサコニチン，アコニチン，ヒパコニチンなど）を有する生薬で，鎮痛作用以外にも，強心作用や代謝賦活作用がある。附子の鎮痛効果により，オピオイドや NSAIDs などの鎮痛薬の効果を減量し，副作用の軽減を図ることができる。

【附子を含む漢方薬】

① 麻黄附子細辛湯：全身倦怠や微熱があり，悪寒とともに四肢の疼痛冷感がある場合。
② 桂枝加朮附湯：四肢や躯幹の疼痛，関節痛があり，寒冷により症状増悪する場合。
③ 牛車腎気丸：疲れやすく，腰下肢痛とともに下肢の冷えがある場合に用いられ，抗癌薬などによるしびれにも効果がある。
④ 真武湯：胃腸虚弱で下痢などの症状があり，手足の冷えとともに，腹痛や下肢痛を

来す場合。

2 癌性疼痛に対する漢方薬治療

① 癌の痛みが始まった初期でまだ体力があり，食欲はあるが発熱があったり，便秘などを伴っている場合（清熱解毒）
…黄連解毒湯

② 全身の倦怠感があり，浮腫とともに嘔気や食欲不振などの胃腸機能の低下を伴ってしこりと痛みがある場合で厚い舌苔がある
…二陳湯
…半夏白朮天麻湯（下肢の冷えを伴う）

③ 痛みが限局していて，時に激しい痛みとなる場合。顔がやや黒ずみ，口唇や舌の色が紫色に近く，舌裏静脈の怒張が見られる（活血化瘀）
…当帰芍薬散（軽度の貧血を伴う）
…桂枝茯苓丸（瘀血が強い）
…安中散（痛みが強い）
…芍薬甘草湯（痛みが強い場合の合方として用いる）

④ 癌の末期などに見られる痛みで，体力低下により，易疲労感と倦怠感が強く体重減少などが見られる場合。貧血や食欲低下などの消化器症状を伴うことが多い〔補剤（表5，表6）〕
…十全大補湯（悪液質によるくすんだ顔色，皮膚の乾燥や脱毛，貧血や出血傾向などのある場合）
…補中益気湯（気力・体力の消耗に対する第一選択薬で，微熱を伴い，食欲不振や四肢の倦怠感が強い場合）

表5 補剤とは

・補剤とは，「足りない要素を補う」漢方薬（例えば，気血双補）であり，単なる栄養剤や体力増進剤ではない。西洋医学にはない，漢方独特の薬剤である。
・消化機能や免疫能の賦活剤であり，いわゆる生体防御機能の賦活剤ともいえ，生体が本来有する治癒能力の促進を図る。
・現代医薬にはない漢方独特の薬物群で，人参，当帰，芍薬，附子などを含む処方が用いられる。
・十全大補湯，補中益気湯，六君子湯，人参養栄湯などが挙げられる。

表6 補剤の使い方

・一般的には，生気不足だがまだ体力が残っている患者には，補中益気湯，終末期に近い患者で貧血などの症状を呈する場合には，十全大補湯，悪液質の患者でまだ内服が可能な場合には，人参養栄湯などを使用する。
・補剤に含まれている人参や黄耆は，免疫力を高め，抗癌薬や放射線療法による白血球異常やその他の副作用を抑えることが科学的に証明されている。

…六君子湯（りっくんしとう）（食欲不振や下痢などの消化器症状の強い場合）

担癌状態に対する漢方治療（表7 [2]）

癌の治療は免疫力の向上がもっとも大切である。冒頭に書いたように，西洋医学による抗癌薬や放射線治療は癌に対して攻撃的な治療であるが，その分副作用もあり，免疫機能が低下することがある。免疫機能が低下していると，どんな治療もその治療効果を上げることは困難となる。現代医学は，攻めには強いが守りには弱いのが特徴である。漢方医学は，オーダーメイドの治療法であり，そのときそのときの患者の状態に合わせた治療が可能である。痛みに関しても同様であり，漢方治療は痛み自体はもちろん，痛みと併行して起こるさまざまな症状を緩和することによって患者のつらい状態を軽くすることができる。漢方薬は，生体に対する免疫力を向上させ，生きる勇気を与えるとともに，痛みをはじめとするさまざまな症状緩和に大変効果があると信じている（表8）。

表7　漢方薬による担癌状態の改善

・進行性の消耗—体重減少，全身倦怠，食思不振	十全大補湯，補中益気湯，人参養栄湯，六君子湯
・感冒の初期	葛根湯，桂枝湯，麻黄附子細辛湯
・こむらがえり	芍薬甘草湯
・譫妄，焦燥，興奮	抑肝散
・便秘	麻子仁丸，大黄甘草湯，潤腸湯
・（術後便秘）	大建中湯
・口内乾燥	麦門冬湯，白虎加人参湯
・食欲不振	十全大補湯，補中益気湯
・浮腫	防已黄耆湯，牛車腎気丸
・嘔気	六君子湯，茯苓飲合半夏厚朴湯

（金子明代．漢方特集．実践・高齢者と漢方：癌緩和ケアと漢方．漢方で体力の低下を緩やかに．日経メディカル 2007；10：28-9 より引用）

表8　癌の漢方治療の適応と限界

1. QOLの確実な向上
2. 延命効果の可能性
3. 長期服用による和痛効果の可能性
4. 化学療法，放射線療法による副作用の軽減
5. 再発・転移を予防する
6. 免疫力の向上の可能性

付表　癌治療における漢方薬の使い方

1. 鎮痛補助薬として
2. 手術侵襲の修復
3. 手術後の諸症状の改善
4. 抗癌薬の副作用軽減，併用療法
5. モルヒネなどのオピオイドの副作用軽減
6. 担癌状態の生体防御機構の改善

■参考文献

1) 菅沼　栄. いかに弁証論治するか(続編). 第1版. 千葉：東洋学術出版社；2007. p.244-5.
2) 金子明代. 漢方特集. 実践・高齢者と漢方：癌緩和ケアと漢方. 漢方で体力の低下を緩やかに. 日経メディカル 2007；10：28-9.

（世良田　和幸）

9 鍼灸治療と補完代替医療

はじめに

近代の西洋医学は，客観性をその礎として，再現性や普遍性に関する分析を行うことで発展してきたが，全体像としての病気の本態を追及することに終始し，個々の患者の病態や主観的な訴えに対処することを疎かにしてきた，と言えなくもない。この点において，鍼灸治療に代表される東洋医学，さらには補完代替医療（complementary and alternative medicine：CAM）として包括される医療は，西洋医学では十分に対応できない患者の訴えに対しての処置をまさに補完する立場にあるといえる。特に癌性疼痛を抱える患者では，痛み以外にも主観が大きくかかわる症状に対応できるアプローチが重要な部分となることは言をまたない。

終末期癌患者のもっとも多い訴えは痛みであり，Benedetti ら[1)2)]は，これらの原因を①癌の直接浸潤による痛み，②癌の治療に関する痛み，③担癌状態あるいは闘病生活に伴う痛み，④癌および癌の治療に関係しない痛みの4項目に分類している。この分類に沿って考えたうえで，横川ら[3)]は西洋医学に鍼灸治療を併用することで③④の痛みが軽減したとし，一般的にマッサージが有効な痛みでは鍼灸治療の効果が期待できると結論している（後述するが，鍼灸治療の適応と考えられるものはむろんこの③④のみではない)。また，癌患者やその家族がさまざまな症状の緩和を目的として，多くのCAMを用いていることは，厚生労働省の研究班による調査でも明らかにされている[4)5)]。

癌の進行や治療に伴って，患者は痛み以外にも痺れ，凝り，だるさ，倦怠感，食欲不振，嘔気，腹部膨満感，便秘や便通の異常，呼吸困難感や咳，遺尿や排尿困難，不眠，不安といったさまざまな症状を訴えるようになる。これらの症状には主観が大きくかかわり，この愁訴が重なるほど日常生活能（activities of daily living：ADL）に与える悪影響は大きくなることは想像に難くない。ここでは，これらの愁訴に対する処置を補完するために鍼灸治療やその他のCAMを用いる意義は大きい。

本項では，癌患者の管理における鍼灸治療の実際につき詳述し，現在行われているCAMの多くを紹介する。なお，世界的にみると漢方薬もCAMに分類されているが，癌患者に対する漢方薬処方の詳細については別項を参照していただきたい。

鍼灸治療

1 鍼灸治療に関する一般的事項

一般的に鍼灸治療では，鍼具や灸具を用いて生体に一定に機械的刺激や温熱刺激を与えて，それにより生じる生体反応を利用して生活機能の変調の矯正，疾病の予防または治療を行う[6)7)]。疾患別に対応するのではなく，生体が持つ調節機能に作用をもたらして，生体の恒常性を賦活させて病態を改善する特徴を有している。疾患に認められる症状そのものが情動変化を含むさまざまな生体反応の集合である。したがって，明らかな愁訴があるにもかかわらず，種々の検査で異常を認めない未病段階がもっともよい適応と考えられている。これらのことから西洋医学に立脚した科学的なアプローチによって，そのメカニズムを解明することはきわめて困難であり，西欧医学とは別の体系に基づくCAMのひとつとして位置づけられている。

施行方法には，従前からの経絡治療に加えて，トリガーポイント療法，経筋療法，変動経絡療法，良導絡療法，皮内鍼，接触鍼，頭皮鍼，耳鍼，手背鍼や足鍼，圧粒子貼付療法など数多くある。また，鍼を用いない経皮的電気神経刺激（transcutaneous electrical nerve stimulation : TENS）療法，経穴やモーターポイントに電極をおいて電気刺激を行う silver spike point（SSP）療法[8)]，さらには経穴や神経に皮膚面からレーザー光線や偏向赤外線をスポット照射する光線療法も鍼灸治療の範疇とされている[9)]。

なお，筆者らの施設では，毫鍼による単刺や置鍼，低周波鍼通電，皮内鍼（2～3 mm 鍼を皮内に刺入してテープで貼付固定する）や円皮鍼（1 mm 前後の長さの鍼をテープで貼付する）を頻用している[9)10)]。また，他の施設においても，癌性疼痛にかかわらず，他のさまざまな慢性痛に対して，薬物治療や神経ブロック療法との併用が広く試みられている[2)6)7)]。

灸には透熱灸，知熱灸，灸頭鍼療法などがあり，血行促進，免疫力や自然治癒力を高めるとされているが，艾の燃焼による煙や臭いのために，外来や緩和ケア病棟などでは施行が難しいのが現状である[11)]。これに対しては，煙が出ずに灸頭鍼の輻射熱量を温熱子が再現する遠赤外線機器，米粒大艾の温度曲線と同様な温熱を再現する電子温灸器が市販されている。

2 鍼灸治療の適応

鍼灸治療の一般的な適応としては，痛み以外に痺れ，凝り，だるさ，四肢の冷え，嘔気，腹部膨満感，便秘，排尿異常，月経異常，不眠や不安などが挙げられる。これらの症状は，いわゆる不定愁訴として扱われることが多いが，前述のように終末期の癌患者でも見られ[3)]，鍼灸治療はこれらの症状を軽減，緩和し，患者の生活の質（quality of life : QOL）を向上させることを目的としている。

1997年，米国国立衛生研究所が発表した“鍼の有用性についての声明”[12)]では，鍼は術後や薬物療法時の嘔気，嘔吐に対して有効であるとしている。また，2006年，英国において鍼治療を癌患者に提供するためのガイドライン[13)]が発表されたが，既存の治療と鍼治療の併用によって，全人的苦痛で苦しむ患者のQOLやquality of death and dyingを改善することが示唆されている。この英国ガイドラインでは，従来の治療に反応しない口内乾燥，手術後や化学療法により二次的に生じた難治性の嘔気や嘔吐，進行癌による呼吸困難，乳癌，前立腺癌またはその他の癌に伴う血管運動性の症状に対して，投薬に反応しない場合や副作用の回避を目的として鍼治療を選択すべきとしている。また，手術または放射線療法により治癒しない潰瘍，難治性の疲労感，一般的な治療が無効であるその他の症状（例えば不眠症）などでは鍼治療が適応となるとしている。

3 癌患者での鍼灸治療

全世界的に癌患者に対する鍼灸治療の有効性に関する検討が広く行われており[14)~16)]，西洋医学的な治療と併用することで，癌および癌治療に伴う痛みに加えて，痺れ，凝り，浮腫，倦怠感，食欲不振，嘔気，腹部膨満感，便通異常，さらには不眠や不安などの精神症状の軽減を認めたとする報告がある。わが国でも，緩和ケアにおいて鍼灸治療の併用が有効であったとする報告が数多くなされている[3)8)11)17)18)]。

横川ら[19)]は，1,000名を超える癌患者に経絡治療，接触鍼，皮内鍼などの治療を行った経験からその有用性につき報告し，玉川ら[20)]は213名にSSP療法，低周波通電，置鍼，温灸，単刺，レーザー光線の照射，良導絡などの治療を行い，痛みや愁訴が改善したと報告している。また，渡邊ら[18)]は，ホスピス病棟および在宅ホスピスで13名の患者の治療を行い，脾兪，胃兪，腎兪，志室などの経穴（図1，図2）への刺激と，肩井，合谷，足三里，三陰交，中脘，梁門，関門，肺兪，厥陰兪，心兪への円皮鍼の貼付を併用することで，良好な効果を得たとしている。絹田[21)]は，大腸癌手術後に生じた不定愁訴に対して随証療法，太極療法（中脘，期門，天枢，気海，天柱，風池，大杼，肩井，肺兪，厥陰兪，脾兪，腎兪，大腸兪，合谷など）を週2回の割合で行い，計14回の治療で不定愁訴が73％減少したと報告している。さらに福田ら[22)]は，癌と鍼灸について報告された国内外の文献213件（和文133件，英文80件）の分析では，置鍼，低周波通電，SSP療法，直流通電，温熱療法などが用いられており，癌治療の副作用の軽減や症状緩和に有効であったとの報告が多いとしている。しかし，その科学的根拠につき十分に検討されているとはいえないのが現状である。

鍼灸治療を行う時期であるが，横川ら[3)]は，鍼灸治療を行った130名では，治療を開始した時期は死亡3カ月以前が多く，最終治療日は死亡の5日以内がもっとも多いと報告している。ここでは死の直前まで鍼灸治療を希望する患者が多いことを述べ，鍼灸は副作用がなく，死の直前まで行える治療法であり，状態が悪いほど鍼灸治療により少しでも症状の軽減を図るべきであると報告している。高士[11)]，小内ら[23)]も早期から治療を行うべきであり，治療期間が長いほど効果が大きかったとしている。英国のガイドライン[13)]では，多くの標準的な薬物と比較しても鍼治療には副作用が少ないことから，早

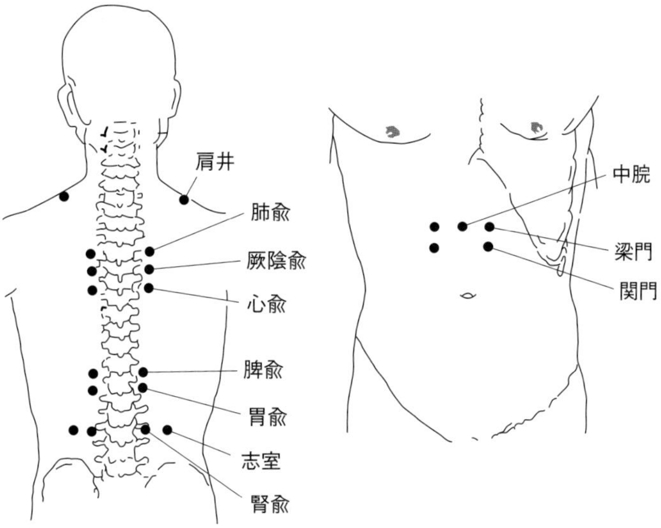

図 1　癌患者に対して頻用される経穴（体幹部）
（渡邊陸弥，伊藤　隆，田淵宗文．鍼灸と湯液を用いた緩和医療．漢方と最新治療 2004；13：381-6 より引用）

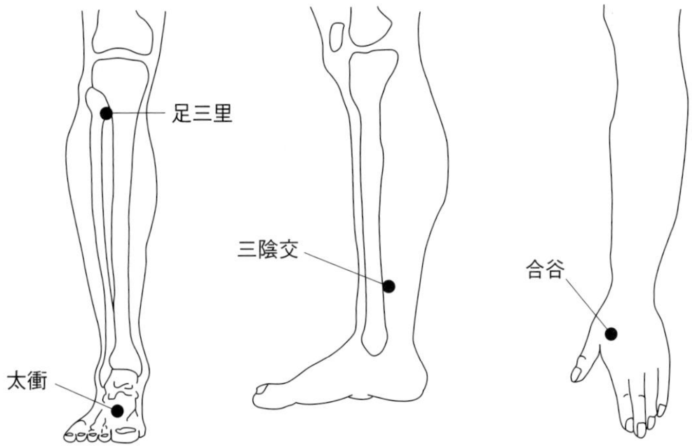

図 2　癌患者に対して頻用される経穴（四肢）
（渡邊陸弥，伊藤　隆，田淵宗文．鍼灸と湯液を用いた緩和医療．漢方と最新治療 2004；13：381-6 より引用）

期に試みるべきであり，また，必ずしも最後の手段ではない点を強調している。いずれにしても，今後，どのような症状に特に効果的であるかの検討が必要と思われる。

癌患者での灸の有効性に関する検討はあまりなされていないが，前述の電子温灸器が不定愁訴に有効であったとする報告[11]がある。

4 鍼灸治療施行にあたっての注意点

癌患者の鍼治療にあたり，世界保健機構の“鍼の適応と禁忌”[24]では，痛みの軽減，副作用予防のための治療を認めているが，腫瘤または潰瘍部への刺鍼，施灸を禁止し，さらに，出血傾向を認める患者，重症の感染症も禁忌としている。同様に，英国のガイドライン[13]でも重篤な凝固機能不全や出血傾向がある患者への刺鍼，好中球減少症など感染リスクの高い患者への留置鍼は禁忌とし，リンパ浮腫の傾向のある四肢，腋窩切開を行った患者の同側腕への刺鍼はリンパ浮腫や腫脹悪化のリスクがあることから避けるべきであるとしている。さらに，後述する“がんの補完代替医療ガイドブック”[4]でも血小板減少症，抗凝固療法中には鍼灸治療を避けたほうがよいとしている。いずれにしても，鍼を刺入する場合には，出血，感染のリスクには細心の注意を払い，止血，消毒を徹底する必要がある。なお，リンパ浮腫が存在する場合，筆者らはSSP療法や表面電極による低周波通電などを行っている。

その他，個々の患者の刺激に対する過敏性を十分に考慮し，適切な刺激量で治療を行うことが重要である[10]。特に初回治療時には鍼治療に対する患者の反応が分からないため，刺激量を少なくし，血管迷走神経反応が起こる可能性も念頭におく注意が必要である。

また，棒灸や温灸療法を行う場合に，腹部を温めることで全身の血流分布が変化し，仰臥位から立位になる際にふらつきを生じることを経験する。したがって，血虚証の患者では細心の注意が必要となる。

その他の補完代替医療

1 補完代替医療に関する一般的事項

CAMの歴史は古く，4,000～5,000年前から用いられていたインドのアーユルベーダ医学，中国医学，イスラムやアラブのユナニ医学（これらは三大伝統医学と呼ばれる）に端を発する。これらの伝統医学がアジアでは韓医学，漢方，チベット医学を形成する礎となり，さらに各地域で独自の展開をみせるようになる。一方で，ヨーロッパに伝わったものは西洋医学へと姿を変えるようになる[25]。

現在，CAMとは“現代西洋医学領域において，科学的に未検証および臨床で未使用の医学・医療体系の総称”と定義されるが，わが国で漢方薬や鍼灸治療といった，臨床ですでに広く用いられている治療法をも包括していることから，少なからず混乱を生じている（世界的にみると漢方薬や鍼灸治療はCAMに分類されている）。この点に関して，大野[26]は，図3に示すように漢方薬や鍼灸治療などはCAMと現代西洋医学の和集合の位置を与えているが，筆者もこの分類を支持している。その他，CAMと考えられるも

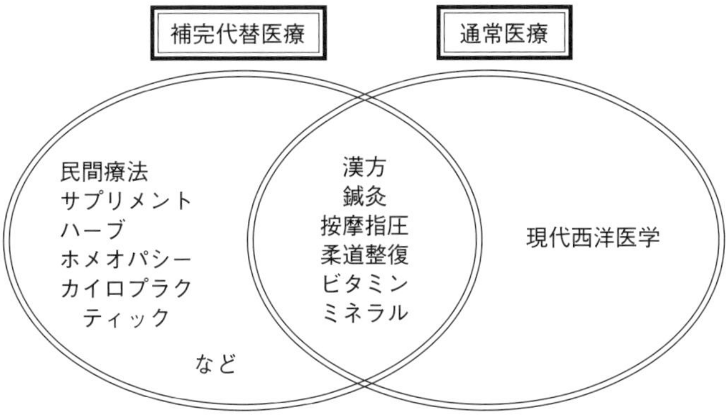

図3 補完代替医療

（大野 智，住吉義光．がんの補完代替医療ガイドブック．日本補完代替医療学会誌 2006；3：83-8 より引用）

表1 わが国で用いられている補完代替医療

1. アジアの伝統医学と派生したもの
   - アーユルベーダ医学
   - 中国医学
   - ユナニ医学
   - 和漢医学
   - 鍼灸
   - あん摩，マッサージ，指圧
   - 柔道整復
   - 気功
   - ヨーガ
   - チベット医学
2. ヨーロッパの伝統医学と派生したもの
   - ホメオパシー
   - バッチフラワーレメディ
3. 食事療法，自然療法
   - 薬膳
   - マクロビオティック
   - 断食療法
   - ゲルソン療法
   - フィトセラピー
   - セルフメディケーション（レホルム）
4. サプリメント
5. 自然療法
   - 温泉療法
   - 水療法，タラソセラピー
   - 森林療法
6. 徒手療法
   - カイロプラクティック
   - オステオパシー
   - AKA-博田法
   - リンパドレナージ
   - リフレクソロジー
7. エネルギー療法
   - エネルギー療法
   - ハイパーサーミア療法
   - セラピューティック・タッチ
8. 五感を利用する療法
   - アロマセラピー
   - 音楽療法
   - 芸術療法
9. 心身相関療法
   - 心理療法
   - 自律訓練法
   - バイオフィードバック
   - 催眠療法
   - リラクセーション法
10. 現代医学的療法
   - 自律神経免疫療法
   - 自家癌ワクチン
   - 細胞免疫療法
   - キレーション療法（キレート剤）

のには，表1に挙げるように前述の伝統医学に加えて，食事療法やサプリメント（健康食品を含む），種々の徒手療法，さらには現代西洋医学から派生したものまで多岐にわたる。表2に米国 National Institute of Health（NIH）に設置された National Center of

表２　NIHによる補完代替医療の分類

1．代替医学システム（alternative medical systems）
　中国伝統医学，アーユルベーダ，ユナニ医学，自然医学など
2．心身の作用（mind-body interventions）
　メンタルヒーリング，芸術療法，ダンス療法，音楽療法，カラー療法など
3．生物学的療法（biologically based therapies）
　食品・食物による栄養療法，ハーブ，ビタミン，サプリメント，アロマセラピーなど
4．手技・身体療法（manipulative and body-based methods）
　オステオパシー，マッサージ療法など
5．エネルギー療法（energy therapies）
　セラピューティックタッチ，温熱療法，磁気治療など

（鈴木信孝，大野　智，亀井　勉．補完代替医療の現況と展望．日病薬誌 2006；42：1421-5 より引用）

Complementary and Alternative Medicine（NCCAM）による分類を示す[27]。

さまざまなメディアを通じてもたらされるCAMに関する情報（一般的に医学的見地からはその信頼性は低く，いわゆる眉つばと思われるものも混在している）に患者とその家族は翻弄されており，医療従事者のCAMに対する認識もきわめて低いのが現状である。また，健康食品によって死亡例が発生したとの報道などもあり，看過できない状況にある。

しかし，CAMが注目される理由は存在する。要素還元主義を貫いてきた西洋医学的治療の限界に対する発想の転換，医療経済の状況の悪化，全人的医療に関する認識などである。事実，西洋医学一辺倒であった先進諸国で，CAMを最認識しようとする気運が高まりつつある。例えば，米国では，CAMの利用率が33.8％との調査結果を受け，1992年にNIHに代替医療研究室（Office of Alternative Medicine：OAM）が設置された。このOAMによる再調査では，CAMに費やされる費用は西洋医学の医療費の自己負担分を上回っていることが判明している[28)29)]。なお，1998年，このOAMは前述のNCCAMへと格上げされている。

CAMの適応に関しては，一般的に行われているリラクセーションとしての色彩が濃いものから，循環器，呼吸器，消化器疾患に対するもの，さらには癌患者での使用などきわめて多岐にわたるが，科学的根拠に基づかないものも多く含まれており，現時点ではそれを規定できる状況にはない。

2 癌患者での補完代替医療

2001年から，厚生労働省はCAMの利用実態調査を行う研究班を組織し，癌専門病院の患者を対象としてのアンケート調査を実施したが，その結果，多くの癌患者やその家族が医療従事者に相談なくさまざまなCAMを利用していることが明らかになった[30)]。なお，欧米諸国での利用状況（マッサージ，鍼灸治療，グループセラピーの利用頻度が高い）との比較において，わが国ではサプリメントや健康食品が占める比率が高いことが指摘されている。また，患者やその家族は癌の進行抑制など，癌そのものに対

する効果を期待していることが多い。

この結果を受けて，2005年には新たな研究班を立ち上げて，CAMの科学的検証と情報提供に関する活動を開始した。2006年に，その成果のひとつとして作成されたのが，患者向けの“がんの補完代替医療ガイドブック”[4)5)]である。このガイドブックは，“活用編”と“資料編”の2部構成になっている。“活用編”では，CAMに関して患者と医療従事者との間で良好なコミュニケーションがとれることをポイントとし，また，患者自身がCAMを利用する場合に確認,注意することをリストアップしている。“資料編”では，利用頻度の高いサプリメントや健康食品（アガリクス，プロポリス，サメ軟骨など）[31)〜34)]に関する論文の調査結果を掲載し，直接的な治療効果を証明する報告はほとんどない，としている。しかし，この結果は利用を全否定するものではない。CAMは癌に伴う症状や通常の治療法の副作用の緩和を目的として利用すべきであり，化学療法による嘔気，嘔吐には有効性と安全性の双方を支持する科学的根拠があるとしている。また，慢性痛に対しては有効性に関する科学的証明は不十分だが，安全を支持する科学的な根拠があるとして治療を容認するとしている。

3 補完代替医療の問題点と今後

1999年，Imanishiら[34)]が医師のCAMへの取り組みについて調査した結果では，実践している医師は73％であったが，その内容はほとんどが漢方薬の使用であった。その他，鍼灸や良導絡治療が11％，それ以外は8％にすぎない。このように医師のみならず医療従事者のCAMに対する認識は低く，積極的に用いていないのが現状であり，一方，癌患者やその家族は医療従事者に相談することなくさまざまなCAMを利用している。

この点に関して，大野[26)]は以下の3つの問題点を挙げている。① CAMの科学的根拠，特にヒトでの臨床試験は現時点では非常に少ない。②癌患者の多くは，確かな情報がないままにCAMを利用している。もしくは大量の不確かな情報に翻弄されている。③癌患者とそれにかかわる医療従事者との間に，CAMの利用に関して十分なコミュニケーションがとれていない，である。このような状況から，2005年に組織された厚生労働省研究班は，①癌のCAMに関して，ヒトでの科学的検証，特にヒト臨床試験を行う，②患者や医療従事者に有用な情報を提供し，CAMに関して良好なコミュニケーションができるように促す，を目標として活動を行っている。

いずれにしても，現在，わが国におけるCAMの位置づけは欧米諸国と比較して曖昧であることは否めない。今後，多くの科学的根拠の積み重ねにより，正確な情報を提供できる環境整備が望まれる。

おわりに

癌治療においては，各種臓器の機能回復や維持，腫瘍の縮小のための技術は飛躍的な進歩を遂げている一方で，癌患者での愁訴に対しては西洋医学的な治療を行っても，十分に対応できない場合も多く，身体的な苦痛から不安，不眠，精神的苦痛を抱えたままで終末期を送る患者も多い。

CAMのひとつとして位置づけられている鍼灸治療では，患者と共有する時間が長く，傾聴と共感に心がければ，精神的苦痛や社会的苦痛を軽減できることが報告されている[2)]。現在，癌に対する鍼灸治療は，まだ少数の施設でしか行われていないが，20年以上にわたって1,000名以上の癌患者に鍼灸治療を行っている施設もある[19)]。なお，鍼灸治療は施術する治療者によってさまざまであること，東洋医学用語と西洋医学用語との差異,医療としてどのように取り扱うのかなど残されている課題も少なくない。今後は，癌患者における鍼灸治療の有効性に関する啓蒙を含めて，患者，医師，コメディカルスタッフに対して分かりやすい施術計画の提示と説明が必要と思われる。さらには，奏効機序についての科学的根拠の蓄積が重要と考える。

また，その他のCAMに関しても，現在の曖昧な状況を打破するべく，科学的根拠の積み重ねにより，その有効性が多角的に検討されて然るべきであろう。

■参考文献

1) Benedetti C, Bonica JJ. Cancer pain. In：Basic considerations adovances in pain research and therapy. Vol 7. New York：Raven Press；1984. p.529-55.
2) 森本昌宏，井尻好雄．癌性疼痛の管理．鍼灸OSAKA 1997；13：47-66.
3) 横川陽子，平賀一陽，柳澤比佐子ほか．がん患者に対する鍼灸治療．鍼灸OSAKA 1997；13：27-31.
4) 住吉義光．がんの補完代替医療ガイドブック―厚生労働省がん研究助成金研究の一環として―．日本補完代替医療学会誌 2006；3：23-6.
5) 大野　智，住吉義光．がんの補完代替医療ガイドブック．日本補完代替医療学会誌 2006；3：83-8.
6) 森本昌宏．ペインクリニックにおける東洋医学．ペインクリニック 2004；25：1615-24.
7) 森本昌宏．慢性疼痛に対する東洋医学．診断と治療 2007；95：912-8.
8) 森本昌宏．末梢（神経）刺激療法．治療 2008；90：2116-20.
9) 小川卓良，金井正博，福田文彦ほか．がんと鍼灸2．全日本鍼灸学会雑誌 2007；57：587-99.
10) 兵頭正義，亀井順二．悪性腫瘍痛の鍼灸治療．Pharma Medica 1992；10：163-8.
11) 高士将典．緩和ケア病棟における東洋医学に基づいた温熱療法の試み．全日本鍼灸学会雑誌 2005；55：574-83.
12) 米国国立衛生研究所合意形成声明（National Institutes of Health Concensus Development Statement：Acupuncture）．全日本鍼灸学会雑誌 1998；48：186-93.
13) Filishie J, Hester J. Guidelines for providing acupuncture treatment for cancer patients―a peer-reviewed sample policy document―. Acupuncture in Medicine 2006；24：172-82.
14) Dundee JW, Yang J, McMillan C. Non-invasive stimulation of the P6（Neiguan）antiemetic acupuncture point in cancer chemotherapy. J Roy Soc Med 1991；84：210-2.
15) Charlton JE. Cancer pain management. Cah Anesthesiol 1993；41：621-4.
16) Lu W. Acupuncture for side effects of chemoradiation therapy in cancer patients. Semin Oncol Nurs 2005；21：190-5.
17) 横川陽子，平賀一陽，西野　卓．担がん患者への鍼治療の経験．ペインクリニック 1988；9：796-802.
18) 渡邊陸弥，伊藤　隆，田淵宗文．鍼灸と湯液を用いた緩和医療．漢方と最新治療 2004；

13：381-6.
19) 横川陽子, 平賀一陽, 鈴木春子ほか. 緩和ケア科における鍼灸治療の実践. 漢方と最新治療 2004；13：375-80.
20) 玉川　徹, 亀井順二, 山下　茂ほか. 悪性腫瘍痛に対する鍼灸治療法の適応についての検討. 東医とペイン 1997；27：113-9.
21) 絹田　章. 大腸癌手術後に生じた不定愁訴に対する鍼治療の1症例. 全日本鍼灸学会雑誌 2004；54：179-85.
22) 福田文彦, 石崎直人, 山崎　翼ほか. 治療をがん患者に提供するためのガイドライン―ピアレビューに基づく方針の実例―. 全日本鍼灸学会雑誌 2008；58：75-86.
23) 小内　愛, 山口　智, 小俣　浩ほか. 当科における癌患者に対する鍼灸治療の実態と治療効果. 現代鍼灸学 2008；7：23-8.
24) 川喜田健司. WHOの鍼に関するガイドラインについて. 医道の日本 1996；626：71-4.
25) 渥美和彦. 補完・代替医療. 治療 2007；89：656-64.
26) 大野　智. がんの補完代替医療の現状と問題点. FOOD style21 2008；12：49-54.
27) 鈴木信孝, 大野　智, 亀井　勉. 補完代替医療の現況と展望. 日病薬誌 2006；42：1421-5.
28) Eisenberg DM, Kessler RC, Foster C, et al. Unconventional medicine in the United States. Prevalence, costs, and patterns of use. N Engl J Med 1993；328：246-52.
29) Eisenberg DM, Davis RB, Ettner SL, et al. Trends in alternative medicine use in the United States, 1990-1997：Results of a follow-up national survey. JAMA 1998；280：1569-75.
30) Hyodo I, Amano N, Eguchi K, et al. Nationwide survey on complementary and alternative medicine in cancer pain in Japan. J Clin Oncol 2005；23：2645-54.
31) 陳　端東. 婦人科癌患者のアガリクス茸抽出液服用による血液生化学と免疫調整能（Th1/Th2バランス）, およびQOLの変化. 日産婦誌 2002；54：1613-7.
32) 荻野元平, 荻野珠里, 菅野秀一ほか. 補完代替医療素材としてのプロポリス1. プロポリスの抗腫瘍作用. 応用薬理 2006；70：81-92.
33) 七戸和博, 菅沼(清水)眞澄, 佐藤健司ほか. がんの補完代替医療としてのサメ軟骨. 臨床福祉 2004；1：45-50.
34) Imanishi J, Watanabe S, Satoh M, et al. Japanese doctor's attitude to complementary medicine. Lancet 1999；354：1735-6.

（森本　昌宏, 楳田　高士）

IX

在宅医療における癌性疼痛への対処

はじめに

癌対策の充実や医療費削減を骨子とした国の医療政策や介護保険の導入，ならびに患者・家族のニーズの多様化により在宅医療が推進，拡大されてきている。2007年4月1日施行の“がん対策基本法”では癌医療の均点化とともに，その第16条には緩和ケアが早期から適切に行われることと，居宅においても癌医療を提供するための連携協力体制を確保することが求められている。さらに診療報酬改定により在宅療養支援診療所制度が創設された。これは必要な要件（表1）を満たし，届け出ることで診療報酬上優遇される(表2)ものである。また在宅医療推進のために麻薬の取り扱いが弾力化された。このように在宅医療をめぐる制度が急速に整えられている。そして国民の約60％が終末期を自宅で送ることを希望しているとして，現在約20％弱といわれている在宅死の割合を2025年までに約40％にすることで医療費を約5,000億円削減できる[1]とされている。また従来65歳以上の患者に適用されていた介護保険が，末期癌など特定疾患に限られるが，40～64歳の患者にも適用が拡大された。これらのように，癌医療において在宅緩和医療はますますその重要性を増している。図1は当院で行っている在宅訪問診療の新規患者数の年次推移である。対応能力の関係で一時期減少したものの，近年では増加傾向にあり，図からも分かるように悪性疾患の占める割合も増加している。しかしながら，非営利団体Japan Partners Against Pain（JPAP）のインターネット調査によると，WHOの鎮痛薬の5原則を“聞いたことがない”または“聞いたことはあるが知らない”と答えた医師が47％もいたことからも分かるように，日本の癌性疼痛治療の現状はまだまだ不十分である。また，在宅療養支援診療所の届け出数は2007年7月1日現在で10,477カ所あるが，実際24時間対応などの要件を満たす診療活動を行っている診療所の数は10％未満といわれており，制度の維持・運用の困難さがうかがえる。このように法律や制度が整備されていくなかで緩和医療や在宅緩和医療をより充実させ

表1　在宅療養支援診療所の要件

- 24時間連絡を受ける医師または看護職員を配置し，その連絡先を文書で家族に提供していること。
- 当該診療所において，または他の保険医療機関の保険医との連携により当該診療所を中心として，患者の求めに応じて24時間往診が可能な体制を確保し，往診担当医の氏名，担当日等を文書で患者に提供していること。
- 他の保険医療機関，訪問看護ステーション等の看護職員との連携により家族の求めに応じて，当該診療所の医師の指示に基づき，24時間訪問看護の提供が可能な体制を確保し，訪問看護の担当看護職員の氏名，担当日等を文書で家族に提供していること。
- 当該診療所において，または他の保険医療機関との連携により他の保険医療機関内において，在宅療養患者の緊急入院を受け入れる体制を確保していること。
- 医療サービスと介護サービスとの連携を担当する介護支援専門員等と連携していること。
- 在宅看取り数を報告すること。

これらの要件を満たし届け出ることにより在宅療養支援診療所として認可される。

表２　診療報酬格差

		一般診療所	在宅療養支援診療所
往診料	緊急時加算	325 点	650 点（200%）
	夜間加算	650 点	1,300 点（200%）
	深夜加算	1,300 点	2,300 点（177%）
在宅患者訪問診療料ターミナルケア加算		1,200 点	10,000 点（833%）
在宅時医学総合管理料	処方箋を交付する場合	2,200 点	4,200 点（190%）
	処方箋を交付しない場合	2,500 点	4,500 点（180%）

一般診療所より在宅療養支援診療所のほうが診療報酬上優遇されている。
（　）内は一般/在宅支援の比率。

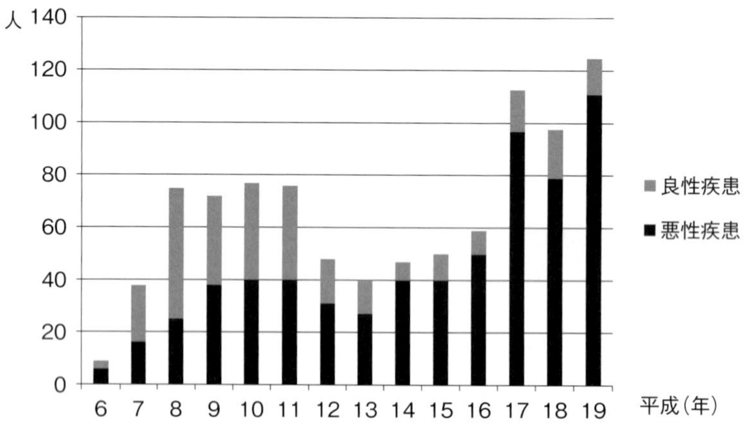

図１　要町ホームケアクリニック新規紹介患者数の推移
在宅療養患者数は年々増加しており悪性疾患の占める割合も増加している。

ていくためには，医療者の教育や，実態の伴った法律や制度の維持・運用がますます重要となってくる。

在宅緩和ケアの特徴[2)3)]と在宅訪問診療システム

1　在宅緩和ケアとは

在宅緩和ケアとはその名が示すとおり，緩和ケアを病院ではなく，自宅などの家庭で行っていくことである。在宅緩和ケアの優れた点は，①住み慣れた自宅で，自分のペースで生活できる，②家族とともに過ごすことで家族の中の自分の役割を果たすことができる，③介護の中心は家族であり，患者の意志を最大限尊重できる，などが挙げられる。

これに対し在宅緩和ケアの欠点は，①病状の急変や症状の悪化に迅速に対応すること

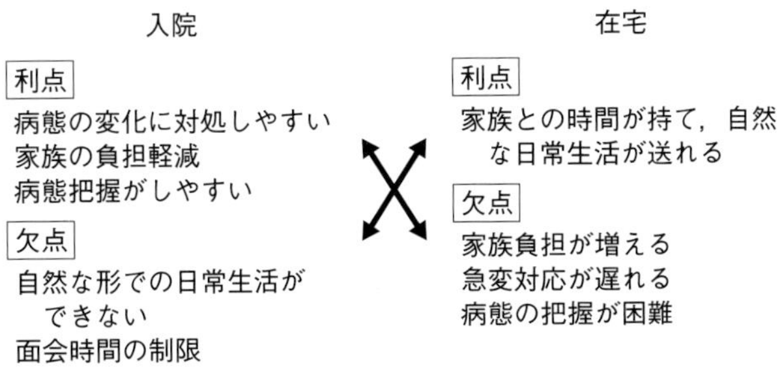

入院
利点
病態の変化に対処しやすい
家族の負担軽減
病態把握がしやすい
欠点
自然な形での日常生活ができない
面会時間の制限
在宅
利点
家族との時間が持て，自然な日常生活が送れる
欠点
家族負担が増える
急変対応が遅れる
病態の把握が困難

図２　入院での緩和ケア，在宅での緩和ケア

入院での緩和ケアと在宅での緩和ケアはそれぞれが相反する利点，欠点を有している。

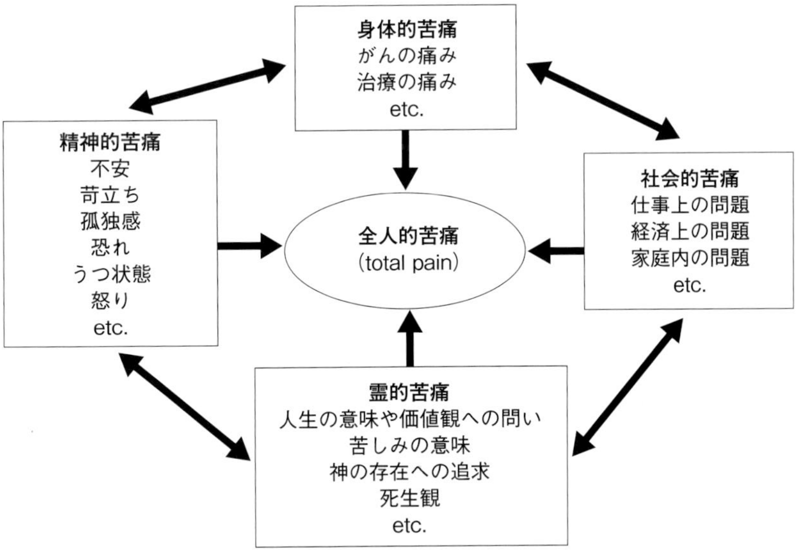

図３　全人的苦痛

癌性疼痛を全人的な疼痛としてとらえ，ケアしていくことが重要である。

が困難である，②家族に介護の負担がかかる，③介護用品や器具，設備など経済的な負担がかかる，などである。図２のように，入院での緩和ケアと在宅での緩和ケアはそれぞれが相反する利点，欠点[4]を有しているため，一概にその優劣を決めることは困難である。在宅緩和ケアの導入にあたっては，これらの利点を生かし，欠点を補う社会的なサポートシステムを動員してその適応を判断していく，そして患者・家族の生活の質（quality of life：QOL）を維持，向上できるよりよい療養の場を提供することが重要である。

2 全人的疼痛（total pain）

図３に示すように，在宅緩和ケアにかぎらず，癌性疼痛を全人的な疼痛としてとらえ，

ケアしていくことが重要である。単に身体的な疼痛管理をうまく行えたとしても，満足のいく癌性疼痛管理はなしえないことが多い。

3 家族（介護者）ケア

訪問診療，訪問看護などが介在しているとはいえ，在宅緩和ケアでは主たる療養の場が家庭であるため，介護の多くを家族（介護者）に委ねざるをえない。そのため家族（介護者）は患者の家族であると同時に，われわれケアチームの一員であり，また第二の患者となる[4]。それゆえ，在宅緩和ケアでは家族（介護者）の教育や援助が重要となる。患者のみならず家族（介護者）の話に耳を傾け（傾聴する），家族（介護者）の“分かりました”という言葉は半分に受け止め，繰り返し患者・家族（介護者）と対話し，不安除去に努める。また，訪問看護ステーションや福祉サービスを最大限利用し，よりよい環境を提供するよう心がけ，家族の負担軽減に努める。そして在宅での看取りを希望される場合は，家族にとって思い出深い最良のお別れを目標に，臨終期の教育（看取りの教育）を行う。

4 医療連携（図4）

在宅緩和ケアでは，訪問看護ステーション，調剤薬局，酸素供給会社などとの連携が

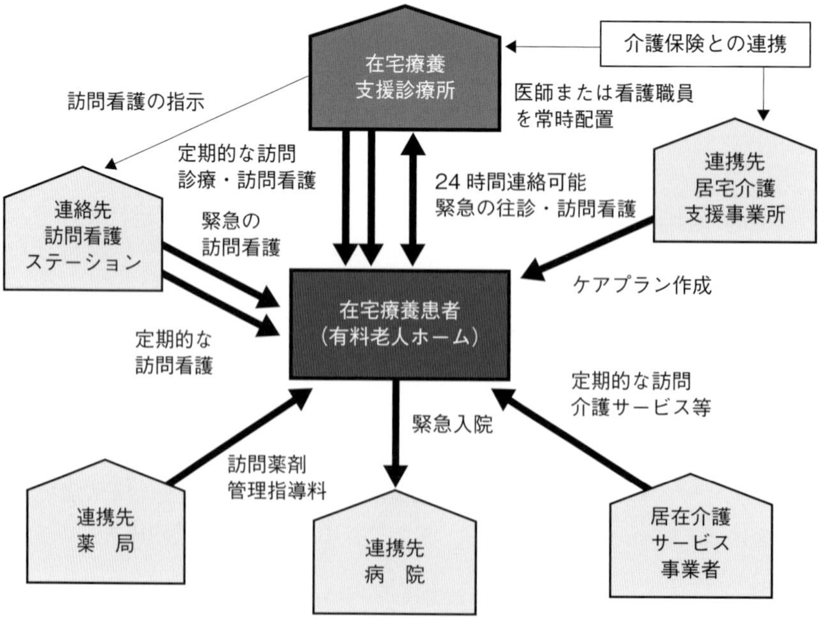

図4　在宅療養支援診療所のイメージ

在宅緩和ケアでは在宅療養支援診療所を中心とした連携の構築が重要である。
〔変わり始めた在宅医療の評価．日本医事新報No.4278（2006年4月22日）．p.16-7を一部改変引用〕

重要である。訪問看護ステーションは医師の指示のもと定期訪問看護を行うほか，緊急対応，家族ケア，患者観察，看取りなどに必要不可欠である。また24時間対応の訪問看護ステーションも増えてきており，在宅チームのストレス軽減に貢献している。しかし，なかには在宅緩和ケアや麻薬の扱いに慣れていない訪問看護ステーションもあり，密な連携や教育が必要な場合もある。麻薬処方可能な調剤薬局も増えてきており，在宅高カロリー輸液などとあわせ調剤薬局との連携もまた不可欠となっている。また薬剤だけではなく輸液，医療材料の配送などサービスも多様化している。低酸素血症などで在宅酸素療法（home oxygen therapy：HOT）を導入する際は，酸素ボンベや酸素濃縮器などの迅速な設置が必要であり，酸素供給会社との連携も重要である。

5 在宅訪問診療システム[5)]

訪問は，通常医師，看護師が週1回または2週に1回（病状が落ち着いている場合は月1回のこともある）の定期訪問を行い，必要に応じて薬剤師，栄養士，MSWが同行する。訪問看護ステーションの看護師は，医師の指示により定期ならびに臨時訪問を行う。医師の指示は通常訪問看護指示書に記載する。在宅緩和ケアでは良性疾患の在宅訪問診療と異なり，急変や病状の変化を来しやすい。そのため在宅療養支援診療所に求められる要件の中に，患者・家族に24時間連絡がとれる緊急連絡先を文書にして渡す義務がある。急変や病状の変化を来したときには，連日の訪問や日に複数回の訪問，また夜間や休日の訪問を余儀なくされることも多い。

在宅医療における癌性疼痛対策

在宅だからだといって，特別な癌性疼痛管理などは存在しない。入院での緩和ケアでは，薬物療法のほかに神経ブロック療法，緩和的な放射線療法や化学療法，外科的処置による症状緩和など選択の範囲は広いが，在宅での緩和ケアでは麻薬を中心とした薬物療法が中心となる。入院での緩和ケアと同様にWHO方式癌性疼痛治療法の除痛ラダー（図5）[6)7)]を基本にして，癌性疼痛管理を行っていく。使用する薬物についての説明は，本書で詳細に述べられているので割愛し，ここでは麻薬を中心に在宅緩和ケアの癌性疼痛対策に特有な方法や工夫，病状・病態に応じた対処法ならびに問題点などを述べる。

1 麻薬の導入…誤解を解くところから始まる

いまだ麻薬に対し“頭がおかしくなる…”“禁断症状が出たら…”“それは最後に使う薬…”などといった誤解が，一般人のみならず医療者の間にも根強く存在する。麻薬の使用と病期は無関係である。麻薬により痛みをとることで生命予後が改善したという報告もあり，麻薬は痛みをとってQOLを向上させる薬である。麻薬は有効限界がないため痛みの程度に応じて増量が可能であり，適切に使用すれば生命が脅かされることはな

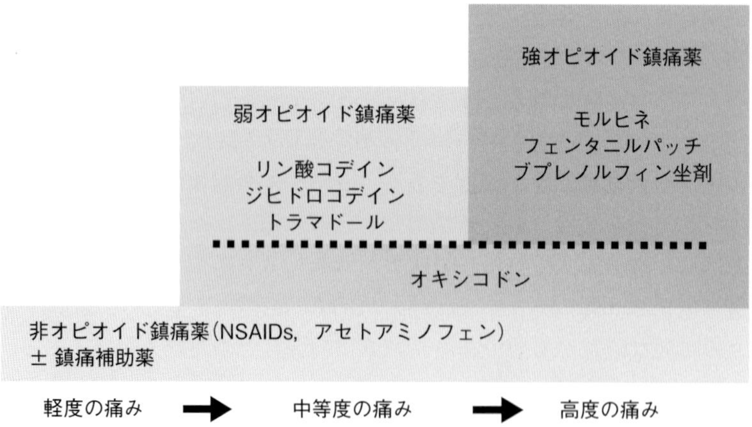

図5　WHO方式3段階除痛ラダー

オキシコドンは第2段階から第3段階にかけて幅広くカバーするオピオイド鎮痛薬である。

〔武田文和．新経口オピオイド—オキシコドン徐放錠．がん患者と対症療法 2003；14（2）：41-6より一部改変引用〕

い。また精神的依存（麻薬中毒）は生じない。他の薬と同様副作用はあるが対策を講じることでコントロールできるし，治療が終了し痛みの原因がなくなれば中止することができる。必要と判断された時点で一度麻薬を導入すると，多くの患者がその恩恵に浴する。麻薬を使ったからといって懸念することは起きないこと，発現頻度の高い副作用は便秘や悪心・嘔吐であり，副作用対策を十分行うことなど，誤解を解くように説明することが重要である。特に在宅で初めて導入する場合は，誤解が解けても，何かあったときに医師や看護師が身近にいないということが患者・家族（介護者）の不安を助長するので，緊急対応などバックアップ体制を充実させ，不安を取り除く。

2 確実な鎮痛と副作用対策

在宅緩和ケアでは，即時のそして安定した鎮痛が得られなければ，在宅継続が困難になる。また副作用対策をおざなりにすると，せっかく良好な鎮痛を得られても服薬拒否など麻薬の継続，ひいては在宅の継続が困難になる。便秘や悪心・嘔吐など発現頻度の高い副作用に対しては予防的な観点から対応する必要がある。便秘に関しては，患者の生活リズムを維持し，宿便予防を念頭に置いて対処する。悪心・嘔吐に関しては，耐性を生じ，通常1～2週で消失することが多い。制吐薬の長期投与による錐体外路症状，抑うつ，アカシジアなど副作用対策による副作用の出現に注意する。鎮痛状況や副作用の発現に関しては，訪問時にチェックすることは当然だが，そのほかに患者・家族（介護者）へ頻回に連絡して確認したり，訪問看護ステーションの訪問回数を増やして観察を依頼する。

3 レスキュードーズの準備

鎮痛に必要な血中濃度維持のための補充や突出痛に対し，レスキュードーズを準備することは入院緩和ケアと同様である。在宅の場合は麻薬管理の観点上，点滴によるレスキュー投与は不可能である。オプソ®，オキノーム®，アンペック坐剤®，自己調節鎮痛（patient-controlled analgesia：PCA）ポンプなど，患者の病状・病態や介護者の能力を考慮して準備する。レスキュードーズの意味，投与間隔など服薬指導を十分行い，患者・家族（介護者）の不安を取り除く。

4 簡単な投与経路，確実な投与経路

患者や家族のQOLを考慮し，一番簡単で確実な投与経路から始める。一番簡単な投与経路は経口投与であり，医療者，患者・家族（介護者）にとって一番ストレスの少ない方法である〔フェンタニルパッチ（デュロテップ®MTパッチ）貼付法も簡単な方法であるが，他の麻薬製剤からの切り替えという制約がある〕。しかし，入院緩和ケアの場合は，看護師による配薬や内服など経口投与は確実な方法にもなりうるが，在宅緩和ケアの場合は，意識障害，嚥下障害など患者の病状，家族（介護者）の生活パターンや介護能力などにより内服時間のずれやスキップが生じ，必ずしも一番確実な投与経路とはならないこともある。また病状の進行により内服が不可能となる場合も多い。そのような場合には確実性を優先した投与経路を選択しなければならない。交換や補充の頻度の少ない，フェンタニルパッチ（デュロテップ®MTパッチ）や，携帯型ポンプを用いた塩酸モルヒネやフェンタニルの持続皮下注が選択肢となる。確実な鎮痛が得られるなら，器具を必要としないフェンタニルパッチの選択が無難かもしれない。その際は，他の麻薬製剤からの切り替えという適応は無視することがある。

また近年，核家族化の進行とともに，老-老介護も増加しており，在宅での癌性疼痛管理を妨げる要因の一つとなっている。訪問服薬指導を頻回に行い，服薬カレンダーなどを用いて確実に投与できる工夫も必要となることも多い。

5 携帯型ポンプ[8)]

塩酸モルヒネ，フェンタニルなどの持続静注，持続皮下注が必要となった場合は携帯型ポンプを使用する。これにはバルーン式ディスポーザブルポンプ，電動式シリンジポンプ，電池式ポンプがある。携帯型バルーン式ディスポーザブルポンプにはバクスター社製のバクスターインフューザー®が頻用されている。これはバルーンリザーバに薬物を注入し，バルーンの収縮により生じる内圧で作動する。またpatient control module（PCM）と呼ばれる専用の機材を装着することでPCAの機能を有し，保険適用される。電動式や電池式と比べて精度は落ちるが，誤差も無視できる範囲である。しかし流量が一定で変更ができないためタイトレーションや疼痛コントロールが不安定なときには不

向きである。電動式シリンジポンプにはテルモ社製のテルフージョン®がある。これは薬液を充填したシリンジを装着することにより設定した流量で投与することができ，動作履歴の記録・表示機能がついている。PCA機能を有し，PCA投与量，あらかじめ設定されている6段階のロックアウトタイムが設定でき，急速投与も可能である。しかし装着できるシリンジが5 ml，10 mlの2種類で，薬物の交換の頻度が高くなる。電池式ポンプにはスミス・メディカルジャパンのデルテックポンプ（CADD Legacy PCA®）がある。これは薬液を充填したカセットなどのアドミニストレーションセットを装着して投与する。1時間注入量，PCA投与量，PCA回数，ロックアウトタイムが設定できる。またPCA回数や空押しの回数が記録されタイトレーションに有効であり，急速投与も可能である。しかし電動式シリンジポンプ，電池式ポンプは，精度はよいが値段も高価である。

6 内服困難や内服不可の症例

頭頸部癌術後の嚥下障害，頭頸部放射線照射後の咽頭粘膜の乾燥，胃管や胃瘻，腸瘻による経管栄養など内服が困難となる症例がある。特に錠剤やカプセルが内服困難，内服不可となることが多い。このような場合には非ステロイド性抗炎症薬（nonsteroidal anti-inflammatory drugs：NSAIDs）としてロキソプロフェンナトリウム細粒製剤（ロキソニン細粒®），ロキソプロフェンナトリウム液（オロロックス水溶液®），麻薬として硫酸モルヒネ徐放細粒であるモルペス細粒®やモルヒネ坐剤（アンペック坐剤®），内服や経管投与の必要のないフェンタニルパッチ（デュロテップ®MTパッチ）などが有効である。レスキューにはオプソ®，オキノーム®，アンペック坐剤®など内服状況を考慮して選択する。内服，挿肛が不可能ならPCAポンプによる持続静注や持続皮下注も考慮する。

ただし在宅緩和ケアの場合は，常に投与状況を直接確認できるわけではないので，頻回に連絡をとったり，訪問看護ステーションに依頼して確認を行い，不都合がある場合にはより有効な方法に変更する必要がある。

7 持続静注法，持続皮下注法

内服困難や内服不可の症例の場合，持続静注法，持続皮下注法も有効な方法である。持続静注法では静脈路が24時間確保されている必要があるため，在宅の場合には中心静脈が確保されている場合に行い，末梢静脈は避ける。中心静脈が確保されていない場合には持続皮下注法を選択する。タイトレーションやレスキュー投与を考慮して，携帯型PCAポンプを用いる。携帯型PCAポンプは高価ではあるが流量の変更や急速投与が可能で，PCA回数や空押しの回数が記録でき，薬物の交換の頻度が少ないデルテックポンプ（CADD Legacy PCA®）が便利である。PCAポンプは持続投与量，レスキュー量，ロックアウトタイムの3つの基本設定を行うだけの非常に簡単な装置である。オピオイドナイーブに対しては表3を参照し初期投与量を設定する。すでに麻薬を使用して

表３　オピオイドナイーブの初期設定量（実践 PCA 普及・推進検討会編）

モルヒネ	IV	IS	フェンタニル	IV	IS
薬液濃度	1 mg/ml		薬液濃度	10 μg/ml	50 μg/ml
持続投与量	0.3～0.5 ml/hr		持続投与量	1～2 ml/hr	0.2～0.5 ml/hr
PCA レスキュー量	0.3～0.5 ml/回		PCA レスキュー量	1～2 ml/回	0.2～0.5 ml/回
ロックアウトタイム	10～20 分		ロックアウトタイム	10～20 分	

オピオイドナイーブには表に従い初期投与量を設定する。

表４　PCA へ変更時の初期設定値（実践 PCA 普及・推進検討会編）

麻薬の効力比	経口モルヒネ換算式
経口モルヒネ：リン酸コデイン＝1：1/6	リン酸コデイン×1/6
経口モルヒネ：経口オキシコドン＝1：1.5	経口オキシコドン×1.5
経口モルヒネ：モルヒネ坐剤＝1：1.5	モルヒネ坐剤×1.5
経口モルヒネ：フェンタニル貼付剤＝1：100	フェンタニル貼付剤×100

すでに麻薬を使用している場合は効力比から経口モルヒネ換算量を計算し等鎮痛用量を算出する。

いる場合は効力比（表 4）から経口モルヒネに換算し IV/SC（intravenous/subcutaneous）での等鎮痛用量を算出する。IV/SC モルヒネでの等鎮痛用量は経口モルヒネ換算量の 1/2 で，それが初期設定量になる。IV/SC フェンタニルでの等鎮痛用量は経口モルヒネ換算量の 1/100 で，それが初期設定量になる。PCA のレスキュー量は原則 1 時間持続投与量と同じ量で開始する。塩酸モルヒネやフェンタニルの注射剤を在宅で使用する場合には，取り出すことができない容器に入れることと，患者・家族が設定流量を変更できないことが義務づけられている。このため電動式シリンジポンプのテルフージョン®や電池式ポンプのデルテックポンプ（CADD Legacy PCA®）にはセーフティーロックや暗証番号などによる制御機能がついている。

8 鎮　静

各種薬物を使用しても除痛が困難であったり，肺癌や肺転移，癌性リンパ管炎などによる呼吸困難に対しては鎮静を行うが，在宅では十分な観察ができないため困難なことが多い。鎮静薬による呼吸抑制など家族に十分説明してから行うことが望ましい。携帯型ポンプを用いてミダゾラムなどの持続投与を行う。

9 鎮痛補助薬

神経障害性疼痛や骨転移痛など麻薬が効きにくい痛みに対しては，抗痙攣薬，抗うつ薬，抗不整脈薬，ステロイドなど鎮痛補助薬を使用する。また骨転移痛に対しては，ビスホスホネートの点滴投与，放射線照射，ストロンチウム投与も有効である。ビスホスホネートの点滴投与は在宅でも可能であるが，高カルシウム血症を伴わない場合には3週間に1回投与する。その際，低カルシウム血症の合併に注意が必要である。放射線照射，ストロンチウム投与は実施可能施設に限りがあり，在宅患者の場合には搬送手段や搬送のリスクも十分考慮して適応を判断する。

10 処置による疼痛緩和

胸水貯留による呼吸困難や胸部圧迫による疼痛，腹水貯留による腹満，胸腹部圧迫による疼痛，呼吸困難などは穿刺，排液を行うことでかなり症状が緩和される。携帯用のエコーを携行し在宅でも穿刺，排液を行うことが可能である。穿刺，排液のリスクを十分説明し，訪問看護ステーションと連携し，観察を十分に行う。

11 精神的疼痛，社会的疼痛，霊的疼痛対策

精神的疼痛に対しては，抗不安薬，抗うつ薬などの向精神薬の投与を行う。当院には精神科医がいないため，専門的な診療が必要なときは病-病連携を通して，専門医を受診させたり，コンサルトする。社会的な疼痛に対しては，ソーシャルワーカーを通して社会的サポートを導入したり，家族と話し合い協力を要請する。霊的疼痛に対しては，根本的な解決は困難であり，患者の話を傾聴し，希望があれば代替医療を取り入れ，後ろを振り向かず前を向いてもらうように心がけることが重要であろうと考える。

おわりに

医療費削減を骨子とした国の医療政策により，今後は大規模病院での急性期医療とその後の在宅医療の二極化が進むものと思われる。在宅という環境では患者の病状だけではなく，生活環境，介護者の生活パターンや介護能力，訪問看護ステーション，社会サポートシステムなどさまざまな要因が影響するため，熟練した応用力が要求される。癌性疼痛管理を中心とした在宅緩和ケアの使命は，全人的なケアを心がけながら，医療サポートシステムや社会的サポートシステムと連携し，家庭という環境の中で，患者・家族の QOL を維持・向上できるような，よりよい療養の場を提供していくことである。

■参考文献

1）厚生労働省第 17 回社会保障審議会医療保険部会配布資料．2005.

2) 行田泰明. 地域における緩和ケア活動. 医薬ジャーナル 2007；43 (8)：105-9.
3) 行田泰明. 在宅緩和ケア. カレントテラピー 2007；25 (11)：63-6.
4) 行田泰明, 吉澤明孝. 在宅医療における癌性疼痛対策. ペインクリニック 2006；27：259-66.
5) 吉澤明孝, 吉澤孝之, 行田泰明. 要町病院緩和ケア・在宅医療部. ペインクリニック 2001；22：1705-8.
6) 日本緩和医療学会がん疼痛治療ガイドライン作成委員会. がん疼痛に対する薬物療法. 平賀一陽編. EBMに則ったがん疼痛治療ガイドライン. 東京：真興交易医書出版部；2000. p.26-36.
7) 吉澤明孝, 行田泰明. 在宅医療とオピオイド. 小川節郎編. オピオイドの基礎と臨床. 東京：真興交易医書出版部；2004. p.109-16.
8) 吉野景子, 宮野早苗, 加藤裕久. がん性疼痛に対するモルヒネ製剤の臨床. 小川節郎編. オピオイドの基礎と臨床. 東京：真興交易医書出版部；2004. p.42-86.

（行田　泰明）

X

痛みを理解するうえで必要な知識

はじめに

癌の痛みを理解するうえで必要な知識として“トータルペイン”と“痛みの評価”を取り上げる。癌の痛みは，身体的苦痛，心理的苦痛，社会的苦痛，そしてスピリチュアルペインの4要素からなるトータルペインとしてとらえることが重要である。これらは時間経過とともに動的に相互作用しあうため，状況に応じた痛みの評価が重要である。

トータルペイン（全人的苦痛）

トータルペイン（全人的苦痛）とは，癌性疼痛を持つ患者において，疼痛，呼吸困難といった身体的な苦痛のみならず，不安，恐怖心，孤独感といった精神的な苦痛，経済的な問題や，家族，仕事の問題といった社会的な苦痛，そして生きる意味への問いかけといったスピリチュアルな苦痛からなる複合的な痛みである（図1）[1)]。

これはシシリー・ソンダース（Cicely Saunders）により提唱された概念であり，終末期患者が感じる苦悩に対応するには，癌という病気だけを診るのではなく，病気を抱えた人間の全人的痛みとしてとらえることが重要だとしている。当然のことながら，全人的苦痛としてとらえ緩和していくことは非癌性疼痛でも癌性疼痛でも共通ではある。しかし，特に癌性疼痛で重要視される理由としては，身体的苦痛，精神的苦痛，社会的苦痛，スピリチュアルペインの各4因子が時間経過とともに動的に複雑に相互作用し合い，苦痛をより深刻なものにするからである[2)]。

1 身体的苦痛（physical pain）

一般に癌の身体的苦痛といえば疼痛である。それには，癌自体が組織を浸潤・圧迫することによって引き起こされる痛み，手術，化学療法，放射線療法などによる癌の治療

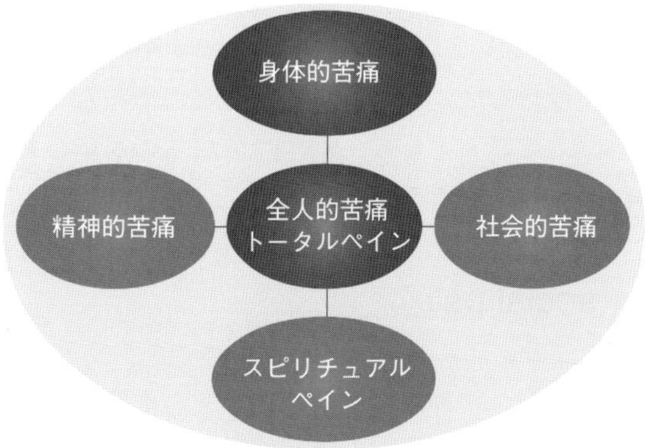

図1　トータルペインの各因子

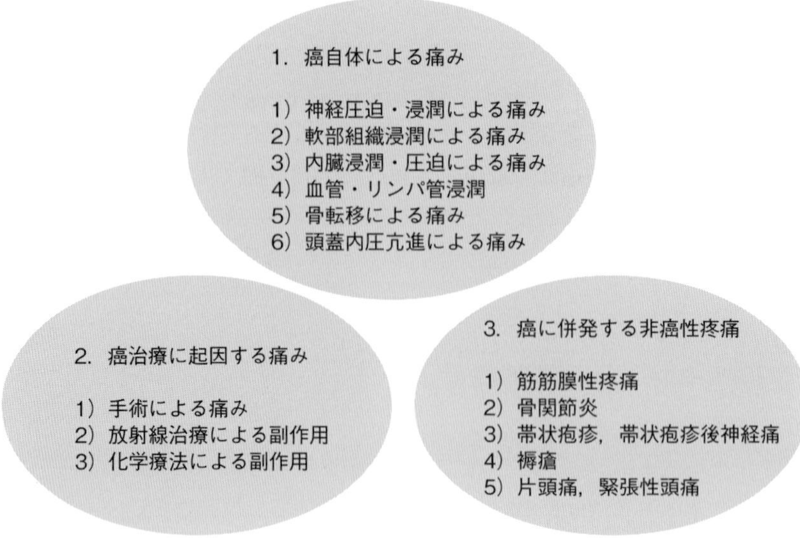
1. 癌自体による痛み
1）神経圧迫・浸潤による痛み
2）軟部組織浸潤による痛み
3）内臓浸潤・圧迫による痛み
4）血管・リンパ管浸潤
5）骨転移による痛み
6）頭蓋内圧亢進による痛み
2. 癌治療に起因する痛み
1）手術による痛み
2）放射線治療による副作用
3）化学療法による副作用
3. 癌に併発する非癌性疼痛
1）筋筋膜性疼痛
2）骨関節炎
3）帯状疱疹，帯状疱疹後神経痛
4）褥瘡
5）片頭痛，緊張性頭痛

図２　癌患者の痛みの種類

に起因する痛み，そして癌に併発する非癌性疼痛などさまざまな苦痛がある（図2）[3)]。そのほか，末期患者に生じる身体症状は多岐にわたり，全身倦怠感，むくみ，呼吸困難，食欲不振，悪心，嘔吐，便秘，嚥下困難などいずれの症状も患者の生活の質（quality of life : QOL）を著しく低下させる。これらの症状は通常同時に複数出現し，身体的苦痛の度合を増悪させる。これらは家族や友人たちとの交流を困難にしたり，自立した日常生活を困難にし，人間としての基本的な尊厳を損なうため，緩和ケアでは身体的苦痛の緩和が必須となる。

2 精神的苦痛（mental pain）

精神的苦痛に対するケアは緩和ケアの中でも重要な要素の一つである。癌患者は身体的苦痛だけでなく，不安，怒り，恐怖，いらだち，孤独感，うつ状態，不眠といったさまざまな精神的苦痛を抱えている。精神科的疾患の有病率は癌患者の半数近くに上るとされる[4)]。仮に痛みがないときでも痛みが襲ってくるのではないかという不安に襲われる。身体の衰弱，社会的地位の喪失，医療者との十分なコミュニケーションの欠如なども不安や疑念を強める要因となる。精神的苦痛への対応は傾聴が基本であり，重症の場合には精神科医の専門的治療を必要とする場合もある[5)]。

3 社会的苦痛（social pain）

終末期患者は身体的，精神的な問題に加えて，治療によって生ずる経済的負担の増加も大きな問題となる。近年の長引く経済状況の悪化や，分子標的製剤などの高額な癌治療薬の普及なども，経済的負担を増加させる。またこれまで担ってきた社会的役割や仕事の喪失も重大な問題である。収入のみならず，生きがいや気力も低下させる。さらに家族への影響も重大である。この点が緩和ケアが患者のみならず患者家族も含めたケアである理由でもある。例えば，大切な家族が癌であるという事実，入院治療での付き添いや在宅治療での介護などは，精神的負担のみならず肉体的負担も増加させる。さらに療養場所の選択や遺産相続などで，家庭内や親族間で人間関係のきしみが生ずる場合がある。このような問題に対してはメディカルソーシャルワーカーなどの社会資源の紹介や協力が重要となってくる[6)]。

4 スピリチュアルペイン（spiritual pain）

霊的苦痛，実存的苦痛と訳されるが，一般的にスピリチュアルペインとそのままで使用されることが多い。“スピリチュアル”という用語の理解は容易ではないが，WHOの定義は参考になる。“人間として生きることに関連した経験的一側面であり，身体感覚的な現象を超越して得た体験を現す言葉である。多くの人々にとって『生きていること』が持つスピリチュアルな側面には宗教的な因子が含まれているが，スピリチュアルは『宗教的』と同じ意味ではない。スピリチュアルな因子は身体的，心理的，社会的因子を包含した人間の生の全体像を構成する一因子とみることができ，生きている意味や目的についての関心や概念とかかわっていることが多い。特に人生の終末に近づいた人にとっては，自らを許すこと，他の人々との和解，価値の確認などと関連していることが多い”となっている。

具体的なスピリチュアルペインとしては“なぜ自分が癌にならなければならないのか”“なぜこんなに苦しめられるのか”“これまでの人生に何の意味があったのか”“神は存在するのか”などであり，半数以上の末期患者が経験するとされる[2)]。

その他，Kaye[7)]はスピリチュアルペインの内包する表現として，①不公平感（unfairness），②無価値感（unworthiness），③絶望感（hopelessness），④罪責感（guilt），⑤孤独感（isolation），⑥脆弱感（vulnerability），⑦遺棄感（abandonment），⑧刑罰感（punishment），⑨困惑感（confusion），⑩無意味感（meaninglessness）の10項目を挙げている。

また，村田[8)]は，人間を将来に向けて生きようとする時間存在，他者との関係で成立している関係存在，物事を自分で決定できる自律存在であると定義し，死に臨む終末期患者のスピリチュアルペインの構造を時間存在，関係存在，自律存在の喪失の三次元からなると考察している（図3）。時間存在について考えれば，癌により死が近接し，時間存在の喪失を感じる。しかし，それを超越して自己を安定化することを目指そうとしていくのである。

スピリチュアペインへの対応としては共感的傾聴，支持的精神療法が基本となる。しかし，患者はスピリチュアルペインをすべての医療者に対してではなく，価値観の合った者に表出する傾向にあるとされる。一人の医療者が抱え込むにはバーンアウトに陥るリスクがあるため，さまざまな職種の専門家がチームとして取り組むことが肝要であり，各職種のスタッフがお互いの専門性を尊重しあい協力することが必要である[9)]。

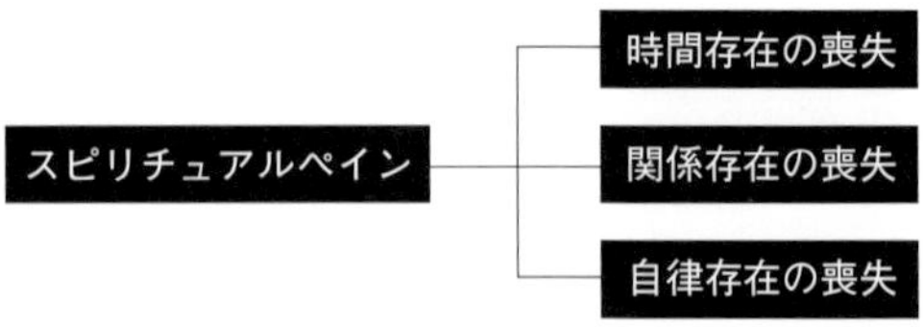

図3　スピリチュアルペインにおける村田理論

痛みの評価

癌性疼痛では，侵害受容性疼痛，炎症性疼痛，神経障害性疼痛など，機序も性質も異なる疼痛が同時に混在していることが多く，原疾患の進行に伴って状態が変化する速度が速いといえる。不快な感覚的・情動的体験と定義される痛みの評価は容易ではないが，癌性疼痛に対する治療を行うためには，的確で継続性のある疼痛アセスメントが必須となる[10]。また，多職種の医療者が関与するため，ある程度スタンダードなものが望まれる。

症状の評価は，患者自身の評価がゴールドスタンダードである。まずは“今，つらいこと”“困っていること”“気がかりなこと”などを患者が自由に語ることができるよう開かれた質問（open-ended question）を用いる。患者の訴えを信じ，共感し，受容するように心がけ，患者とのラポールを成立させるべく十分なコミュニケーションに努める[11]。

痛みの評価の実際

1 事前診療情報の収集

事前に患者の病歴，治療状況，画像情報などを把握しておくことは言うまでもない。癌性疼痛は慢性痛に比べ，侵害受容性疼痛のファクターが大きいため，痛みの局在を確認する点からも画像所見は重要である。

2 患者への問診でのアセスメントの項目

a. 痛みの部位

まず“どこが痛みますか？”と指1本で指し示してもらう。また，触診により圧痛，知覚鈍麻，痛覚過敏，アロディニアの有無を確認する。痛みの局在性，他の部位への広がり（放散痛）についてもチェックし，ボディーチャートに記載する。

b. 痛みの強さ

ペインスケールが現在臨床の場でもっとも多く用いられている。そこで代表的疼痛評価法を図4に示す。

1) 視覚的評価スケール (visual analogue scale : VAS)

臨床および研究でもっともよく用いられている評価尺度である。これは100 mmの長さの直線で，線の左端（0 mm）が痛みなし，右端（100 mm）が今まで経験した最大の痛みまたは想像しうる最大の痛みとして，患者自身に現在の痛みがその直線上のどの位置に相当しているかをマークさせる方法である[12)]。痛みの程度は左端からの距離（mm）で表す（図4–a)。

2) 数値的評価スケール (numerical rating scale : NRS)

痛みの強さを0から10までの11段階として現在の痛みの程度を答えさせる(図4–b)。

3) 口頭式評価スケール (verbal rating scale : VRS)

数段階の痛みの強さを表す言葉を用いて患者に選択させるものである。例えば，0：痛みがない，1：軽い痛み，2：中等度の痛み，3：強い痛みなどの4段階に分ける方法である[13)]。VRSは患者も理解しやすく，大まかな変動を知るには有用である。

4) face rating scale (FRS)

小児や高齢者などではVASあるいはNRSを示しても理解を得られないケースが多い。これは平穏な表情から涙を流して痛がる表情までの数段階のイラストを示し，自分の痛みに相当する表情を選ばせる方法である[14)](図4–c)。3歳より判定可能とされてい

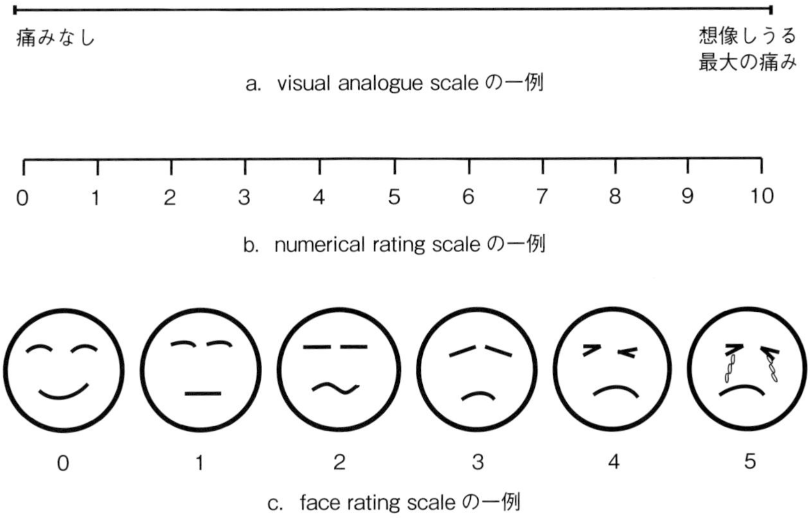

図4 各種ペインスケールの例

表 1　痛みのパターンとその対処

	痛みのパターン	基本的な対処法
持続痛	“終日通して持続して痛い” 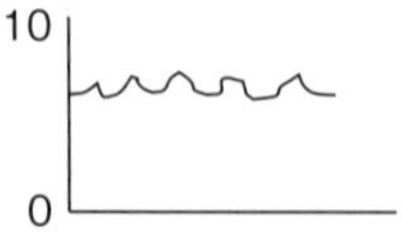	定時の鎮痛薬の増量
突出痛	“時々激痛が起こる” 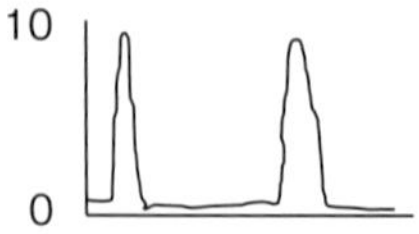	レスキューの使用

る。

以上，これらの方法は疼痛の強さの評価であり，同一患者の痛みの経時的変動を評価し，治療効果の判定に有用となる。さらに痛みの評価以外にもしびれや痒みの程度や患者の治療に対する満足度の評価に使える。

c. 痛みの発症とパターン

発症の契機は，1日の中でいつ始まるか，どれぐらいの頻度か，持続痛か突出痛（breakthrough pain）かなど，痛みのパターンを確認する。持続痛であれば鎮痛薬の定時投与の増量，突出痛であればレスキューを考える（表 1）[10]。

d. 痛みの性質

疼痛の性質の評価にはマクギル疼痛質問表（McGill pain questionnaire）が用いられる。この質問表は感覚，情動，評価，痛みの強さなどに関連する形容詞を分類して列記し，各分類ごとに自分の痛みに合う形容詞を選択させ，疼痛の性質を評価する方法である[15]。痛みの表現は患者自身の知的レベルや語彙力により修飾されるため，このような質問表によりあらかじめ痛みの表現語をリストアップしておくことは患者に表現の選択肢を与えることになり有用である。また，臨床的には患者の痛みの表現から，侵害受容性疼痛の体性痛，内臓痛，あるいは神経障害性疼痛か，疼痛の機序・種類を推定し，治療薬選択に役立てることができる（表 2）[10]。

e. 痛みに影響する増悪因子と緩和因子

いつ何が痛みを悪化させ，どんなとき何が和らげるかについて患者に尋ねる。また，患者は無意識にも疼痛を逃避するための行動をとるため，家族に尋ねることもある。

f. 生活への影響と現行治療に対する満足度

睡眠時の疼痛は不眠をもたらし，もっともつらい痛みである。基本的な睡眠，食事，

表２　疼痛機序と患者による痛み表現

痛みの種類	痛みの表現	例	選択すべき鎮痛薬
侵害受容性疼痛 体性痛	鋭い痛み うずく痛み さしこむ痛み	骨転移	NSAIDs オピオイド
内臓痛	鈍い痛み 締めつけられる痛み 重い痛み	膵臓がん	オピオイド
神経障害性疼痛	灼熱痛 電撃痛 しびれる痛み	神経浸潤 化学療法後 神経障害	鎮痛補助薬 抗うつ薬 抗痙攣薬など

表３　STAS 日本語版：痛みのコントロール

0	なし
1	時折の，または断続的な単一の痛みで，患者が今以上の治療を必要としない痛みである
2	中程度の痛み。時に調子の悪い日もある。痛みのため，病状からみると可能なはずの日常生活動作に支障を来す
3	しばしばひどい痛みがある。痛みによって日常生活動作や物事への集中力に著しく支障を来す
4	持続的な耐えられない激しい痛み。他のことを考えることができない

排泄などに対してどの程度支障があるかを尋ねる。また。これまでの治療に対する効果，副作用，満足度は次の治療プランに必須である。基本的には患者の主観的評価が重要であるが，VAS や NRS が高くても，治療効果が認められ QOL が低くない患者もいる。そのような場合は医療者の客観的評価も併せて評価すると，より精度が上がる。医療者用の評価ツールである STAS-J（Support Team Assessment Schedule 日本語版）を表３に示す[16]。

g. 精神的苦痛，社会的苦痛，スピリチュアルペインの評価

身体的苦痛と併せてこれらは動的に相互作用を及ぼす。上記の３つの苦痛に配慮しないでいると身体的な疼痛の閾値を下げる可能性がある。患者の精神状態，ストレス，心配事，発言に配慮する必要がある。

h. 継続的評価

癌性疼痛の評価法の一例について概説した。しかしこれは単回の評価にとどまらない。これにより治療プランを立て，その効果を再評価し，効果がない場合は治療プランを速やかに修正する。患者の満足度および QOL を上げるべく，継続的な評価と患者ケアが重要と考えられる。

おわりに

“トータルペイン”と“痛みの評価”について述べた。癌患者の心の痛みは深い。共感的傾聴を通して癌患者の痛みをトータルペインとして汲み取り，状況に応じた痛みの評価が肝要となる。

■参考文献

1) Clark D. ‘Total pain’, disciplinary power and the body in the work of Cicely Saunders, 1958-1967. Soc Sci Med 1999；49：727-36.
2) 柏木哲夫．スピリチュアルケア．綜合臨牀 2007；56：3091-5.
3) Portenoy RK, Lesage P. Management of cancer pain. Lancet 1999；353：1695-700.
4) Derogatis LR, Morrow GR, Fetting J, et al. The prevalence of psychiatric disorders among cancer patients. JAMA 1983；249：752-8.
5) 森田達也．がん患者の精神的苦悩．臨床精神医学 2004；33：559-65.
6) 下山直人，大松重宏，下山恵美．心理社会的苦痛に対する緩和ケア．がん患者と対症療法 2002；13：19-23.
7) Kaye P. Notes on symptom control in hospice & palliative care. Connecticut：Hospice, Education Institute；1989. p.261-7.
8) 村田久行．スピリチュアルペインの構造とケア指針．ターミナルケア 2002；12：149-53.
9) 野口　海，松島栄介．スピリチュアリティ．臨床精神医学 2006；35：1142-3.
10) 日本医師会監修．がん緩和ケアガイドブック．2008. p.14-9.
11) 余宮きのみ．がん性疼痛のアセスメント．ペインクリニック 2006；27：S19-S29.
12) Price DD, Harkins SW, Rafii A, et al. A simultaneous comparison of fentanyl’s analgesic effects on experimental and clinical pain. Pain 1986；24：197-203.
13) Jensen MP, Karoly P. Handbook of pain assessment. 2nd ed. New York：Guilford Press；2001. p.15-34.
14) Wong DL, Baker CM. Pain in children：comparison of assessment scales. Pediatr Nurs 1988；14：9-17.
15) Melzack R. The McGill pain questionnaire：major properties and scoring methods. Pain 1975；1：277-99.
16) Miyashita M, Matoba K, Sasahara T, et al. Reliability and validity of Japanese version STAS（STAS-J）. Palliative and Supportive Care 2004；2：379-84.

（関山　裕詩）

索　引

和　文

英 文

For Professional Anesthesiologists
癌性疼痛 ＜検印省略＞

2010年6月1日　第1版第1刷発行
2013年7月10日　第1版第2刷発行

定価（本体9,000円＋税）

編集者　花岡一雄
発行者　今井　良
発行所　克誠堂出版株式会社
〒113-0033　東京都文京区本郷3-23-5-202
電話（03）3811-0995　振替 00180-0-196804
URL　http://www.kokuseido.co.jp
ISBN 978-4-7719-0371-5 C3047 ¥9000E　　印刷　株式会社双文社印刷
Printed in Japan